JN208926

臨床工学講座

医用情報処理工学

第2版

一般社団法人
監修 日本臨床工学技士教育施設協議会

編集 戸畑　裕志
中島　章夫
浅井　孝夫

医歯薬出版株式会社

【編　者】

戸畑裕志（とばたひろし）　九州保健福祉大学生命医科学部生命医科学科

中島章夫（なかじまあきお）　杏林大学保健学部臨床工学科

浅井孝夫（あさいたかお）　順天堂大学医療科学部臨床工学科

【執筆者および執筆分担】

酒井順哉（さかいじゅんや）　名城大学名誉教授
　　第1章, 第8章, 第9章, 第12章

福長一義（ふくながかずよし）　杏林大学保健学部臨床工学科
　　第2章

菅原俊継（すがわらとしつぐ）　元北海道科学大学保健医療学部臨床工学科
　　第3章

浅井孝夫（あさいたかお）　順天堂大学医療科学部臨床工学科
　　第4章

鶴田陽和（つるたはるかず）　元北里大学医療衛生学部医療情報学
　　第5章, 第6章, 第7章

花田英輔（はなだえいすけ）　佐賀大学理工学部数理・情報部門
　　第10章, 第13章

三原弘史（みはらひろふみ）　社会医療法人誠光会本部
　　第11章

和田則仁（わだのりひと）　神戸大学大学院医学研究科医療創成工学専攻
　　第14章-1, 2

古川俊治（ふるかわとしはる）　慶應義塾大学法科大学院
　　第14章-3

This book is originally published in Japanese
under the title of :

Rinshokogakukoza Iyoujohosyorikougaku

（Clinical Engineering Series　Information Technology in Medicine）

Editors:

Tobata, Hiroshi et al.
Tobata, Hiroshi
　Professor, Kyushu University of Health and Welfare

© 2010　1st ed.
© 2019　2nd ed.

ISHIYAKU PUBLISHERS, INC.
　7-10, Honkomagome 1 chome, Bunkyo-ku,
　Tokyo　113-8612, Japan

「臨床工学講座」の刊行にあたって

　1987年に臨床工学技士法が制定されるとともに本格的な臨床工学技士教育が始まり，早20年が経過した.

　この間，科学技術は大きく進歩し，臨床工学技士が従事する医療現場でも，新しい医療技術や医療機器が導入され，多くの人の命を支える役に立ってきた.

　日本臨床工学技士教育施設協議会では，1997年より「教科書編集委員会」を設け，臨床工学技士育成に必要な教科書作りについて検討を重ねてきた. 当時は教育施設数が少なかったこと，また1998年度から始まった規制緩和推進3カ年計画のなかで，いわゆるカリキュラム大綱化が臨床工学技士教育制度でも検討されると予想されていたことにより，教科書作成事業をしばらく休止した経緯がある. 政府によって「カリキュラム等を規制している国家試験受験資格付与のための養成施設の指定制度を見直し，各大学等が社会のニーズに適切に対応した多様な医療技術者等の養成ができるようにする」との方針が打ち出されたのである.

　その後，2004年4月にカリキュラム大綱化が行われ，また2006年度第20回国家試験から国家試験出題基準が大きく改訂されたことを受け，日本臨床工学技士教育施設協議会は2007年度より改めて『教科書検討委員会』を設けて教科書作成事業を再開した. そして今般，『臨床工学講座』シリーズとして，全国53校の臨床工学技士教育施設で学ぶ約2,600名にも及ぶ学生達のために共通して使用できる標準教科書シリーズを発刊する運びとなった.

　教科書検討委員会および本講座編集委員会では，他医療系教育課程で用いられている教科書を参考にしつつ，今後の臨床工学技士育成に必要，かつ教育レベルの向上を目的とした教科書作成を目指して検討を重ねてきた.

　その骨子として以下の3点を心掛け，臨床工学技士を目指す学生がモチベーションを高く学習でき，教育者が有機的に教育できる内容を目指した.

　①本シリーズは，国家試験対策用テキストではなく臨床工学技士が本来的に理解しておくべき基本的事項をしっかりと分かりやすく教えることに重点をおくこと.

　②ゆとり教育世代の高校卒業者にも理解しやすい導入と内容の展開を心掛け，とくに基礎科目については随所に"Tips"などを挿入することにより読者の理解を深めていただくことを目指し，実務上での応用へのつながりを明確にすること.

　③大綱化後の新カリキュラムの内容をベースに「平成19年度国家試験出題基準」を念頭においた編集とすること.

　よって本講座は，これまでの教科書とは一線を画した理想を掲げており，医療

系教育課程用教科書の歴史に新たな1ページを刻む意気込みにて，執筆者・編集者ともども取り組んだ次第である．

　医療現場において臨床工学技士に求められている必須な資質を育むための本教科書シリーズの意義を十分にお汲み取りいただき，本講座によって教育された臨床工学技士が社会に大きく羽ばたき，医療の発展の一助として活躍されることを願ってやまない．

　本講座のさらなる充実のために，多くの方々からのご意見，ご叱正を賜れば幸甚です．

2008年春

日本臨床工学技士教育施設協議会　教科書検討委員会

臨床工学講座　教科書編集委員会

第2版の序

2010年の初版発行以来，本書は臨床工学技士をはじめ，医療職を目指す多くの学生や教育施設において活用されてきた．その間，情報技術（IT）の進歩は元より，医療情報を取り巻く環境は大きく変化した．今日の病院では，オーダリングシステムや電子カルテシステムなどが導入され，効率かつ正確な診療業務に寄与しているのみならず，患者安全にも貢献しているといえる．また，これらITの進歩に伴い，医療機器（ME機器）もIT化されてきたことにより，臨床現場で幅広く医療機器を扱う臨床工学技士も，医療情報の知識や技術が問われる時代になったといえる．

上記をふまえ，本書も増刷ごとに加筆修正を行い対応してきたが，初版発行から9年を経て，このたび第2版を発刊し，今後さらに進歩するITおよび医療現場における情報処理技術へのニーズに対応することとした．

章立ては第1版と大きく変更はしていないが，改訂のポイントを以下に述べる．

第1章 医療と情報技術では，医療におけるIT化の流れから今後の動向まで，本書を俯瞰する内容に一新した．

第2章 ディジタルデータの表し方，第3章 論理回路，第8章 データベースは基礎的な内容のため，第1版とほぼ同様である．

現在，身の回りの電子製品含めた機器がディジタル化されて処理されていることをふまえ，第4章に信号処理の基礎についての解説を新たに設けた．

第5章 コンピュータの基本構成，第6章 コンピュータの動作原理，第7章 プログラミングの基礎，第11章 コンピュータによる制御，第12章 コンピュータによる医療機器への応用，第13章 医療情報システムでは，時代に合わせて内容を見直した．

第9章 データ通信とネットワークにおいては，最新規格や方式の説明を取り入れ，内容を見直した．

第10章 コンピュータの保守管理では，前版の構成を変更し，医療システムとしても用いられるコンピュータについて必要とされる保守管理に絞った内容とした．

第14章 IT社会におけるセキュリティと医療現場でのセキュリティ対策では，情報のセキュリティ対策や情報漏洩対策など，最新の事例を元にした内容に刷新するとともに，法的な解説について見直しを行った．

第1版同様，本書は臨床工学技士国家試験出題基準に記載された「情報処理工学」の範囲に準拠した内容・構成としたが，国家試験対策のみを目的とするものではないことは変わらない．臨床工学技士の卒前教育に必要な医療情報の基礎から現代のITまでの知識を提供するのみならず，卒後，第一線で活躍される臨床工学技士をはじめ，

各種医療専門職種，または医療機器製造業にかかわる企業人などにとっても，本書が
幅広い情報を提供できると考えている．

2019 年 1 月

中　島　章　夫

戸　畑　裕　志

浅　井　孝　夫

第 1 版の序

　本書は，我々の生活に欠かせないパーソナルコンピュータ（PC）を代表とする IT 技術を医療に用いるための情報処理の基礎を学ぶことを念頭に置いて書かれている．また，既刊の「医用電子工学」で学ぶ電子工学・情報通信理論ともオーバーラップして学べる部分がある．

　本書は次の 4 つの構成を柱に，上記目的について十分な配慮を心がけた．

　① 情報理論の基礎［第 1 章〜第 3 章］

　IT 技術をインフラとする現代社会において，情報理論・技術が発展してきた経緯や，IT 技術の医療への応用など，情報処理技術のエッセンス（第 1 章）を導入として，情報処理の基礎となるディジタル・論理回路の原理・仕組み（第 2 章〜第 3 章）を学ぶ．

　② コンピュータ技術の基礎［第 4 章〜第 7 章，第 10 章］

　医療の現場のみならず日常生活に欠かせないコンピュータの基礎について，ソフトウェア・ハードウェアの両面から学ぶ（第 4 章〜第 6 章）．さらに，ソフト面では機器管理や物品管理などに必要なデータベースの概念と構築の基礎（第 7 章）を，ハード面では PC の組立，保守管理の基本知識，技術について学ぶ（第 10 章）．

　③ ネットワーク・コンピュータ制御の基礎［第 8 章〜第 9 章，第 12 章］

　データ通信およびコンピュータネットワークの基礎（第 9 章）から，各医療機器に応用されているネットワーク機能や，各種医療機器の制御方法の基礎（第 8 章），コンピュータ制御による医療機器への応用について学ぶ（第 12 章）．

　④ 医療情報システムとセキュリティ［第 11 章，第 13 章］

　電子カルテシステムなど，医療現場で用いられている各種情報システムの基礎を学ぶとともに，現状の問題点と将来の課題について理解を深める（第 11 章）．最後に本書の最大の特徴でもある，IT 社会におけるセキュリティに関して，ネットワークセキュリティの基礎から，各種個人情報などを取り扱う医療現場でのセキュリティ対策について，関連法規や規制を例示しながら学ぶ（第 13 章）．

　上記 4 つの柱に加え，本臨床工学講座の共通事項として，次の 3 つのポイントに十分配慮した内容として編集した．

　1. 本書は，いわゆる情報技術のリテラシーのみならず，IC 化された医療機器の取り扱いや安全管理を行う臨床工学技士にとって必要不可欠な IT 技術の基礎や周辺技術に関して学ぶことができる教科書である．医療機器の「心臓」にあたる知識を電気工学・電気磁気学で学ぶとするならば，「脳機能・神経ネットワーク」に関する情報

技術について，基礎から将来臨床工学技士として活用できるレベルの内容であることを目指した．

2. 本書で学ぶ学生のほとんどが「ゆとり教育」出身であり，本書を手に取るまでの初等・中等教育のなかで，本来であれば身の回りに存在する科学的な現象について「十分に考え，推論し，疑問を投じ，他者からの意見を聞き，また考える」という教育経験を受けてきていない場合も少なくない．そうしたタイプの学生の教育に携わる教員にとっても，本書が「教授しやすく，知識・技術の進歩により変更可能な内容・構成である」ように配慮した．

3. 医療現場において，医師や看護師をはじめとするコメディカル職種より臨床工学技士が優位でなければならない点は，「工学的（情報処理能力的）センス」を有することだと常々感じている．「工学的センス」とは，たとえば「PC」は，日常生活の場でも医療現場でも欠かせない情報端末装置として用いられているが，「どうしてインターネットにつながるのか？」，「今自分が使っているデータベースのセキュリティはどのようなシステムで守られているのか？」というような疑問をもつことだといえる．つまり，患者さんの命を預かる医療従事者の一人である臨床工学技士が情報処理技術を活用するうえで，少しでも多くの医療に結びつく「工学的センス」という引き出しを作り，IT化された各種医療機器や病院情報システムなどを安全に運用するための参考になるよう配慮した．

本書は，従来型の情報処理技術関連の教科書・参考書とは一線を画した内容・構成を目指し，趣向を凝らして執筆していただき，編集を行った．そのため，コンピュータの基礎や技術的解説だけにとらわれずに，「医療に用いられているIT技術を理解し活用できること」を目的として，コンピュータリテラシーからソフト・ハード面で医療機器に応用されているテクノロジーや，実際の医療機器に用いられているシステムに焦点を当てた．

臨床工学技士を目指す学生諸君のみならず，教育現場の第一線で活躍されている教員の方々におかれても，「臨床に必要な情報処理技術の基礎とネットワーク・セキュリティを理解し，工学的センスをもって臨床でIT技術を活用できる力を養う」手引きとして，本書が臨床工学技士教育向上のために寄与できるものと信じている．

2010 年 1 月

菊　地　　　眞

戸　畑　裕　志

中　島　章　夫

医用情報処理工学　第2版
CONTENTS

Tips CONTENTS

第1章 医療と情報技術（IT）

1 大型コンピュータからパソコンへの変遷[1~3]

　計算機の歴史を紐解いてみると，ブレーズ・パスカル（Blais Pascal）が試作したパスカリーヌ（Pascaline）や，ゴットフリート・ライプニッツ（Gottfried W. Leibniz）が試作した「ライプニッツの歯車」などの歯車式計算機が起源であった．その後，ハーマン・ホレリス（Herman Hollerith）によるパンチカード方式の自動集計機の開発や，コンラード・ツーゼ（Konrad Zuse）による浮動小数点，2進プログラム制御リレー式計算機 Z1 の開発が試みられた．

　このようなコンピュータの試行錯誤を経て，ジョン・ウイリアム・モークリー（John W. Mauchly）とジョン・プレスパー・エッカート（John P. Eckert）が，大砲の弾道計算を目的に初のプログラム固定内蔵方式となる ENIAC（Electronic Numerical Integrator and Calculator），ジョン・フォン・ノイマン（John von Neumann）が2進法（32ビット）を採用したプログラム可変内蔵方式の EDVAC（Electronic Discrete Variable Automatic Computer）などの開発を経て，1951年に初の商用コンピュータ「UNIVAC」が誕生している．

　その後，リレー回路や真空管式のコンピュータは，高速化と低消費電力を改善するため，トランジスタや集積回路（IC：integrated circuit）を使った電子計算機に置き換わり，現在では大規模集積回路（LSI：large scale integration）で四則演算やプログラミングができるようになった．

　一方では，大型計算機主流の時代からパソコン時代に入ったのは1980年代であり，Apple 社のスティーブ・ジョブズ（Steve Jobs），スティーブ・ウォズニアック（Steve Wozniac）がパソコンを主力製品と位置づけ，Apple 機から Macintosh 機へ路線変更し，スタンドアロンで直感的に操作ができる優位性から大ヒットした．その頃，Microsoft 社のビル・ゲーツ（Bill Gates）とポール・アレン（Paul Allen）は16ビット CPU（i80286）搭載の IBM PC/AT 用 OS（operating system）となる DOS マシンを開発したが，機能や操作性は Macintosh 機に及ばなかった．1995年に発売された Windows95 は，GUI や TCP/IP（transmission control protocol/internet protocol）などのネットワーク機能，マルチタスクが可能な PC/AT 互換機用の標準 OS として爆発的に普及

PC/AT（Personal Computer/Advanced Technology）： 米 IBM 社が1984年に発売したビジネス向け PC のことで，その後，仕様が公開されたことで，他社が互換製品を数多く開発することになる．

GUI（graphical user interface）： PC ユーザーの直感的な操作性を向上するため，画面表示にアイコンなどの画像を使用し，マウスなどのポインティング・デバイス（入力装置）によって操作する方式のこと．

表 1-1　コンピュータの歴史年表

西暦	出来事
1617 年	ジョン・ネーピア（英）：対数表を基に乗除算を加減算で行う計算器「Napier's Bones」を考案
1623 年	ヴィルヘルム・シッカード（独）：「Napier's Bones」を使った初の歯車式計算機「Calculating Clock」を開発
1643 年	ブレーズ・パスカル（仏）：8 桁歯車式加算機「パスカリーノ」を開発
1670 年	ゴットフリート・ライプニッツ（独）：加・乗算用計算機「パスカリーヌ」を開発
1833 年	チェールズ・バベッジ（英）：記憶・演算・制御・入出力装置の機能をもつ解析機関「Analytical Engine」を設計
1887 年	ハーマン・ホレリス：パンチカード方式の自動集計機を開発し，米国国勢調査の統計書に利用
1940 年	コンラード・ツーゼ（独）：浮動小数点，2 進プログラム制御リレー式計算機「Z1」を開発
1942 年	ジョン・ビンセント・アタナソフとクリフォード・エドワード・ベリー（米）：初のデジタルコンピュータ「ABC」を開発
1944 年	ハワード・エイケン（米）：IBM の協力で自動逐次制御コンピュータ「Harvard Mark I」を開発
1946 年	ジョン・ウイリアム・モークリーとジョン・プレスパー・エッカート：プログラム固定内蔵方式コンピュータ「ENIAC」を開発
1949 年	モーリス・ウィルクス（英）：初のプログラム可変内蔵方式コンピュータ「EDSAC」を開発
1951 年	ジョン・フォン・ノイマン（米）：実用的なプログラム可変内蔵方式コンピュータ「EDVAC」を開発
	ジョン・ウイリアム・モークリーとジョン・プレスパー・エッカート：初の商用コンピュータ「UNIVAC」を開発
1953 年	IBM 社：IBM 最初の量産機であり，磁気ドラムメモリを採用した「IBM 650」を発表
1964 年	IBM 社：大型コンピュータに本格的 OS 搭載した「System/360」を発表
1965 年	MIT, Bell 研究所，General Electric：メインフレーム用のタイムシェアリング OS「MULTICS」を発表
1968 年	アラン・ケイ（米）：世界最初の実用的 GUI コンピュータ「ALTO」を開発
	IBM 社：データベース管理ソフトウェア「IMS」を開発
1969 年	デニス・リッチ，ケン・トンプソン（米）：AT & T Bell Laboratories でオペレーティングシステム「UNIX」を開発
	国防高等研究計画局（米）：インターネットの源流となった「ARPANET」を構築
	Intel 社：8 ビット・マイクロプロセッサ 8080 開発
1974 年	ゲイリー・キルドール（米）：パソコン用の世界初の OS「CP/M」を開発し，インター・ギャラクティック・ディジタル・リサーチ社を設立
1975 年	エド・ロバーツ（米）：MITS 社を設立し，パソコンキット「Altair 8800」を発売
	日本電気：自社初のワンボードマイコンキット「NEC TK-80」を発売
1977 年	Apple 社：世界初の個人向けパソコン「Apple II」を発表
1978 年	Intel 社：x86 アーキテクチャ採用の最初の 16 ビットマイクロプロセッサ「Intel8086」を発表
	ダン・ブックリン，ボブ・フランクストン（米）：初の表計算ソフト「VisiCalc」を開発
1979 年	シーモア・ルビンシュタイン，ロブ・バーナビーダン・ブックリン（米）：初の文書作成ソフト「WordStar」を開発
	日本電気：自社初のパソコン「PC-8001」発表
1980 年	Motorola 社：外部 16 ビット/内部 32 ビットマイクロプロセッサ「MC68000」を出荷
1981 年	IBM 社：IBM PC を発表，OS には Microsoft「MS-DOS」を PC-DOS として採用
1983 年	Apple 社：GUI 環境の OS を搭載した「Lisa」を発表
	Novell 社：ネットワーク OS「Netware」を発売
	Microsoft 社：GUI 環境の OS「Windows」を発表
1984 年	Apple 社：GUI を備えた Macintosh 用の OS「Mac OS」を出荷
	IBM 社：IBM PC 互換機のもととなるパソコン PC/AT を発表
1986 年	IBM 社，Microsoft 社：パソコン用オペレーティングシステム「OS/2」を発表
1987 年	Motorola 社：MMU 内蔵の 32 ビットマイクロプロセッサ「MC68030」を出荷
1989 年	Intel 社：32 ビットマイクロプロセッサ「80486DX」（25 MHz）を発表
1991 年	Timothy John Berners-Lee：CERN にて WWW（World Wide Web）をはじめて公開
1992 年	Microsoft 社：Windows 3.1 を発表
1993 年	マーク・アンドリーセン（米）：イリノイ大学で初の WWW ブラウザ「Mosaic」を公開
	Intel 社：i486 の後継として Pentium プロセッサを発表
1994 年	ネットスケープ・コミュニケーションズ社：WWW ブラウザ「Netscape Navigator」を公開
1995 年	Yahoo 社：Yahoo 社を設立し，Web 検索サービスを世界で初めてビジネス化
	Microsoft 社：Windows 95 の出荷に合わせて，WWW ブラウザ「Internet Explorer」を公開
1998 年	Google 社：独自の PageRank 技術に基づく検索サービスを提供する会社として設立

し，Internet Explorer などインターネット環境や，Word，Excel，Access，Outlook などを統合した Microsoft Office の販売を優先したことで，オフィス向けデファクトスタンダードの座を確保することに成功し，世界的な大ヒット商品となった（**表1-1**）.

2 医療の診断精度に貢献したME機器[4]

わが国における 1960 年以前の医療は，患者や家族への問診で病歴（症状）を聴取し，視診，触診，聴診，打診など身体所見（理学所見）を通して診断する診療プロセスにおいて，現在のような高精度の画像診断法がなかったため，診断精度もさほど高くなかったと推測される.

1960 年以降には，電子技術の急速な発展に伴って医療業界でも電子医療機器（ME 機器[*]）の開発が進んだ.

1990 年代になると，生体を開くことなく治療可能な低侵襲治療機器が開発され，術後の回復も早いことから患者の QOL 向上に貢献している. 外科手術においては，従来の開胸・開腹などの一般外科ではなく，カテーテル治療や血管内治療で使われる IVR（interventional radiology）やラパロスコープ（腹腔鏡）などの内視鏡の組み合わせにより，身体の一部を数 mm 程度しか切開しない鏡視下手術が行われるようになった.

また，高度先進病院では，手術室と心・脳血管 X 線撮影装置を組み合わせたハイブリッド手術室が導入されるようになり，循環器外科領域では胸部/腹部大動脈瘤に対するステントグラフト治療，大動脈弁狭窄症に対する経カテーテル的大動脈弁置換術（TAVR）が，脳神経外科領域では脳動脈瘤に対するコイル塞栓術（脳血管内手術），内頸動脈狭窄症に対するステント留置術，急性期脳梗塞に対する脳血管内血栓回収術など，高難度の手術が行われるようになった. 泌尿器科領域では，前立腺鏡視下手術に VR（virtual reality）技術を用い，執刀医が患者から離れた場所で低侵襲性で正確な手術を可能とする「ダヴィンチ（da Vinci）」（Intuitive Surgical 社：2000 年 FDA 認可）およびその新型「ダヴィンチ Xi」などのロボット手術システムが大学病院などに導入されるようになった.

このように高度な医療技術が導入されるようになると，医師や看護師の操作のスキルアップとともに，医療と工学の分野を理解し，ME 機器の安全管理と保守管理を行える臨床工学技士を中心とする臨床工学部門の組織が必要

[*]：当初の ME 機器は単体として作動するものが大部分であったが，近年ではコンピュータへの接続やネットワーク化などユーザニーズに応え，従来では予想できなかった診断・治療・手術にまで活用されるようになった. とくに，CT，MRI などの画像診断装置の登場と，カテーテル検査，鏡視下手術の発展は，診断精度・治癒率を格段に向上させた.

となった．なぜなら，ME機器を単体で使うだけでなく，コンピュータ（PCを含む）と接続し，データを保存したり，ME機器を制御するような場合，通信ケーブルを介してコンピュータ側の漏れ電流がME機器に悪影響を与えないようにする対策や，PC側のネットワークの脆弱性からME機器の患者情報の漏洩対策が必要であるからである．

3 集中管理方式から分散方式へのダウンサイジング[5]

従来，汎用大型コンピュータ（mainframe）はホストコンピュータに数多くの端末装置が共通の通信プロトコルで接続され，時分割システム（TSS：time sharing operating system）にて利用する中央集中処理（centralized processing）が主流であった．

最近ではコストパフォーマンスを考慮し，端末の性能向上とホストコンピュータのダウンサイジング（小型化）と分散処理（distributed processing）をネットワーク技術で実現したクライアントサーバシステム（CSS：client server system）が一般的である．

クライアントサーバシステムは，集中した負荷を分散できるため，レスポンスも早く，一部のコンピュータがダウンしてもシステム全体が処理不能となるケースが少ない反面，システムが複数のコンピュータにより構成されるため，運用や障害時の対応が複雑になる．

コンピュータ間で診療情報を一元化し情報共有したり，ME機器の出力情報を入手するには，LAN（local area network）やRS-232C，USB（universal serial bus），IEEE 1394などの周辺機器とのインターフェースが必要となる．しかし，コンピュータが開発された当初は，物理的にネットワークが接続できても，通信プロトコルの違いから，異なった機種間での接続はむずかしかった．

異機種コンピュータ間のデータ通信を実現するため，国際標準化機構（ISO：International Organization for Standardization）の情報処理システム技術委員会SC16は，1977年に通信機能を7階層に分け，各層ごとに標準的な機能モジュールとして定義する概念として，開放型システム間相互接続（OSI：open system interconnection）参照モデルの策定を検討した．その後，OSI参照モデルはISO 7498として規格化され，ITU-TS（国際電気通信連合・電気通信標準化セクタ）もX.200という勧告で同じものが定義されている．

RS-232C：コンピュータと周辺機器をつなぐために用いられる25 pinのシリアルインターフェース．以前は中低速のシリアル通信でもっとも普及していたが，現在ではUSBに置き変わっている．

IEEE 1394：コンピュータとディジタルビデオカメラなどのAV機器をつなぐために用いられ，高速なデータ転送を可能にしたインターフェース．アップル社ではFire Wire，SONY社ではi.Linkなどの呼び方をする．

通信プロトコル：コンピュータ間の通信を行う際に必要となる規約のこと．接続する側とされる側の通信に必要な手順や方式を，両者が同じ通信プロトコルを使用したコンピュータどうしのみで通信が可能となる．

現在でもインターネットや LAN など，IP ネットワークで幅広く使われている通信プロトコルは TCP/IP であり，OSI 参照モデルと厳密には対応していないが，プロトコルの階層化という設計思想は共通している．

4　医療情報システムの守備範囲[6]

　一般に医療情報（medical information）というと，医療施設で扱われる患者情報，診療情報や病院経営にかかわる病院情報システム（HIS：hospital information system）を指す場合が多いが，広義では，救急医療や遠隔医療，健康管理，心電図自動解析，臓器移植などの「地域医療情報」，医用 CAI（computer assisted instruction），診断支援にかかわる医学教育支援情報，医学情報分析，医薬品情報検索，中毒情報，耐性菌情報，大学病院医療情報ネットワークなどの「医療情報サービス」がある．

　黎明期では医療情報共有の手段として，電話回線を用いた医師間の通話やファクシミリなどが用いられたが，心電図や X 線画像などのアナログ情報・画像情報のデータ通信および解析に対して無力であった．

　医療情報システム（MIS：medical information system）は，その導入により，医療全般の情報の標準化・体系化を行い，コンピュータやネットワーク技術を活用することによって，これらの膨大な情報の蓄積，加工，検索，評価が実現できるため，遠隔医療や医療サービスの向上に多大な貢献を果たしている．

　とくに，病院情報システムは，医療現場の効率化や合理化のみならず，医療安全の確保，医療経営の安定化，さらには患者満足度向上のためのツールとしてその役割が大きくなっている．

　医療で扱われる情報には，他産業以上に，多種類の表現手法が用いられる．たとえば，病名，処置・手術術式，検査方法，医薬品名称，医療機器名称などは，文字を使ったテキスト情報・コードで表現される．患者の検査結果や身長，体重，年齢，心拍数，血圧値などは数値で表される．一方，心電図，脳波，脈波，呼吸変化などは波形情報として，X 線や CT や超音波などは画像情報として扱われる．また，患部位置，手術方法などは略図を用いることもある．このように，医療情報は，文字，数値，コード，波形，画像，略図などのマルチメディア情報で構成されるため，その情報表現を統括できるコンピュータ周辺機器（入力装置，出力装置，インターフェース装置など）や保健

医療情報交換のための標準規格である HL7（Health Level Seven），医用画像のフォーマットとそれらを扱う医用画像機器間の通信プロトコルである DICOM（Digital Imaging and COmmunications in Medicine）などの標準化した通信プロトコルの実装も必要となった．

5 遠隔医療へのコンピュータ利用

　今日においては，遠隔医療は映像システムを用いた患者対面診療，専門医による遠隔医療支援，医療技術に対する生涯教育のための遠隔教育に大別される．患者対面診療としては，古くから実施されている僻地・離島に対する診療支援や，今後多くの需要が期待できる在宅医療支援がある．一方，遠隔医療支援には，病理組織標本画像などをディジタル化し遠方の病理医に伝送し病理診断を受ける遠隔病理診断，放射線画像の読影や脳卒中患者の救急対応などを実現する遠隔放射線画像診断が関心を集めている．

　一方，地域に密着した医療活動のためには，病院だけではなく，診療所，介護施設，地方自治体，保健所，消防署などとの連携を活性化するため，地域医療情報システムを整備する必要がある．地域医療情報システムは，社会における医療サービスの多様化・高度化・広域化に対応して，地域あるいは全国レベルで必要なもので，救急医療，遠隔医療，健康管理が該当する．

6 病院情報システムの発展の経緯[7]

　病院では，医師，看護師，薬剤師，臨床検査技師，診療放射線技師，臨床工学技士，医療事務などの病院スタッフが，外来，病棟に加え，検査部，薬剤部，放射線部，臨床工学部，医事課などの部門で連携して業務を行っている．病院スタッフが業務を円滑に連携するためには，必要な情報を伝達・共有しなければならない．また，診療内容を記録する手段として，従来は伝票などの紙媒体が使われていたが，情報通信技術の発達により，部門間をネットワークで結び，診療業務から物流業務，会計業務に至るまで支援するコンピュータシステムを構築することが業務の迅速化・効率化に優れていることか

ら，徐々に広まっていった．このシステムを一般に病院情報システム（HIS）という．

病院情報システムの発展の経緯には，ICT 技術の進展とともに法的規制緩和が大きく影響している．

病院で最初にコンピュータが導入されたのは，1960 年代の医事会計システムであり，外来患者への請求業務や月ごとの診療報酬請求（レセプト）業務を迅速かつ正確に処理することに役立った．医事会計システムは，患者の受療に伴って発生する処置，処方，検査，放射線などの伝票類を医事課職員がコンピュータに転記入力する必要性から，集中管理方式のコンピュータが導入された．

また，大病院では，各種自動分析装置の導入とともに検査部門の電算化が1970 年代から進展した．従来は，多くの臨床検査技師が生化学・血液などの検体検査を人海戦術でこなしていたが，複数の自動分析装置を制御・統合した検査部門システムの導入により，迅速かつ正確な結果報告書の作成が可能になった．

1980 年代になると，検査部以外の各部門でも電算化が進展した．調剤業務を支援する薬剤部門システム，X 線，CT などの撮影を支援する放射線部門システム，手術予約，スケジューリングを支援する手術部門システム，ME 機器の貸し出し，点検・修理を支援する医療機器管理システムなどが代表例である．

1990 年代になると，これらの部門システムの患者属性と医事会計情報を一元化するとともに，病棟・外来の発生源で入力するオーダリングシステム（オーダエントリシステムともいう）が登場した．このシステムには，各種統計処理や診療報酬明細書（レセプト）作成時の一括処理（バッチ処理）とは異なり，入力データが発生する都度，即時に必要な処理を行い，その結果を対話形式で端末画面に即時応答する方式であるオンライン・リアルタイム処理（online realtime processing）が必要となった．

オーダリングシステムが多くの病院で定着した頃，その延長線上に電子カルテシステムが模索された．しかし，医師法第 24 条には「診療をしたときは，遅滞なく診療に関する事項を診療録に記載しなければならない．前項の診療録であって，病院又は診療所に勤務する医師のした診療に関するものは，その病院又は診療所の管理者において，その他の診療に関するものは，その医師において，5 年間これを保存しなければならない」とあり，法的制約から医師の記載による診療録の保存をなくすことはできず，電子カルテシステムの導入を阻んだ．

その後，1999 年 4 月に厚生労働省は，電子カルテシステムの導入病院に対

して「診療録等の電子媒体による保存について」（健政発第517号，医薬発第587号，保発第82号通知）を通知し，真正性，見読性，保存性の3基準を満たすことで診療録やX線フィルム，その他の診療記録を電子媒体のみに保存することも容認したことから，2000年代から電子カルテシステムが導入されるようになった．

その後，2005年4月に「民間事業者等が行う書面の保存等における情報通信の技術利用に関する法律とその整備法」（e-文書法）が施行され，厚生労働省通知「診療録等の電子媒体による保存について」は廃止され，e-文書法に継承されることになった．

電子カルテシステムが導入されるようになると，医用画像を従来のフィルム媒体から，直接デジタル画像としてサーバで管理し，高解像度の専用モニタで閲覧できる医用画像情報システム（PACS：picture archiving and communication system）が導入されるようになった．

このように病院情報システムは，迅速な診療報酬請求と円滑な診療業務を目的に開発されてきたが，その後，電子カルテシステムで蓄積された診療情報を医療ビッグデータととらえ，病院経営分析に寄与する役割が求められるようになるとともに，医薬品，医療材料などの医療資材の適正配置とデッドストックの削減から院内物流管理システムや原価計算システムが模索されるようになった．また，院内だけの電算化にとどまらず，地域連携として，病診連携，在宅医療，在宅介護などに情報通信技術の適用が広がった．

7 医療における情報セキュリティ確保と個人情報保護

情報セキュリティとは，正当な権限をもつ利用者がシステムを安心して利用できることである．そのためには情報の機密性，可用性，完全性を確保する必要がある．また，情報システムの安全を担保するためには，技術的な対応（対策）と組織的な対応（運用による対策）の総合的な組み合わせによって達成する必要がある．

ここでいう可用性とは，利用者が必要とするときに情報が利用可能であることを指し，情報を利用する任意の時点で可用性が確保されなければならない．このことは，「見読性の確保」および「保存性の確保」に関して，病院で医療情報を長期間保存する際に，システム更新を経ても旧システムで保存された医療情報を確実に利用できるようにしておくこと，すなわち相互運用性

を確保することを意味する．

　主治医以外の医療スタッフは，診療現場でオーダされた指示内容を把握するため患者情報に触れる際，医療スタッフであることを認証するため，IDとパスワードを入力し，それによって表示される職種別業務メニュー画面から作業を開始する．また，CT，MRIなどの画像診断機器から出力される医用画像や各種ME機器から出力されるバイタルサイン関連情報についても同様に，閲覧制限が必要となる．

　さらに，医師や他の医療スタッフが，診療目的以外に患者の情報を閲覧していないかどうかを定期的にコンピュータに蓄積されたログ（履歴）で情報部門管理者が調べることも重要であり，不当な検索がある場合は，適切な処置を取る必要がある．

　患者のプライバシー保護について，一部は法律に規定されているが，医療スタッフには医療専門職としての職業倫理が必要であり，多くはスタッフのモラルに依存している．2003年に「個人情報保護法」が施行されるとともに，厚生労働省が「医療・介護関係事業者における個人情報の適切な取扱いのためのガイドライン」を公表し，患者のプライバシー保護の方針を明確にした．その後，情報通信技術の発展や各種産業の事業活動のグローバル化などの急速な環境変化により，個人情報保護法が制定された当初は想定されなかったようなパーソナルデータの利活用が可能となったため，定義の明確化，個人情報の適正な活用・流通の確保，グローバル化などに対応すべく，要配慮個人情報の内容を盛り込んだ「改正個人情報保護法」を2017年に施行するとともに，個人情報保護委員会と厚生労働省の共同通知で「医療・介護関係事業者における個人情報の適切な取り扱いのためのガイダンス」[8]を公表した．また，同年，厚生労働省は病院情報システムを導入している病院に対して，「医療情報システムの安全管理に関するガイドライン」（第5版）を公表した．

8 医療情報システムの安全管理に関するガイドライン[9]

　厚生労働省が2005年に策定した「医療情報システムの安全管理に関するガイドライン」（初版）では，「医療情報システム」を医療機関などのレセプト作成用コンピュータ（レセコン），電子カルテ，オーダリングシステムなどの医療事務や診療を支援するシステムだけでなく，何らかの形で患者の情報を保有するコンピュータ，遠隔で患者の情報を閲覧・取得するようなコンピュー

タや携帯端末も対象となる．また，このガイドラインには，患者情報が院内だけでなく，院外と通信されるネットワークも含まれている．

　ガイドラインはその後，2017年には第5版に改訂され，①各種の法令等で求められるもしくは規定される要件を満たす実行指針，②医療に関わる情報を医療機関等の資産（情報資産）と捉え，継続的に保護していくためのプロセスに関する手引書の2つの性格を有している．

　とくに，「利用者の識別及び認証」において，情報システムへのアクセスを正当な利用者のみに限定するために，情報システムは利用者の識別と認証を行う機能をもたなければならないとされている．認証を実施するためには，情報システムへアクセスを行うすべての職員および関係者に対し，ID・パスワードやICカード，電子証明書，生体認証など，本人の識別・認証に用いる手段を用意し，統一的に管理する必要がある．また，更新が発生する都度速やかに更新作業が行われなければならない．

　しかし，ID・パスワードのみによる認証では，その運用によってリスクが発生するため，将来的な認証手段としては，ICカードなどのセキュリティ・デバイス＋パスワードやバイオメトリクス＋ICカード，ID・パスワード＋バイオメトリクスのように，利用者しかもちえない2つの独立した要素を用いる方式（2要素認証）を採用することが望ましいとしている．

　また，ネットワークからのセキュリティでは，ハッカーやコンピュータウイルスや不正アクセスを目的とするソフトウェアの攻撃から保護するための1つの手段として，パケットフィルタリング，アプリケーションゲートウェイ，ステートフルインスペクションなどファイアウォールの導入が必要である．とくに，無線LANが医療スタッフ間の連絡手段，医療機器との通信として不可欠である場合は，医療スタッフしか使用できない無線LAN環境と患者サービスのために利用できる無線LAN環境のネットワークは，外部から攻撃されないよう仕様を分けるべきであろう．今後，医療分野においてセンサなどで自動的に情報を取得し，もしくは他の機器が自動的に取得した情報を中継し，ネットワークを通じて他の医療情報システムに送信するIoT（internet of things）機器がネットワークにつながることが推測される．その際，情報セキュリティの観点から，これまで想定されなかったリスクが顕在化するおそれもあり，IoT機器の導入には注意すべきであろう．

パケットフィルタリング（packet filtering）: ファイアウォールやルータを通過するパケットのヘッダ情報をあらかじめ設定した条件（送信元や送信先，IPアドレス，ポート番号など）にしたがって，通過させるか遮断するかを決定する機能．

アプリケーションゲートウェイ（application gateway）: アプリケーションレベル・プロキシーともよばれ，データ部分まで調べて通信を制御したい場合に利用するファイアウォール機能．

ステートフルインスペクション（stateful inspection）: ファイアウォールを通過するパケットの中身を調べて，動的にポートを開放したり，閉鎖したりする機能．

IoT: モノのインターネットとよばれ，身の周りのあらゆるモノがインターネットにつながる仕組みのこと．

9 地域連携に必要な医学用語・コードの標準化動向

地域連携などでは，医療機関間における情報の共有化，蓄積，解析，再構築，返信や再伝達などの場面においても，相互運用の考え方は重要である．

このような医療情報の相互運用性を確保するためには，誰もが参照可能かつ利用可能で将来にわたりメンテナンスを継続されることが期待される標準規格（用語集やコードセット，保存形式，メッセージ交換手続など）を利用するか，それらに容易に変換可能な状態で保存することが望ましい．

医療情報における標準規格の民間主導の取り組みとして，医療情報標準化推進協議会（HELICS 協議会：Health Information and Communication Standards Board）がある．各種の標準化団体・規格制定団体などが会員となっている HELICS 協議会が利用目的ごとに採択すべき標準規格を推奨し，その利用のための医療情報標準化指針を示している．経済産業省・厚生労働省においても，HELICS 協議会が指針として掲げた標準規格のうち，わが国で必要不可欠と考えられるものについては，厚生労働省の保健医療情報標準化会議での審議を経て「厚生労働省標準規格」とし，その実装を強く推奨している．

厚生労働省は，2006 年にすべての医療機関を対象とした医療情報の交換・共有による医療の質の向上を目的とした「厚生労働省電子的診療情報交換推進事業」(SS–MIX：Standardized Structured Medical Information eXchange) を提示した．SS–MIX は，記録された医療情報の電子化・標準化に向けた啓発活動の一環として，具体化したパッケージウェアの普及を行うものであり，電子的に診療情報が交換されるためには標準化されていることが前提となる[10]．

10 医療安全・トレーサビリティ確保に必要なバーコード標準化[11]

多くの病院では，医療事故を未然に防ぐため，業務マニュアルを作成し，業務手順や注意すべき箇所を明確にしている．そのマニュアルには，医薬品・医療機器等の使用前に目視確認するため，複数スタッフでのダブルチェックや指差呼称の必要性が記載されている．しかし，医療スタッフによる目視確

認だけでは，忙しい，慌てていたなどの理由でミスが発生し，医療ミスの本質的な防止にはつながらない．一方，ここで，多くの人数をかけて医療安全を実現しようとすると，人件費の増加とともに，業務本来の流れが停滞する．

そこで救世主となるのが，医薬品・医療機器等に表示されたバーコードの利用である．医療スタッフの目視確認とともに，コンピュータが得意とする自動認識技術を医療現場で活用し，ヒューマンエラーを回避するチェックシステムの導入である．

厚生労働省は，医療用医薬品の取り違えによる医療事故を防止するためには，人のチェックだけに頼らず，機械的に区別する新たな対策が必要であるとし，2002年4月に「医療安全対策検討会議」がとりまとめた「医療安全推進総合対策」において，「バーコードチェックの利用により，製品の区別は正確かつ容易に行い得るため，国はバーコードチェックがさらに普及するよう，製品のコード表示の標準化について検討を進める必要がある」ことを示した．

2003年12月の厚生労働大臣の「医療事故対策緊急アピール」において，医薬品等の「もの」に関する対策として，「2次元コードやICタグを使った医薬品の管理や名称・外観の類似性評価のためのデータベースの整備，抗がん剤等の特に慎重な取り扱いを要する薬剤の処方に際する条件を明確化することなどを通じて薬剤等の使用に際する安全管理の徹底を図る」ことを求め，2007年9月に医療用医薬品を対象に医薬食品局安全対策課長名で「医療用医薬品へのバーコード表示の実施について」を通知し，2008年9月以降の錠剤のPTPシート，注射薬のアンプルなど調剤包装単位でのRSSバーコードを表示する方向性を示した．また，「医療用医薬品へのバーコード表示の実施要項の一部改正について」(2016年8月30日付医政経発0830第1号・薬生安発0830第1号・薬生監麻発0830第1号) では，流通の効率化や，トレーサビリティの強化を図ることでより適正な製品回収等の対応に資するよう，特定生物由来製品および生物由来製品以外の内服薬，外用薬，注射薬について販売包装単位および元梱包装単位の任意表示を必須表示とすることを求めた．

一方，医療機器等について，同省が2008年3月28日に「医療機器等への標準バーコード付与 (バーコード表示) の実施要項」(医政経発第0328001号) を製造販売業者に通知し，製造販売業者は医療機器の製造・販売に際し，商品コード (GTIN)，有効期限／使用期限，ロット番号／シリアル番号から構成される標準バーコードGS1-128を医療機器等の単品ごとに表示することを原則とした．

詳細は第12章第4節を参考のこと．

一方，医療機器の基本情報をWebから入手する手段として，2005年6月から（一財）医療情報システム開発センター（MEDIS-DC）が運用している医療機器データベースシステムがある．医療機器データベースシステムでは，

2017年10月現在で製造販売業者の協力により登録された約100万件の医療機器等の一般名称，GTIN（JAN コードを含む），商品名などを検索キーワードにして，製造番号，製造販売企業名，JMDN（Japan Medical Device Nomenclature）コード，類別コード，クラス分類などの詳細情報を Web サイトから照会やダウンロードができる．

　今後，病院が電子カルテなどの診療データとして，バーコード GS1-128 を活用し使われた医薬品・医療機器・医療材料をデータとして保存する仕組みが必要である．また，この仕組みには，診療報酬請求だけのデータ登録だけでなく，患者安全を考えたモノと情報の照合ができる安全チェック機能が電子カルテシステムに組み込まれるべきあろう．

【参考文献】

1）情報処理学会：コンピュータ博物館（黎明期のコンピュータ）．
　　http://museum.ipsj.or.jp/computer/dawn/index.html
2）相田　洋，大墻　敦：ソフトウェア帝国の誕生．NHK スペシャル 新・電子立国，日本放送出版協会，1996.
3）相田　洋，大墻　敦：世界を変えた実用ソフト．NHK スペシャル 新・電子立国，日本放送出版協会，1996.
4）公益財団法人医療機器センター：医療機器の開発による医療への貢献．
　　http://www.jaame.or.jp/ken_zai/
5）酒井順哉：ディジタル技術入門〜基礎から医療応用まで〜．（9）医療現場における情報の管理と通信システム．*Clinical Engineering*, **16**(7)：759〜768, 2005.
6）酒井順哉：医療情報システム．医療科学（第2版）．206〜222，医学書院，2000.
7）酒井順哉：第Ⅴ章　病院情報システム．医療機器安全実践必携ガイド 医療情報編．エム・イー振興協会，2017.
8）個人情報保護委員会・厚生労働省：医療・介護関係事業者における個人情報の適切な取扱いのためのガイダンス．2017.
　　http://www.ppc.go.jp/files/pdf/iryoukaigo_guidance.pdf
9）厚生労働省：医療情報システムの安全管理に関するガイドライン（第5版）．2017.
　　http://www.mhlw.go.jp/file/05-Shingikai-12601000-Seisakutoukatsukan-Sanjikan-shitsu_Shakaihoshoutantou/0000166260.pdf
10）SS-MIX 普及推進コンソーシアム：SS-MIX2 とは？
　　http://www.ss-mix.org/cons/ssmix2_about.html
11）酒井順哉：院内物流システムの課題と今後のあるべきシステム像〜病院経営者の心得とベンダーに望まれる視座・技術〜．月刊新医療，2017 年 11 月号：104〜110，2017.

第2章 ディジタルデータの表し方

1 数値の表し方

1 ― 10進数と2進数，8進数，16進数

図2-1に示したように，神経線維や筋線維のような興奮性を有する細胞では，加えられた刺激が閾値以上であれば，刺激の大きさにかかわらず常に最大の興奮（応答）が生じる．これを全か無かの法則という．現在のディジタルコンピュータも，電圧が高いか低いかの2つの状態によって情報をやり取りしている．このような，あるかないか，highかlowか，"1"か"0"かなど2通りしかない情報は，私たちが取り扱う情報のなかでもっとも単純な形式だといえる．2つの状態を数学的に取り扱う方法を2進法（binary number system）という．

私たちが日常使用している0から9までの数字を使って状態を表す方法は10進法（decimal number system）といい，人間の手の指が10本だったことから発展したとの説がある．指をすべて曲げて拳を握った状態をゼロとしたならば，1本ずつ指を立てて数えると0から10までカウントすることができ

図2-1 ニューロンの活動電位

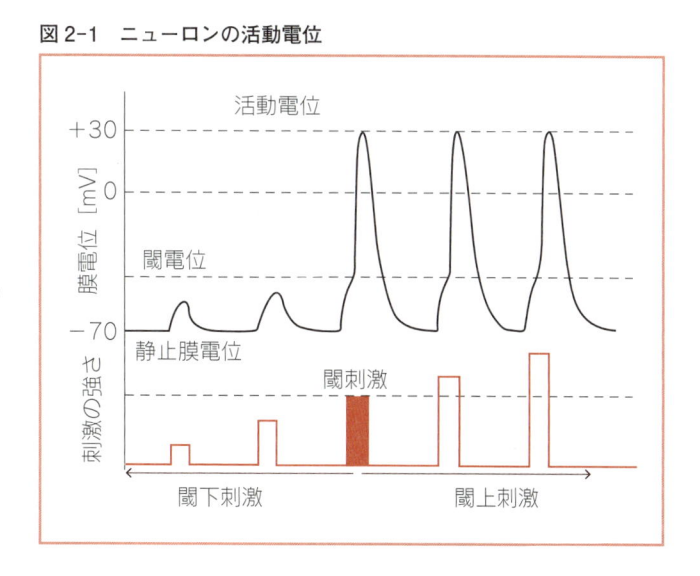

る．この方法だと 10 本の指で表現できる状態は 11 通りとなる．2 進法は "0" と "1" の 2 つの数字のみを使って表現するので，曲げた指を 0，伸ばした指を 1 として，手を 10 桁の 2 進数に当てはめると，なんと指 10 本で 1,024 通りもの状態を表現できるようになる．

　10 進法では，0，1，2，3，4，5，6，7，8，9 の次は桁が繰り上がって 10 となる．同様に，2 進法では，0，1 の次に桁を繰り上げて 10 とする．2 進法での 10 は 10 進法での 2 となる．10 進法での 10 は「ジュウ」とよぶが，2 進法での 10 は「イチゼロ」とよぶ．本書では，10 進数と 2 進数を混在して使うので，これらを区別するために $10_{(10)}$ や $10_{(2)}$ のように表示する．

　繰り上がりの数値の違いは，桁の重みの違いを意味する．10 進法では，それぞれの桁が 10 の累乗の重みをもっており，千百十一という 4 桁の数字 $1111_{(10)}$ は，

$$1111_{(10)} = 1 \times 10^3 + 1 \times 10^2 + 1 \times 10^1 + 1 \times 10^0$$
$$= 1000 + 100 + 10 + 1$$

と考えることができる．

　2 進法では，それぞれの桁が 2 の累乗の重みをもっているので，$1111_{(2)}$ は，

$$1111_{(2)} = 1 \times 2^3 + 1 \times 2^2 + 1 \times 2^1 + 1 \times 2^0$$
$$= 8 + 4 + 2 + 1 = 15_{(10)}$$

となる．2 進数の桁の重みを**表 2-1** に示した．このルールで手の指で数を数えると，10 本すべて伸ばしたときに $1111111111_{(2)} = 1023_{(10)}$ となり，ゼロを含めると 1,024 通りの状態を表すことが可能となる．

　さて，10 進数を用いれば 4 桁で表現できる 1023 は，2 進数だと 10 桁必要である．このように，2 進数は他の進法に比べて同じ大きさの数を扱う場合でもより多くの桁数が必要となるため，記述したり表示したりするのに最適とはいえない．そこで，2 進数とのマッチングのよい 8 進数や 16 進数が使われることがある（**表 2-2**）．8 進数は，0 から 8 までの数字を使い，16 進数は 0 から 9 までの数字に加えて A，B，C，D，E，F をそれぞれ 10 進法の 10，11，12，13，14，15 に対応させて用いる．$2^3 = 8$，$2^4 = 16$ であるから，3 桁の 2 進数を 8 進数 1 桁に，4 桁の 2 進数を 16 進数 1 桁に容易に置き換えることができる．たとえば，16 進数 C7 は，C に対応する 1100 と 7 に対応する 0111 をつなげるだけで 2 進数 11000111 に変換できる．

❀2—数の変換

　たとえば電卓の内部では，10 進数の数値をいったん 2 進数に変換し，内部

表2-1　2進数の桁の重み

2^n	重み
2^{10}	1024
2^9	512
2^8	256
2^7	128
2^6	64
2^5	32
2^4	16
2^3	8
2^2	4
2^1	2
2^0	1
2^{-1}	0.5
2^{-2}	0.25
2^{-3}	0.125
2^{-4}	0.0625
2^{-5}	0.03125

表2-2　2進数，8進数，16進数と10進数

2進数	8進数	16進数	10進数
0000	00	0	0
0001	01	1	1
0010	02	2	2
0011	03	3	3
0100	04	4	4
0101	05	5	5
0110	06	6	6
0111	07	7	7
1000	10	8	8
1001	11	9	9
1010	12	A	10
1011	13	B	11
1100	14	C	12
1101	15	D	13
1110	16	E	14
1111	17	F	15
10000	100	10	16

のディジタル回路で演算処理した後に，10進数に戻して表示している．

(1) 2進数から10進数への変換

　2進数から10進数に変換するのは比較的容易である．すでに学んだように，2進数の各桁の値とその桁の重みを掛けて，すべての桁を足し合わせれば求まる．たとえば $1001.11_{(2)}$ を10進数に変換すると $9.75_{(10)}$ となる．

$$1001.11_{(2)} = 1\times2^3 + 0\times2^2 + 0\times2^1 + 1\times2^0 + 1\times2^{-1} + 1\times2^{-2}$$
$$= 8 + 1 + 0.5 + 0.25 = 9.75_{(10)}$$

(2) 10進数から2進数への変換（10進数を2で割っていく方法）

　10進数を2で割りながらその余りを求めていくと，図2-2のように2進数に変換することができる．

(3) 10進数から2進数への変換（10進数から 2^n を引いていく方法）

　まず10進数の値から，そこから引ける最大の 2^n の値を引く．ここで引き

図2-2　10進数から2進数への変換方法（割り算）

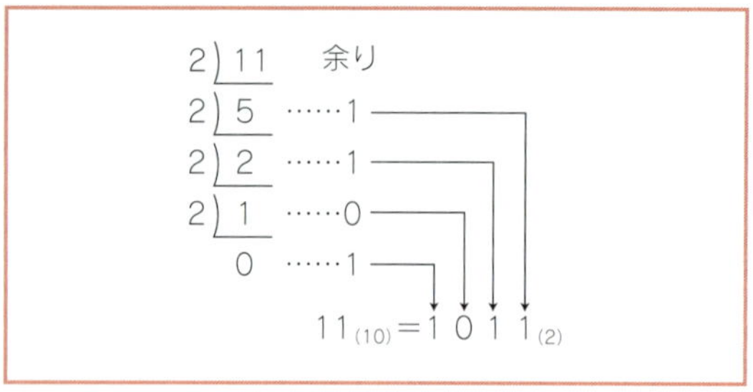

$$11_{(10)} = 1\ 0\ 1\ 1_{(2)}$$

図2-3　10進数から2進数への変換方法（引き算）

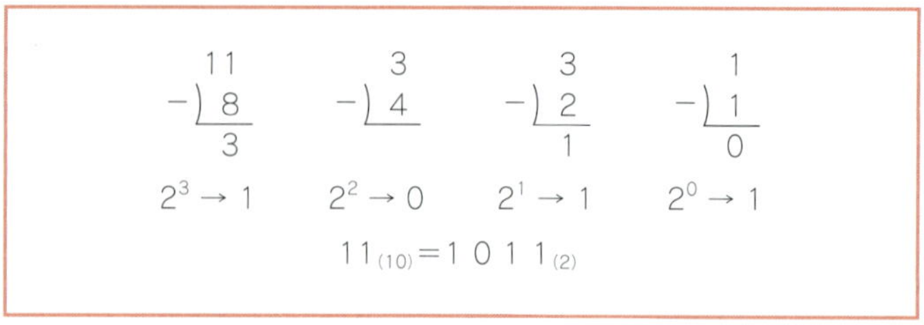

$$2^3 \rightarrow 1 \qquad 2^2 \rightarrow 0 \qquad 2^1 \rightarrow 1 \qquad 2^0 \rightarrow 1$$

$$11_{(10)} = 1\ 0\ 1\ 1_{(2)}$$

算が成立した2^nの桁を1とする．その余りから次の2^{n-1}の値を引き，引けたならばその桁は1，引けなければ0とする．これを繰り返すと，**図2-3**のように2進数への変換を行うことができる．

3 — 2進数の四則演算

2進数の四則演算も，10進数のそれと大きく異なることはない（**図2-4**）．10進法と同じく，$1 \div 0$や$0 \div 0$といった0を分母にした計算はできない．

ディジタル回路のように2つの状態しか扱わない場合は，＋や－の符号を"0"か"1"で表す必要がある．たとえば－1101の場合，マイナス符号を1に置き換えて11101として表すことがある．このとき追加した符号桁のことをサインビットとよぶ．

図2-4　2進数の四則演算

加算	減算	乗算	除算
$0 + 0 = 0$	$0 - 0 = 0$	$0 \times 0 = 0$	~~$0 \div 0 = 0$~~
$0 + 1 = 1$	$0 - 1 = -1$	$0 \times 1 = 0$	$0 \div 1 = 0$
$1 + 0 = 1$	$1 - 0 = 1$	$1 \times 0 = 0$	~~$1 \div 0 = 1$~~
$1 + 1 = 10$	$1 - 1 = 0$	$1 \times 1 = 1$	$1 \div 1 = 1$

◆4 ─ 補数

　補数（complement）とは「ある数を定められた基準の大きさにするために補う数のこと」と定義されている．ここでは，2進法における補数となる1の補数と2の補数について説明する．2の補数を用いることで，四則演算をすべて加算と桁のスライド（ビットシフト）に置き換えることができる．このため，コンピュータ内部などのディジタル情報処理において，負の数の表現方法として2の補数が用いられている．詳細は『医用電子工学第2版』第10章などを参照されたい．

(1) 1の補数

　1の補数は厳密には（2−1）の補数と表す．1の補数は，対象とする2進数の値に加算したとき全体の桁が上がらない最大の数，すなわち加算後すべての桁が1となるような値である．

$$11010110 + 00101001（1の補数）= 11111111$$

　元にした数とその1の補数を見比べればわかるように，1の補数は元の数のゼロ，イチを反転させたものである．

(2) 2の補数

　2の補数は，対象とする2進数の値に加算したとき全体の桁が1つ上がるような最小の数，すなわち加算後に桁上がりした最上位桁以外が0となるような値である．

$$11010110 + 00101010（2の補数）= 100000000$$

78の10の補数は78+22＝100より22である．

　2の補数は，1の補数に1を加えることで簡単に求めることができる．

2 ディジタルデータの表現

◆1 ─ ビットとバイト（情報の単位）

　2進数の1つの桁のことをビット（bit）とよぶ．これは英語の binary digit の略で，$1111_{(2)}$ は4ビットの2進数と表現する．

　鉛筆12本をセットにして1ダースというように，8ビットをまとめて1バイト（byte）と表す．バイトはコンピュータメモリなどの記憶装置の大きさを表現するときに使われている．1バイトで表現できる状態は $2^8 = 256$ 種類で

ハードディスクやCD-Rなどの商用表示は，1 KB＝1,000 byte が用いられていることが多い．

ある．

1キロバイトは，SI 単位系で考えれば 10^3 バイト（1,000 byte）となるが，とくにコンピュータなどのディジタル分野では2の累乗表示のほうが取り扱いやすいため，次のように表すこともある．このとき，SI 単位系との違いを明確にするためにキロを大文字 K と表示することもある．

$$1 \text{ byte} = 8 \text{ bit}$$
$$1 \text{ KB} = 2^{10} \text{ byte} = 1,024 \text{ byte}$$
$$1 \text{ MB} = 2^{20} \text{ byte} = 1,024 \text{ KB} = 1,048,576 \text{ byte}$$
$$1 \text{ GB} = 2^{30} \text{ byte} = 1,024 \text{ MB} = 1073,741,824 \text{ byte}$$

2─数値データ

数値データを情報処理する際に注意しなければならないのは，桁数と符号の有無である．コンピュータ内部では2進数とサインビットを用いて数値が処理されている．11−3＝8の演算を例に考えてみる．11の2進数は1011である．また，3の2進数は11で，これにマイナスを意味するサインビットを加えると111と表すことができる．このまま11＋（−3）を計算すると，1011＋111＝10010と誤った答えとなるのは明白である．正しい答えを得るためには次の手順が必要である．まず，2つの2進数の桁数を合わせる．11は1011となり4は0011となる．次に負の値を取り扱うか否か，すなわちサインビットの有無を合わせる必要がある．ここでは正の場合は最上位桁に0をつけ，負の場合は2の補数に変換して最上位桁に1をつけることとする．以上のルールを守ると答えを得ることができる．

$$01011 + 11101 = 101000$$

サインビットの桁上げを無視すると，答えは＋1000となる．

このように，コンピュータなどで数値データを正しく処理するためにはルールが必要である．どのようなルールの2進数データなのかを明確にするために，データの型というものが定義されている．代表的な例を次に示しておく．

・8 bit 符号なし整数型（byte など）：0～255まで表現することができる．
・16 bit 符号付き整数型（integer など）：最上位桁をサインビットに用いる．−32768～＋32767まで表現することができる．
・32 bit 浮動小数点型（float など）：符号部1ビット，指数部8ビット，仮数部23ビットで構成されている．およそ $\pm 1.4 \times 10^{-45} \sim \pm 3.4 \times 10^{38}$

3 ― 文字データの表現

10進数をコンピュータで情報処理するために2進数に変換していることはすでに学んだ．同様に文字に関しても0と1だけを使った情報に置き換える必要がある．文字だけでなく音声や画像などの情報を，単純な記号の集合に置き換えることを符号化またはエンコードという．

符号化されたデータを元に戻すことを復号化あるいはデコードという．

任意の文字と数ビットの符号を対応させたものを文字コードといい，代表的なものにアスキーコード（ASCII）がある．ASCII は American Standard Code for Information Interchange の略で，ラテン文字，数字，カンマなどの記号と制御用記号を7ビットの2進数に割り当てた文字コードである．

日本語はひらがな，カタカナ，漢字など多くの文字の種類を使用することが特徴である．多種類の文字を扱う文字コードとして，符号化するビット数を増やす方式と，ASCII のような7ビット（あるいは8ビット）の文字集合表を複数枚用意して，表番号とその文字に対応するコードを指定する方式がある．前者の代表的なものとして，世界で使われているすべての文字を1つの文字集合にまとめた Unicode があり，後者として現在インターネットや電子メールで広く使われている ISO-2022-JP（JISコード）があげられる．

4 ― 画像データの表現

画像は視覚に対する情報であるから，視覚の生理を理解したうえでディジタル表現について考える必要がある．目は画像の入力インターフェースを担っており，瞳孔によって光の量が，水晶体によって焦点が調節され，網膜にある視細胞によって光を電気（神経）信号に変換している．また，視細胞には杆体，錐体の2種類があり，前者は光に対する感度が高く暗所で機能し，後者は明所で機能し色の識別が可能である．色を見分ける原理に関しては諸説あるが，含まれる感光物質によって3種類の錐体があり，**図2-5** に示したようにそれぞれ 570 nm（赤），535 nm（緑），445 nm（青）に吸収極大をもつことから，これらが色覚に強く関与しているといわれている．

Tips　文字化け

携帯電話から送られてきたメールを開いてみると，絵文字が文字化けして，「■」のように表示された経験はないだろうか．携帯電話に組み込まれている絵文字は，各携帯電話業者が独自に開発したもので，標準で使用している文字コードの空いている部分に特殊文字を当てはめたものである．したがって，異なる携帯電話業者間や，携帯電話から PC に絵文字を含んだメールを送信しても，受信側の標準文字コードでは絵文字に復号化することができず，文字化けして表示されることとなる．

ちなみに，携帯電話の絵文字機能が普及する前の絵文字といえば　:-)　や　(^_^)　であった．これらの絵文字は，標準文字コードに含まれる文字をうまく使って表現しており，文字化けを起こすことはなかった．

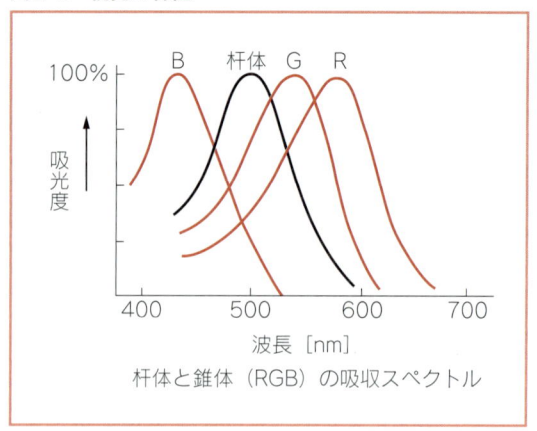

図2-5　視覚の特性

杆体と錐体（RGB）の吸収スペクトル

　さて，画像のデータ化においてここが1つのポイントである．すなわち人間は，可視光のすべての波長についてそのスペクトルの分布を測定しているわけではなく，前述の3色の光センサーの組み合わせによって紫から赤までの光を感知しているのである．たとえば570 nmの光が視覚に入力されたとき，網膜では波長の近い赤と緑の2つのセンサーが反応し，その信号をもとに脳で黄色と判断している．それでは，黄色と同程度に赤と緑のセンサーが働くような赤緑2色の光を同時に入力したならば，人間はどのように感じるのであろうか．色覚の仕組みから考えればわかるように，答えは黄色である．このような理由から，ブラウン管カラーテレビから携帯電話の液晶画面まで，赤，緑，青の微小な点の発光によってさまざまな色が再現されている．

　ディジタル画像データを作成するためには，音楽CDと同様にアナログ信号からディジタル信号に変換（AD変換）する必要がある．アナログ画像は，標本化（sampling）と量子化（quantization）によってAD変換される（第4章を参照）．画像データの標本化は，元の画像を小さな点（四角）の2次元配列に分割する操作である．分割した点のことを画素（ピクセル）といい，画素はディジタル画像を構成する最小単位である．分割が粗いと1個の画素の中に模様や複数の色が存在することになるが，この場合は画素中の代表的な色で統一される．**図2-6**に示したように，一般的に画素数を増やせば画質は精細になるが，データ量が増加する．

　標本化しただけの画素には，まだ**図2-7**に示したような色（明るさ）の変化が連続なアナログ情報が格納されている．標本化に引き続き量子化を行うことで，ディジタル画像が得られる．一般的に量子化では2の階乗どおりに色の明暗を分割し，もっとも明るい色（モノクロならば白）に最大の値が割り振られる．また，明暗を示す値のことを濃度値あるいは輝度値という．**図**

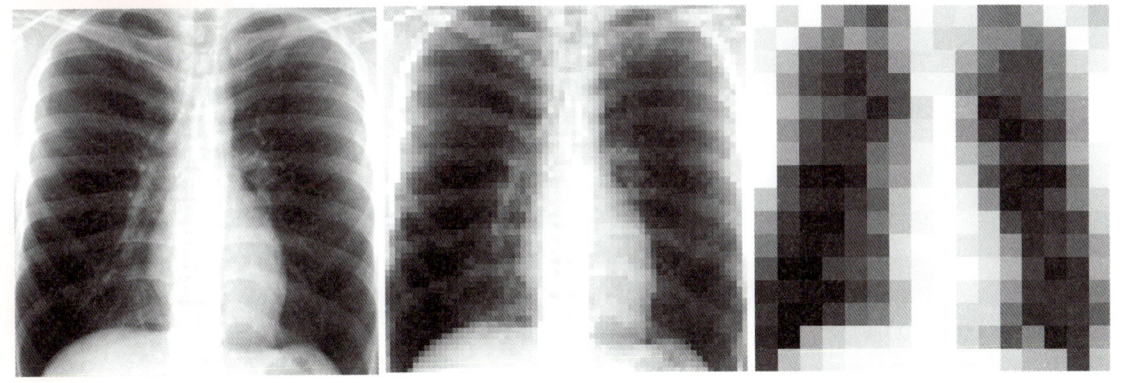

図 2-6　画素数の違いと得られる画像

256×256画素　　　　　　64×64画素　　　　　　16×16画素

図 2-7　量子化

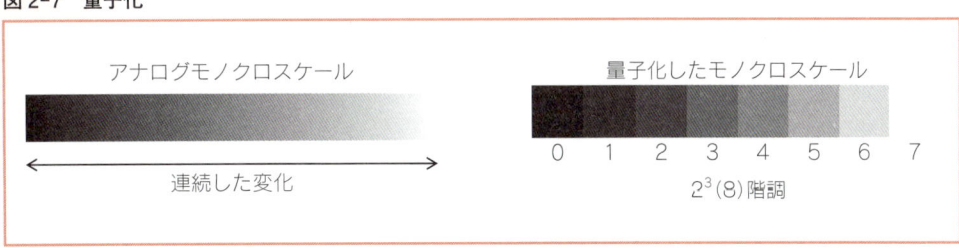

アナログモノクロスケール　　　　　　　　量子化したモノクロスケール

連続した変化　　　　　　　　　　　0　1　2　3　4　5　6　7

2^3(8) 階調

2-8左画像の量子化の特徴について，8ビットモノクロあるいは白黒256階調などと表現する．

　ここまで説明したように，基本的な画像データとして画素の座標と，その画素のもつ濃度値がわかれば，画像として再構成することができる．**図2-9**に示したように，コンピュータ上では，左上の画素を原点（0,0）として，各画素の位置を2次元座標（x, y）で表す．それぞれの画素は，モノクロのような単色のスケール画像ならば1色分の濃度値を，カラー画像ならば赤，緑，青の3色それぞれの濃度値情報を有する．**図2-9**のカラー画像の場合，各色256段階の色情報をもっているので，理論的には 256×256×256＝16,777,216 色を表現することができる．

　コンピュータやディジタルカメラなどで取り扱う画像データ形式にはさまざまあるが，代表的なものとしてビットマップ（BMP）があげられる．ビットマップは AD 変換した画像データをほぼそのまま保存する形式で，圧縮などをしないため画質の劣化はないが，データサイズが大きくなることがデメリットである．ビットマップデータはファイルヘッダ，情報ヘッダ，カラーパレット，ビットマップデータで構成される．情報ヘッダに画素の横・縦数

図2-8　量子化する際のビット数の違いと得られる画像

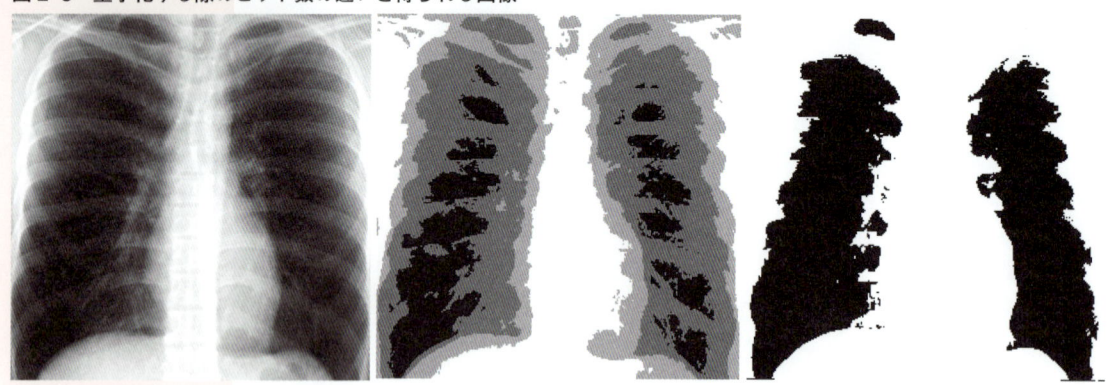

8 bit（256階調）　　　　2 bit（4階調）　　　　1 bit（2階調）

図2-9　画像データとして必要な基本的な情報

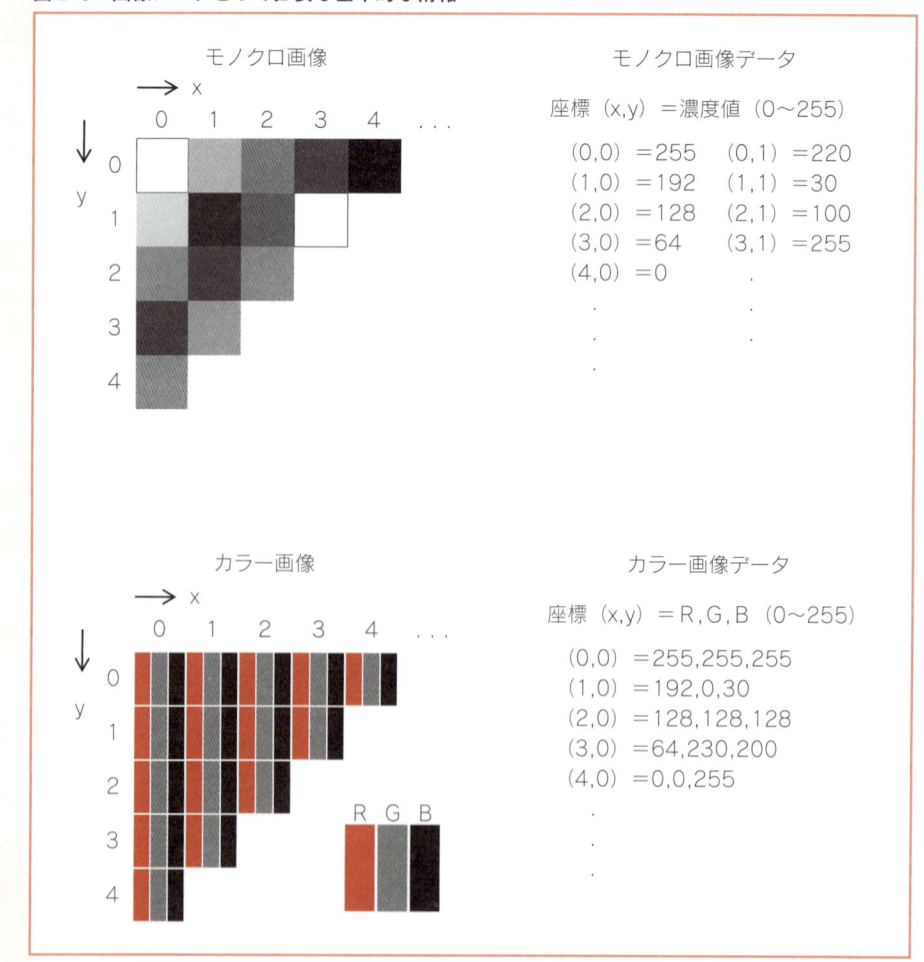

モノクロ画像

モノクロ画像データ

座標（x,y）＝濃度値（0〜255）

（0,0）＝255　　（0,1）＝220
（1,0）＝192　　（1,1）＝30
（2,0）＝128　　（2,1）＝100
（3,0）＝64　　　（3,1）＝255
（4,0）＝0

カラー画像

カラー画像データ

座標（x,y）＝R,G,B（0〜255）

（0,0）＝255,255,255
（1,0）＝192,0,30
（2,0）＝128,128,128
（3,0）＝64,230,200
（4,0）＝0,0,255

R G B

演習 1

　記録画素サイズが縦 1,944，横 2,592 画素のディジタルカメラでカラー写真を撮った．各色 8 ビットで量子化した場合，画像のデータ量はいくらになるか．

解答

　縦と横の画素数を掛けると総画素数が計算できる．

$$1944 \times 2592 = 5038848 \text{ 画素}$$

　約 500 万画素（5 M ピクセル）は，最近の携帯電話についているカメラの性能程度である．カラー画像なので，各画素赤，緑，青の色情報をもっている．1 画素当たり 3 色合わせて 24 ビット（3 バイト）のデータが必要なので，画像の総データ量は，

$$5038848 \text{ 画素} \times 24 \text{ ビット} = 120932352 \text{ ビット（15116544 バイト）}$$

となる．これでは数値が大きすぎるので，約 14.4 M バイト（1 MB $= 2^{20}$ byte なので）と表示するとわかりやすい．

　著者が実際にパソコンを用いてビットマップ画像を作成してみたところ，15,116,598 バイトとなった．54 バイトの増加は，ファイルヘッダや情報ヘッダが追加されたためである．

を指定し，ビットマップデータには色情報の羅列のみを記録する．

　ディジタル画像には，ここまで説明してきた写真のような静止画だけでなく，ビデオのような動画やゲームのような 3DCG（3 次元コンピュータグラフィックス）などさまざまな画像が存在している．

　動画は，静止画を順次切り替えて表示すれば実現可能であるが，データ量が膨大となるため，いかに圧縮して保存・伝送するかが高精細ディジタル動画実現の決め手となる．

　3DCG は前者とは異なる画像データである．3DCG では静止画のような画素データを直接もたず，仮想 3 次元空間上の物体形状（表面座標，表面状態，色など）と空間情報（光源など）をデータとしてもっている．任意の視点か

Tips　動物の色覚

　本文で説明したように，人間は赤，緑，青を 3 原色として色を感知する仕組みをもっている．この原色というのは動物の種によって異なることが知られている．たとえば哺乳類のほとんどは緑と青の 2 色型であり，鳥類は赤，緑，青に加えて紫外線領域にもセンサーを有する 4 色型である．人間にはみえない黒いごみ袋の中身は，カラスには丸見えなのである．

らその物体をみたところを表示するためには，毎回平面投射画像を計算する必要がある．ハードウェアの計算能力が要求されるが，自由に視点や形状を動かせるので，医療分野でもバーチャル内視鏡やCT画像の新しい表示法などに利用されている．

5 ─ データの圧縮・解凍

1835年に提案されたモールス信号は，アルファベットや数字がトン（・；ドット）とツー（−；ダッシュ）の2種類の符号によって符号化されたものである．モールス信号では，英語でよく使われるEには符号・を，使用頻度の低いYには符号−・−−を当てはめている．この工夫により，文章を送信する際にトータルの信号数を減らすことができた．このように，あるデータをそのデータが有する情報を損なわないようにデータ量だけ減らすことを圧縮といい，圧縮されたデータを元に戻すことを解凍という．圧縮するとは，そのデータに合わせて効率よく符号化を行うことに相当し，情報理論の分野では情報源符号化とよばれている．

データ圧縮には大きく分けて可逆圧縮と非可逆圧縮がある．コンピュータプログラムやテキストなどでは，データの圧縮によってわずかでも情報が変化したり失われたりすることは許されないため可逆性が求められる．一方，音楽データや画像データでは，圧縮・解凍によって多少音質や画質が劣化したとしても，リズムや構図といった情報が著しく損なわれることはないため非可逆圧縮を用いることができる．もちろん，音質や画質が重要な情報となる場合には可逆圧縮が用いられるべきである．

可逆圧縮ではハフマン（Huffman）法とLZ法が代表的である．ハフマン法は，モールス信号と同じように，平均符号長を最小にするという考え方から生まれた方法で，出現確率の高いものから短い符号を当てはめ，さらに長い符号のなかに短い符号の内容が含まれないようにすることで復号を瞬時に行うことができる．LZ法は，住所や名前を繰り返し書くときに「同上」とするように，前に出てきたデータを位置番号や辞書番号によって参照させること

でデータ量を減らす方法である．コンピュータの分野で多く用いられている LHA，ZIP，CAB といった圧縮形式は，どれもハフマン法と LZ 法の組み合わせによってデータの圧縮を行っている．

　非可逆圧縮はおもに音声や写真，動画などのマルチメディアデータに用いられている．近年オーディオデータの形式として普及した MP3 は，人間の耳に聞こえづらい高音域の周波数成分を間引くことにより，同じ曲でも CD データの約 1/10 に圧縮することが可能である．画像データの形式として普及している JPEG は，人間の視覚が色彩に鈍感という特性を上手く使って可逆圧縮の 1/10 以上の圧縮を実現している．MPEG は動画データの圧縮方法の 1 つで，動画の連続した 1 枚 1 枚の画には変化が少ないことを活かして，前後の画像との差分をデータ化して圧縮する方法である．

6 ─ 誤りチェック

　ディジタルデータを伝送路を通して通信するとき，外乱によって誤りが生じる可能性がある．たとえば，ASCII コードに基づいて，7 ビットでアルファベット A，B，C を送信したとする．このとき 1000001，1000010，1000011…と送信したものが，伝送路において B を意味する 1000010 の 1 ビット分のデータが反転し，1000110 となったとすると，受信側で受け取るデータは A，F，C となり，元のデータと異なったものになってしまう．

　このようなデータ伝送の信頼性を向上させるため，データに符号を追加することにより誤り検出や誤り訂正を行う方法が提案されている．

　誤り検出符号の簡単な例として，同じ符号を 2 個つなげて送るという方法がある．データが 0110 の場合は，00111100 を送信する．受信側で 2 符号ずつ処理すれば，01 や 10 を検出したとき誤りが含まれているとわかる．さらに 1 個符号を追加して 3 個同じ符号を送ると，誤りを訂正することが可能となる．受信側で 001 や 101 などの符号を受け取ったとしても，多数決をとることによって元の符号を予想・復元することができる．この追加した符号のことを誤り訂正符号という．

　コンピュータ通信において広く用いられてきた誤り検出の方法に，パリティビットを追加するという方法がある．この方法は，ある長さの 2 進数データの合計が偶数か奇数かを比較することにより，通信の誤りを検出することができる．ASCII コードが 7 ビットで設計された理由は，このパリティビットを追加して 8 ビットで通信を行うためである．前述の例を用いて説明する．まずあらかじめ 8 ビットを合計すると偶数になるというルールを決める．送信側でルールに基づいてパリティビットを追加すると 01000001（A）01000010（B）11000011（C）…となる．これを送信して受信側で 01000001

01000110 11000011…を受け取ったとすると，最初の 8 ビットを合計すると偶数となるので誤りはないと判断できる．次の 8 ビットを合計すると奇数になっており，このデータは誤りが混ざっているとわかる．この方法では，同時に偶数個のビット誤りが生じると検出できないため，雑音の多い伝送路には不向きである．

章末 exercise （解答は 244 頁）

問題 1

10 進数の 187 を 2 進数で表せ．

問題 2

2 進数 10.111 と 111.101 を加算した値はいくらか．また 10 進数で答えよ．

問題 3

8 進数 15 を 16 進数で表せ．

問題 4

10 進数の 432 を 2 進数で表すのに必要な最小ビット数はいくらか．

問題 5

8 ビット符号付き整数で表せる数値の範囲はいくらか．

問題 6

1,024×1,024 画素で，256 階調の白黒画像がある．この画像のデータ量は何ビットか．ただしデータは圧縮せず，情報ヘッダなどのデータ量は考えないものとする．

問題 7

カラー画像を各色 4 ビットで量子化したとき，その画像データを表示する際に原理的に表示可能な色は何色か．

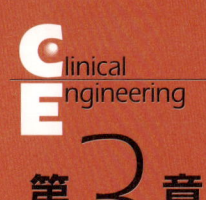

第3章 論理回路

1 論理回路の基本

コンピュータは2値信号を使ってさまざまな処理を行っている．本章では，2値信号処理の基礎となる論理回路と論理代数について学ぶ．

1 ─ 図記号と真理値表

図3-1の回路において，スイッチAおよびBがOFFのときを"0"，ONのときを"1"とし，電球が消灯のときを"0"，点灯のときを"1"というように2値で表すと表3-1のようになる．このように，入力（スイッチAおよびB）と出力（電球Y）の関係を2値で表したものを真理値表という．この表から，この回路は「2つのスイッチAおよびBが同時にONにならなければ電球Yは点灯しない」．このような関係を論理積またはANDという．

また，出力Yを入力AとBの関数と考え，次式のように表す．ただし，"・"は省略することができる．このような式で表された関数を論理関数（論理式）という．

$$Y=A \cdot B \qquad または \qquad Y=AB$$

同じように，図3-2の回路において，スイッチと電球の状態を真理値表にまとめると表3-2のようになる．この回路は「2つのスイッチAおよびBのうち，どちらか一方がONであれば電球Yが点灯する」．このような関係を論

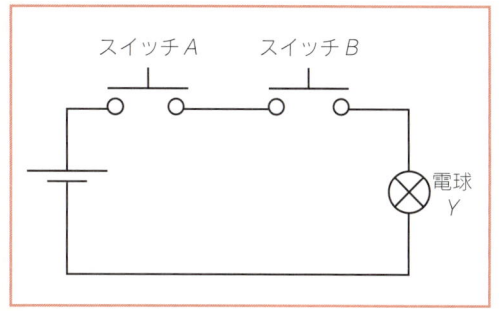

図3-1 論理積（AND）の概念

表3-1 論理積（AND）の真理値表

入力		出力
A	B	Y
0	0	0
0	1	0
1	0	0
1	1	1

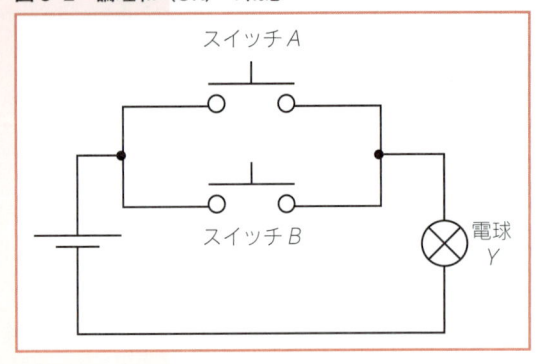

図 3-2　論理和（OR）の概念

表 3-2　論理和（OR）の真理値表

入力		出力
A	B	Y
0	0	0
0	1	1
1	0	1
1	1	1

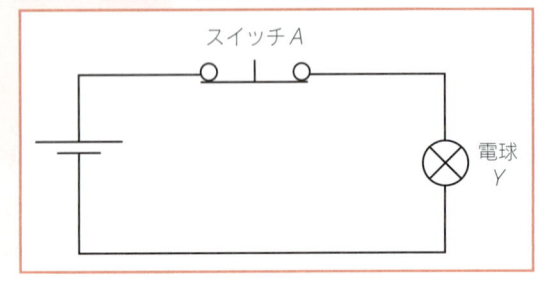

図 3-3　論理否定（NOT）の概念

表 3-3　論理否定（NOT）の真理値表

入力	出力
A	Y
0	1
1	0

理和または OR という．出力 Y を入力 A と B の論理関数として表すと次式のようになる．

$$Y=A+B$$

　次に，**図 3-3** の回路のスイッチと電球の状態を真理値表にまとめると**表 3-3** のようになる．ただし，このスイッチはこれまでのスイッチとは異なり，スイッチを押すとスイッチの接点が外れ（電流が流れない），スイッチを離すとスイッチの接点が接触する（電流が流れる）仕組みとなっている．したがって，この回路は「スイッチ A を押す（ON）と電球 Y が消灯し，逆にスイッチ A を離す（OFF）と電球 Y は点灯する」．このような関係を論理否定または NOT という．論理否定を出力 Y と入力 A の論理関数で表すと次式のようになる．

$$Y=\overline{A}$$

　以上のように，2値信号を扱う場合，AND, OR, NOT が基本となり，2値信号の処理はすべてこの3つで行うことができる．

2 ─ 論理代数の定理

　前項のように，2値信号を扱った論理関数の演算にはブール代数（論理代

数）が用いられる．ブール代数には公理と定理がある．

●公理

①$A+0=A$ ②$A \cdot 1=A$

③$A+B=B+A$ ④$A \cdot B=B \cdot A$ 【交換則】

⑤$A+(B \cdot C)=(A+B) \cdot (A+C)$ ⑥$A \cdot (B+C)=A \cdot B+A \cdot C$ 【分配則】

⑦$A+\overline{A}=1$ ⑧$A \cdot \overline{A}=0$

●定理

①$A+A=A$ ②$A \cdot A=A$

③$A+1=1$ ④$A \cdot 0=0$

⑤$A+(A \cdot B)=A$ ⑥$A \cdot (A+B)=A$ 【吸収則】

⑦$\overline{\overline{A}}=A$ 【二重否定】

⑧$(A+B)+C=A+(B+C)$ ⑨$(A \cdot B) \cdot C=A \cdot (B \cdot C)$ 【結合則】

⑩$A+(\overline{A} \cdot B)=A+B$ ⑪$A \cdot (\overline{A}+B)=A \cdot B$

⑫$\overline{A+B}=\overline{A} \cdot \overline{B}$ ⑬$\overline{A \cdot B}=\overline{A}+\overline{B}$ 【ド・モルガンの定理】

公理や定理のなかで論理積を論理和に，論理和を論理積に，0を1に，1を0に置き換えた式が成立することがわかる．このような性質を論理式の相対性という．

🌐3 ─ 基本的論理ゲート

2値信号を扱った論理関数の演算機能をもつ電子回路を論理ゲートという．ここでは，2値信号を扱ううえで基本となる AND ゲート（**図3-4**），OR ゲート（**図3-5**），NOT ゲート（**図3-6**）を示す．

🌐4 ─ その他の論理回路

▶ 1）NAND ゲート

AND ゲートの出力に NOT ゲートを接続した回路と同じ演算結果が得られる論理ゲートのことを NAND ゲートという．その論理ゲート記号および真理値表は**図3-7**のように表される．真理値表からわかるように，NAND ゲートの出力は，AND ゲートの出力が否定された値となる．式では次のように表される．

  $Y=\overline{A \cdot B}$

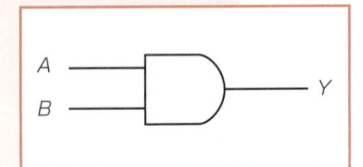
図3-4　AND ゲート記号

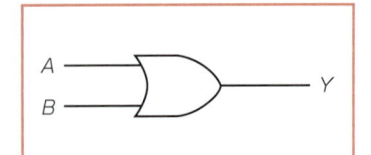
図3-5　OR ゲート記号

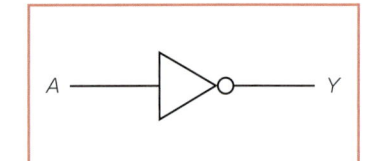
図3-6　NOT ゲート記号

図3-7　NAND ゲート

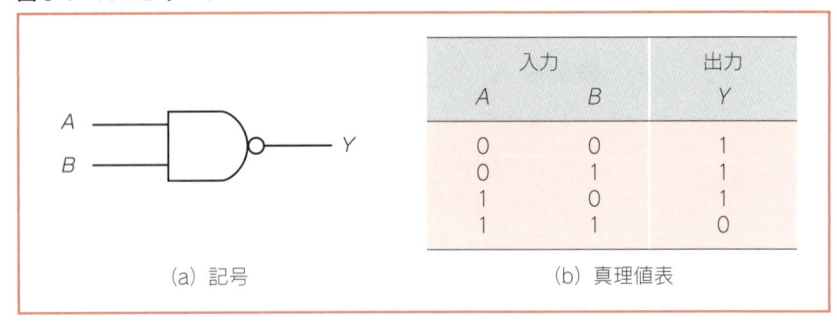

入力		出力
A	B	Y
0	0	1
0	1	1
1	0	1
1	1	0

(a) 記号　　　　　　　　　　(b) 真理値表

図3-8　NOR ゲート

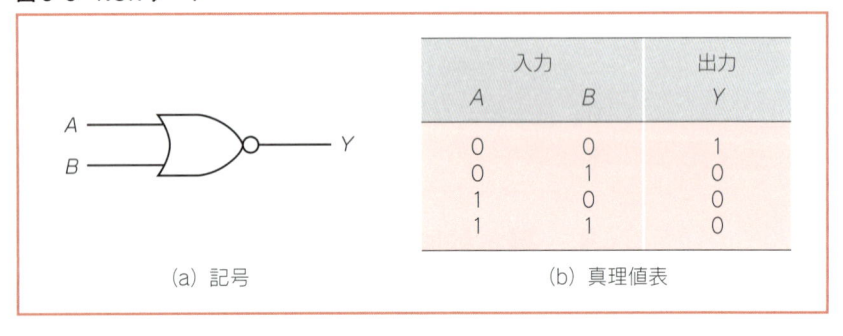

入力		出力
A	B	Y
0	0	1
0	1	0
1	0	0
1	1	0

(a) 記号　　　　　　　　　　(b) 真理値表

▶ 2) NOR ゲート

　OR ゲートの出力に NOT ゲートを接続した回路と同じ演算結果が得られる論理ゲートのことを NOR ゲートという．NOR ゲートの記号および真理値表は **図 3-8** のように表される．式では次のように表される．

$$Y = \overline{A + B}$$

▶ 3) Ex-OR ゲート（排他的論理和）

　「2 つの入力 A および B が異なる場合，すなわち入力 A が 0 および入力 B が 1，または入力 A が 1 および入力 B が 0 のときのみ出力 Y が 1 になる論理関数」を排他的論理和（exclusive OR：Ex-OR）という．Ex-OR ゲートの記号および真理値表は **図 3-9** のように表される．式では次のように表される．

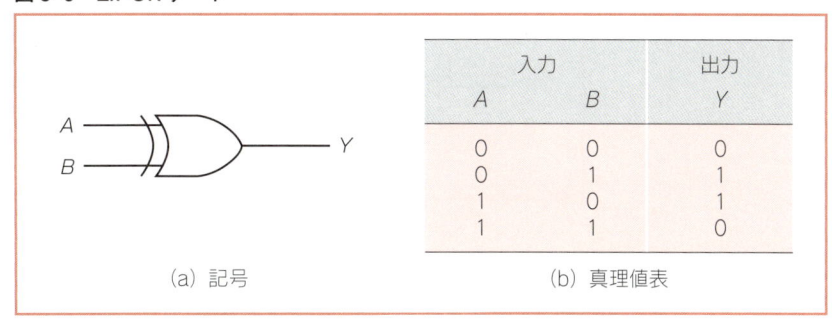

図3-9 Ex-OR ゲート

入力		出力
A	B	Y
0	0	0
0	1	1
1	0	1
1	1	0

(a) 記号　　　　　　　　　　　(b) 真理値表

表3-4 正論理の AND ゲート

入力		出力
A	B	Y
0	0	0
0	1	0
1	0	0
1	1	1

表3-5 正論理の OR ゲート

入力		出力
A	B	Y
1	1	1
1	0	1
0	1	1
0	0	0

$$Y=\overline{A} \cdot B + A \cdot \overline{B} \quad または \quad Y = A \oplus B$$

5 ── 正論理・負論理

　これまで，スイッチが ON あるいは電圧が高いときを2値信号の1，スイッチが OFF あるいは電圧が低いときを2値信号の0に対応させてきた．これを正論理という．これとは逆に，スイッチが ON あるいは電圧が高いときを2値信号の0，スイッチが OFF あるいは電圧が低いときを2値信号の1に対応させた考え方もあり，これを負論理という．

　たとえば，電圧が高いときを1，低いときを0とした正論理の AND ゲートの真理値表は**表3-4**のようになる．この真理値表から，出力が1になるのは，すべての入力が1のときであることがわかる．これを逆に，出力が0になるときの入力に着目すると，少なくとも1つ以上の入力が0のときである．このように0に着目した考え方が負論理であり，正論理の0（電圧が低いとき）を1とし，1（電圧が高いとき）を0とすると，**表3-5**のようになる．すなわち，

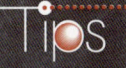

身近にある正論理と負論理

クラスのなかで何かを決めようとするとき，「賛成」すなわち「真」（＝1）のときには挙手し，「反対」すな

わち「偽」（＝0）のときには挙手しないというのが正論理になる．逆に「反対」のときに挙手し，「賛成」の場合には挙手しないというのが負論理になる．

図 3-10 　負論理の AND ゲート（a）と正論理の OR ゲート（b）

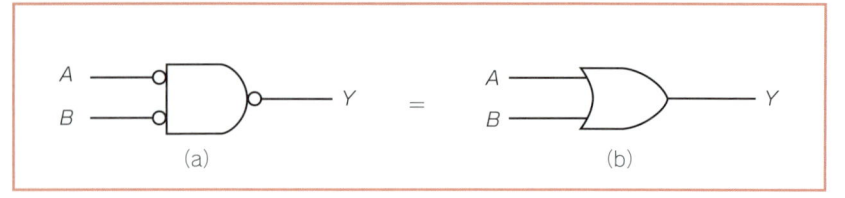

負論理の AND ゲートは正論理の OR ゲートと同じように考えることができる.

　これを論理式で考えると，AND ゲートの入力 A, B の負論理は $\overline{A} \cdot \overline{B}$, 出力 Y の負論理は $\overline{Y}$ となり，論理式の変形からも負論理の AND ゲートは正論理の OR ゲートと等しいことがわかる. 回路図で表すと，**図 3-10** のようになる.

$$\overline{Y} = \overline{A} \cdot \overline{B}$$
$$\overline{Y} = \overline{A+B}$$
$$\overline{\overline{Y}} = \overline{\overline{A+B}}$$
$$Y = A + B$$

　同じように考えると，負論理の OR ゲートは正論理の AND ゲートに，負論理の NAND ゲートは正論理の NOR ゲートに，負論理の NOR ゲートは正論理の NAND ゲートになる.

2 論理回路の設計

　論理回路の設計や製造工程においては，できるだけ簡単化された論理回路を作成することが求められる. ここでは，論理代数（ブール代数）や視覚的にとらえることができるカルノー図を使って簡単化する方法を学び，導き出された式から回路図を描く.

1 ─ 論理代数による簡単化

　論理代数（ブール代数）の公理や定理を用いて，論理式を展開することにより論理式を簡単化していく.

《例題 3-1》

　$Y = \overline{A+B} \cdot (\overline{A}+B)$ を論理代数により簡単化する.

$$Y = \overline{A+B} \cdot (\overline{A}+B)$$
$$= \overline{A} \cdot \overline{B} \cdot (\overline{A}+B)$$

　定理⑫　　$\overline{A} \cdot \overline{B} = X$ として考えるとよい

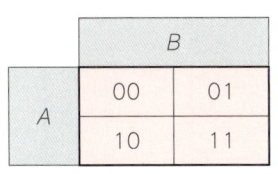

図 3-11　2 変数のカルノー図

（a）カルノー図　　　　　（b）変数による表現

$$= \underline{X}(\overline{A}+B)$$

公理⑥

$$= \underline{X}\cdot\overline{A}+\underline{X}\cdot B$$

X を $\overline{A}\cdot\overline{B}$ にもどす

$$= \overline{A}\cdot\overline{B}\cdot\overline{A}+\overline{A}\cdot\overline{B}\cdot B$$

定理②

$$= \overline{A}\cdot\overline{B}+\overline{A}\cdot\overline{B}\cdot B$$

公理⑧＋定理④

$$= \overline{A}\cdot\overline{B}+0$$

公理①

$$= \overline{A}\cdot\overline{B}$$

定理⑫

$$= \overline{A+B}$$

2 —カルノー図による簡単化

　まず，カルノー図の概念を説明し，その後カルノー図による簡単化の方法を例題により学んでいく．

(1) 2 変数の場合

　2 変数 A と B がとりうる値の組み合わせは (00)，(01)，(10)，(11) の 4 通りとなる．変数 A を行，変数 B を列に，とりうる値の組み合わせを**図 3-11 (a)** のように作成する．この図をカルノー図という．また，この図において "0" を否定，"1" を肯定として変数で表すと**図 3-11 (b)** のようになる．

　図 3-11 (b) において，隣り合うマスの論理和をとる．すると，同一行のマスの論理和は $\overline{A}$ または A のように簡単化される．同じように，同一列のマスの論理和は $\overline{B}$ または B のように簡単化される．この仕組みを利用して，論理式を視覚的に簡単化する．

$$\overline{A}\cdot\overline{B}+\overline{A}\cdot B=\overline{A}\cdot(\overline{B}+B)=\overline{A} \qquad A\cdot\overline{B}+A\cdot B=A\cdot(\overline{B}+B)=A$$

$$\overline{A}\cdot\overline{B}+A\cdot\overline{B}=(\overline{A}+A)\cdot\overline{B}=\overline{B} \qquad \overline{A}\cdot B+A\cdot B=(\overline{A}+A)\cdot B=B$$

(2) 3 変数の場合

　A，B，C の 3 変数の場合のカルノー図は**図 3-12 (a)** となる．また，これを変数で表すと**図 3-12 (b)** のようになる．カルノー図を作成する際，隣り合うマスの値は 1 ビットしか異ならないことに注意する．

図 3-12　3 変数のカルノー図

	BC			
A	000	001	011	010
	100	101	111	110

(a) カルノー図

	$\overline{B}$		B	
$\overline{A}$	$\overline{A}\,\overline{B}\,\overline{C}$	$\overline{A}\,\overline{B}C$	$\overline{A}BC$	$\overline{A}B\overline{C}$
A	$A\overline{B}\,\overline{C}$	$A\overline{B}C$	ABC	$AB\overline{C}$
	$\overline{C}$	C		$\overline{C}$

(b) 変数による表現

図 3-13　4 変数のカルノー図

	CD			
AB	0000	0001	0011	0010
	0100	0101	0111	0110
	1100	1101	1111	1110
	1000	1001	1011	1010

(a) カルノー図

	$\overline{C}$		C		
$\overline{A}$	$\overline{A}\,\overline{B}\,\overline{C}\,\overline{D}$	$\overline{A}\,\overline{B}\,\overline{C}D$	$\overline{A}\,\overline{B}CD$	$\overline{A}\,\overline{B}C\overline{D}$	$\overline{B}$
	$\overline{A}B\overline{C}\,\overline{D}$	$\overline{A}B\overline{C}D$	$\overline{A}BCD$	$\overline{A}BC\overline{D}$	B
A	$AB\overline{C}\,\overline{D}$	$AB\overline{C}D$	$ABCD$	$ABC\overline{D}$	
	$A\overline{B}\,\overline{C}\,\overline{D}$	$A\overline{B}\,\overline{C}D$	$A\overline{B}CD$	$A\overline{B}C\overline{D}$	$\overline{B}$
	$\overline{D}$		D	$\overline{D}$	

(b) 変数による表現

(3) 4 変数の場合

　4 変数 (A, B, C, D) のカルノー図は**図 3-13 (a)** となり，変数で表すと**図 3-13 (b)** のようになる．4 変数の場合も，カルノー図を作成する際，隣り合うマスの値は 1 ビットしか異ならないことに注意する．

《例題 3-2》

　$Y=\overline{A+B}\cdot(\overline{A}+B)$ をカルノー図により簡単化する．

　① この論理式の各項は $\overline{A+B}$ と $\overline{A}+B$ であり，出力 Y が 1 になるのは，各項がすべて 1 のときである．

　② この論理式は 2 変数を扱っているので，2 変数のカルノー図を論理和の数だけ用意する．この論理式では 2 つの 2 変数カルノー図を用意する．

　③ 各項について，1 になる変数の条件を考える．

　$\overline{A+B}$：カッコの中が 1 になるのは，$A=0$ および $B=0$ のときのみである．したがって，**図 3-14 (a)** のように，カルノー図の $(0,0)$ のマスに "1" を記入する．

図3-14　各項のカルノー図

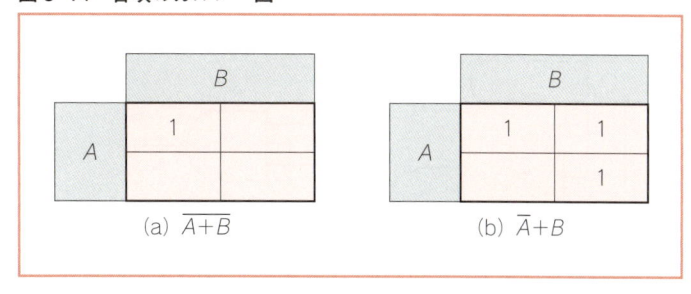

(a) $\overline{A+B}$　　　　(b) $\overline{A}+B$

図3-15　カルノー図による簡単化

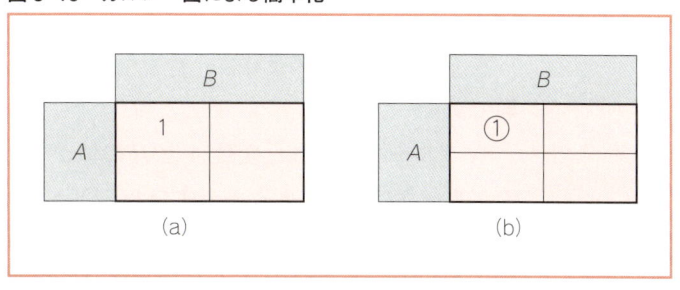

(a)　　　　(b)

$\overline{A}+B$：カッコの中が1になるのは、$A=0$ または $B=1$ のときである。したがって、**図3-14 (b)** のように、A が0である領域すべてに "1"、B が1である領域すべてに "1" を記入する。

④ 新たに2変数カルノー図を用意する。**図3-15 (a)** のように、**図3-14 (a)** と**図3-14 (b)** のすべてにおいて "1" が共通しているマス目のみに "1" を記入する。

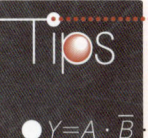

カルノー図による簡単化のポイント

● $Y = A \cdot \overline{B} \cdot C + A \cdot B \cdot C$ のように各項が論理積で表されている場合

各項（$A \cdot \overline{B} \cdot C$ と $A \cdot B \cdot C$）が1になる変数の値を求める。論理積の場合、各項が1になる変数の値の組み合わせは1通りしかない（$A \cdot \overline{B} \cdot C$ の場合は $A=1$、$B=0$、$C=1$、$A \cdot B \cdot C$ の場合は $A=1$、$B=1$、$C=1$ の1通り）。したがって、これらに該当するカルノー図のマス目のみに1を記入する（$A \cdot \overline{B} \cdot C$ と $A \cdot B \cdot C$）。そして、行または列に1が書かれた領域を、共通する変数でグループ化し、最後にそれぞれのグループを論理和で表す。

● $Y = (A + \overline{B}) \cdot (\overline{B} + C)$ のように各項が論理和で表されている場合

各項が1になる変数の値を求める。論理和の場合、変数のいずれかが1になると各項は1になる。したがって、各項が1になる変数の値の組み合わせは何通りかある（$A + \overline{B}$ の場合、$A=1$ と $B=0$、$A=1$ と $B=1$、$A=0$ と $B=0$ の3通り）。そのすべての変数の値の組み合わせに該当するマス目にすべて1を記入する（$A + \overline{B}$ の場合、$A + \overline{B}$、$A + B$、$\overline{A} + \overline{B}$ の3通り）。そして、行または列に1が書かれた領域を、共通する変数でグループ化し、最後にそれぞれのグループを論理積で表す。

図 3-16 回路設計

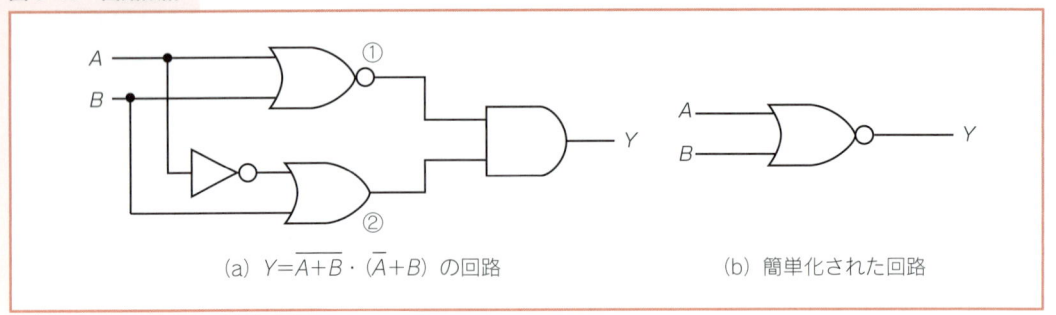

(a) $Y=\overline{\overline{A+B}\cdot(\overline{A}+B)}$ の回路 (b) 簡単化された回路

⑤ **図 3-15 (b)** のように，行または列に 1 が書かれた領域を，共通する変数でグループ化する．

⑥ グループ化された変数 A と B の値が 0 と共通している．したがって，このグループは $\overline{A}\cdot\overline{B}$ となる．すなわち $Y=\overline{A}\cdot\overline{B}$ が解となる．

⑦ $Y=\overline{A}\cdot\overline{B}$ は論理積のかたちで表されているが，ド・モルガンの定理を適用すると $Y=\overline{A+B}$ となり，論理代数で簡単化した結果と等しくなる．

❀ 3 ─ 回路の設計

$Y=\overline{\overline{A+B}\cdot(\overline{A}+B)}$ の回路を設計してみよう．この回路は，① $\overline{A+B}$ と② $\overline{A}+B$ の論理積をとるので**図 3-16 (a)** の回路になる．また，この式を簡単化すると $Y=\overline{A+B}$ となり，**図 3-16 (b)** の回路になる．それぞれの回路は同じ働きをするが，論理式を簡単化することによって少ない論理ゲートの数で構成できる．これは，回路を設計，製造するうえで低コスト化，演算速度の高速化，小型化の実現に非常に重要となる．

《例題 3-3》

NAND ゲートのみを使って，OR 回路を設計する．

$$Y=A+B$$
$$=\overline{\overline{A+B}}$$
$$=\overline{\overline{A}\cdot\overline{B}}$$

$Y=A+B$ を二重否定し，さらにド・モルガンの定理を適用すると $\overline{\overline{A}\cdot\overline{B}}$ のように変換できる．これより，$Y=A+B$ は**図 3-17** のように NAND ゲートと NOT ゲートで構成できることがわかる．

ここで，**図 3-18** のように NAND ゲートの 2 つの入力を短絡し，1 つの入力としたときの NAND ゲートの出力を求めてみる．入力 A に 0 を入力した場合，$Y=\overline{0\cdot0}=1$ になる．また，入力 A に 1 を入力した場合，$Y=\overline{1\cdot1}=0$ になる．つまり，NAND ゲートの 2 つの入力を短絡し，1 つの入力としたと

図 3-17　$Y = \overline{\overline{A} \cdot \overline{B}}$ の回路図

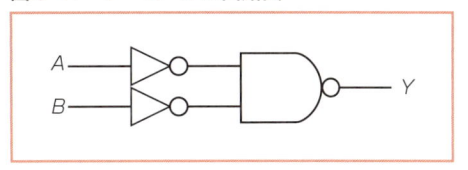

図 3-18　NAND ゲートによる NOT 回路

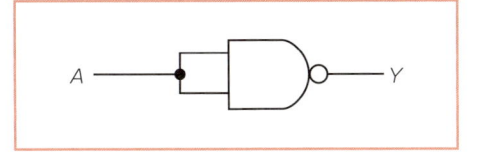

表 3-6　真理値表

入力 A	出力 Y
0	1
1	0

図 3-19　NAND ゲートのみを使った OR 回路

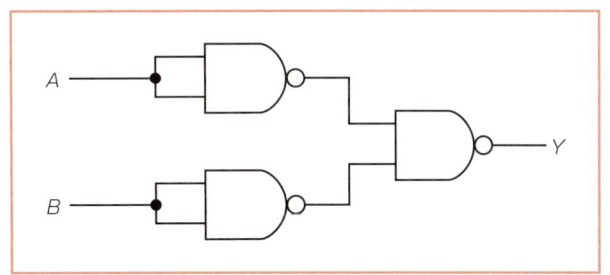

き，NOT ゲートと同じはたらきをすることがわかる．したがって，**図 3-17**
のように NAND ゲートと NOT ゲートで構成した OR 回路の NOT ゲートを，
図 3-19 のように NAND ゲートに置き換えると，NAND ゲートのみで OR 回
路をつくることができる．

　NAND ゲート IC には 4 つの NAND ゲートが組み込まれている．そのうち
の 3 つが使用されていなければ，OR ゲート IC を新たに用いるよりも，NAND
ゲートで OR 回路を作ることによって IC の数を減らすことができる．

3　いろいろな論理回路

　これまで論理回路の基本となる各論理ゲートのはたらき，論理代数，論理
式の簡単化，簡単な回路設計について学んできた．ここでは，論理ゲートを
組み合わせることによって，ある機能をもつ組み合わせ回路の代表的なもの

を学ぶ.

1 ─加算器

▶ 1）半加算器

半加算器（half adder：HA）は，以下のような下位の桁からの桁上がりを考えない2進数1桁の加算器である．ただし，この場合の "＋" は算術加算記号である．

$$
\begin{array}{cccc}
0 & 0 & 1 & 1 \\
+0 & +1 & +0 & +1 \\
\hline
00 & 01 & 01 & 10
\end{array}
$$

図3-20 が回路図であり，論理式は次のように表される．ただし，S は和（sum），C は桁上がり（carry：キャリー）とする．

$$
\begin{aligned}
S &= \overline{A} \cdot B + A \cdot \overline{B} \\
  &= A \oplus B \\
C &= A \cdot B
\end{aligned}
$$

▶ 2）全加算器

2進数2桁の加算は以下のようになり，最下位桁は半加算器（HA）で構成できるが，2桁目の加算は下位の桁からの桁上がりを考慮して加算しなければならない．

$$
\begin{array}{cccc}
 & (1)\leftarrow\text{桁上がり} & & (1)(1)\leftarrow\text{桁上がり} \\
0\ 0 & 0\ 1 & 1\ 0 & 1\ 1 \\
+\ 0\ 1 & +\ 0\ 1 & +\ 0\ 1 & +\ 0\ 1 \\
\hline
0\ 0\ 1 & 0\ 1\ 0 & 0\ 1\ 1 & 1\ 0\ 0
\end{array}
$$

そこで，下位の桁からの桁上がりを考慮した加算器を全加算器（full adder：FA）という．全加算器は，半加算器を組み合わせてつくることができ

図3-20　Ex-OR を用いた半加算器

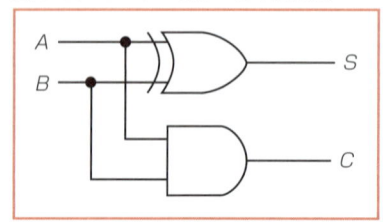

表3-8　半加算器の真理値表

入力		出力	
A	B	C	S
0	0	0	0
0	1	0	1
1	0	0	1
1	1	1	0

図 3-21　半加算器を用いた全加算器

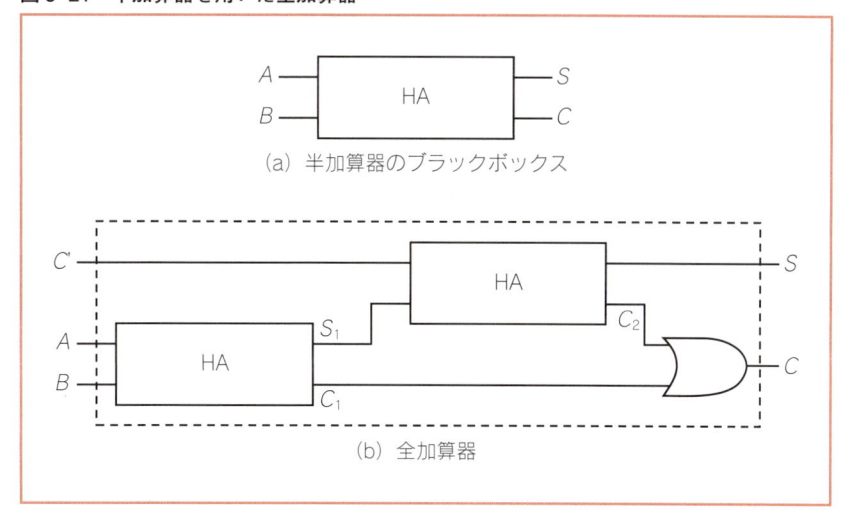

(a)　半加算器のブラックボックス

(b)　全加算器

表 3-9　全加算器の真理値表

入力			出力				
C'	A	B	C_1	S_1	C_2	C	S
0	0	0	0	0	0	0	0
0	0	1	0	1	0	0	1
0	1	0	0	1	0	0	1
0	1	1	1	0	0	1	0
1	0	0	0	0	0	0	1
1	0	1	0	1	1	1	0
1	1	0	0	1	1	1	0
1	1	1	1	0	0	1	1

る．**図 3-21（a）** のように，半加算器をブラックボックスとして表すと，全加算器は**図 3-21（b）** のようになる．ただし，C' は下位桁からの桁上がりとする．

$$S_1 = \overline{A} \cdot B + A \cdot \overline{B} \qquad\qquad S = \overline{C'} \cdot S_1 + C' \cdot \overline{S}_1$$
$$\quad = A \oplus B \qquad\qquad\qquad\quad = C' \oplus S_1$$
$$C_1 = A \cdot B \qquad\qquad\qquad\qquad = C' \oplus (A \oplus B)$$
$$\qquad\qquad\qquad\qquad\qquad C_2 = C' \cdot S_1$$
$$\qquad\qquad\qquad\qquad\qquad\quad = C' \cdot (A \oplus B)$$

$$C = C_1 + C_2$$
$$\quad = A \cdot B + C' \cdot (A \oplus B)$$

2―加算回路

次のような 2 進数 2 桁の A（$A_2 A_1$）に，2 進数 2 桁の B（$B_2 B_1$）を加算す

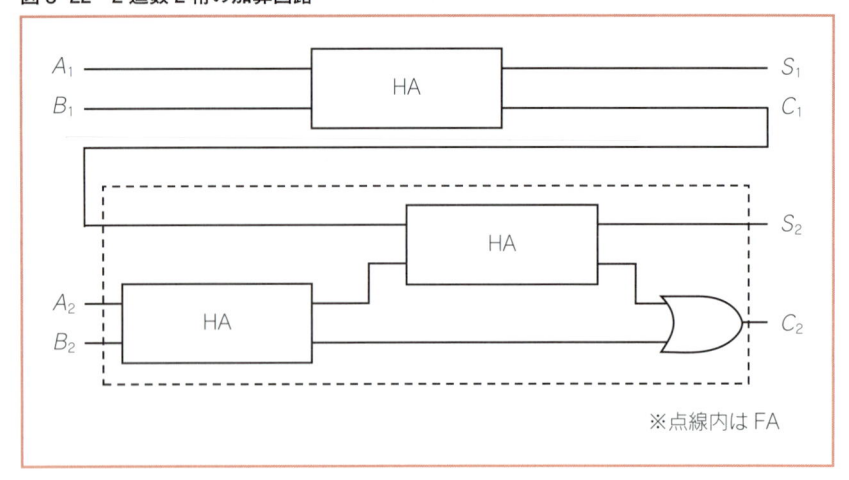

図3-22 　2進数2桁の加算回路

※点線内は FA

　るときの加算回路は**図3-22**のようになる.

$$(C_1) \leftarrow 桁上がり$$

$$
\begin{array}{ccc}
  & A_2 & A_1 \\
+ & B_2 & B_1 \\
\hline
C_2 & S_2 & S_1
\end{array}
$$

3 ─ エンコーダとデコーダ

　コンピュータは, 前に示したディジタル回路で構成されている. したがって, 私たちが用いている文字, 数字, 記号などをコンピュータで直接処理することができないため, それらに対応する2進数で表現されている. このように, 文字情報などある入力を特定の符号（2進数）に変換する回路をエンコーダ（encoder）という.

　たとえば, 日常使っている数字「A」から「D」を2桁の符号に変換するエンコーダの真理値表は**表3-10**のようになる.「A」のとき, 2つの出力 Y と Z には何も出力されない, すなわち2進数2桁の符号「00」に変換される. 同じように「B」のとき「01」,「C」のとき「10」,「D」のとき「11」に変換され, 出力 Y と Z にそれぞれ表れる. 出力 Y が1のとき入力CもしくはDが1であり, 出力 Z が1のとき入力BもしくはDが1であることから, このエンコーダの回路図は**図3-23**のようになる.

　逆に, 2進数2桁の符号に変換されたものを, 私たちが理解できるように文字, 数字, 記号などに変換する回路をデコーダ（decoder）という. 真理値表で表すと**表3-11**のようになる. 符号化された2進数2桁の「00」をデコーダに通すと「A」に変換され, 私たちが認識できるようになる.「A」は $Y=Z=$

表 3-10　エンコーダの真理値表

入力				出力	
D	C	B	A	Y	Z
0	0	0	1	0	0
0	0	1	0	0	1
0	1	0	0	1	0
1	0	0	0	1	1

表 3-11　デコーダの真理値表

入力		出力			
Y	Z	D	C	B	A
0	0	0	0	0	1
0	1	0	0	1	0
1	0	0	1	0	0
1	1	1	0	0	0

図 3-23　2 桁のエンコーダの例

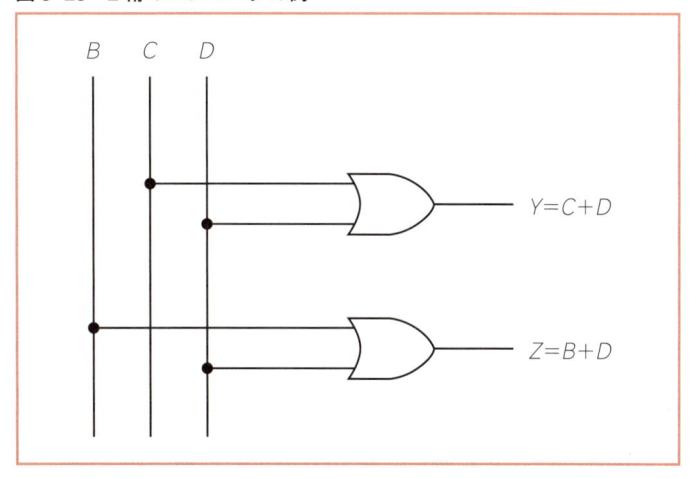

図 3-24　デコーダの例

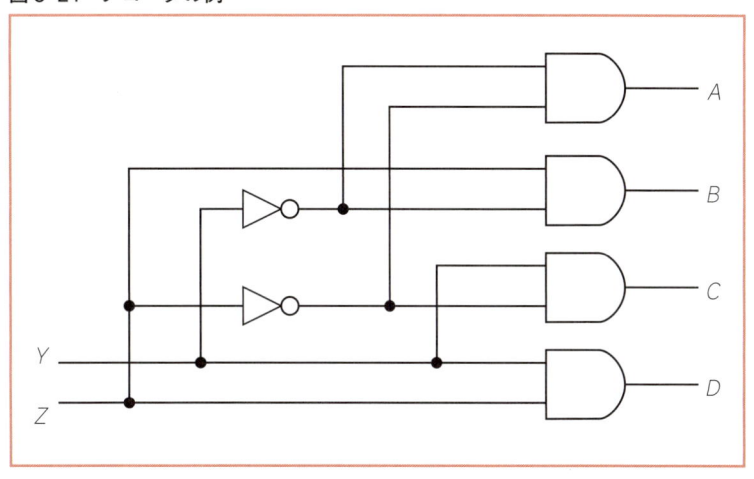

0 のときのみ出力が表れるため，$A = \overline{Y} \cdot \overline{Z}$ となる．同じように $B = \overline{Y} \cdot Z$，$C = Y \cdot \overline{Z}$，$D = Y \cdot Z$ となるため，4 桁のデコーダの回路図は**図 3-24** となる．

つまり，私たちの言葉をコンピュータの言葉に変換するものをエンコーダ，

コンピュータの言葉を私たちの言葉に変換するものをデコーダと考えるとわかりやすいだろう.

章末 exercise （解答は 245 頁）

問題 1

負論理の NAND ゲートが正論理の NOR ゲートと等しいことを証明しなさい.

問題 2

$Y = A \cdot B \cdot C + A \cdot \overline{B} \cdot C + A \cdot B \cdot \overline{C} + A \cdot \overline{B} \cdot \overline{C}$ を，論理代数とカルノー図により簡単化しなさい.

問題 3

NOR ゲートのみを使って，AND 回路を設計しなさい.

問題 4

2 進数 3 桁の加算回路を設計しなさい.

第4章 信号処理

生体を計測して得られるさまざまな情報のうち，体温や血圧などはアナログ量，心拍数や血球数などはディジタル量といえる．これらの量の時間的に変化する値を連ねた信号を時系列信号という．時系列信号について，心電図や脳波のようにその量（振幅）が連続的であり，時間的にも空間的にも連続した波形が得られるものをアナログ信号という（**図4-1 (a)**）．一方，空間的に離散的な量（振幅）をもつ信号を，時間的にも離散的な信号として扱うのがディジタル信号である（**図4-1 (b)**）．

生体から得られる信号はあらかじめ値が定まっていない不規則信号であり，計測するたびに異なる変動特性を示すものである．しかし，そのなかでも同じ波形が繰り返し現れることがあり，これを周期（的）信号という．生体信号に含まれる周期信号をとらえ，その特徴を解析するのが信号処理の目的である．

本章では，信号をコンピュータで処理するにあたり，アナログ信号をディジタル信号に変換する方法（第1節）および信号の解析に用いる技法（第2節）を解説する．

アナログとディジタル：
連続的な値をとる量をアナログ量，離散的な値をとる量をディジタル量という．アナログ量の値は長さ，重さ，時間，温度などのように連続的に変動するのに対し，ディジタル量の値は1つ2つ…と飛び飛びに数えられる．

図4-1　時系列信号

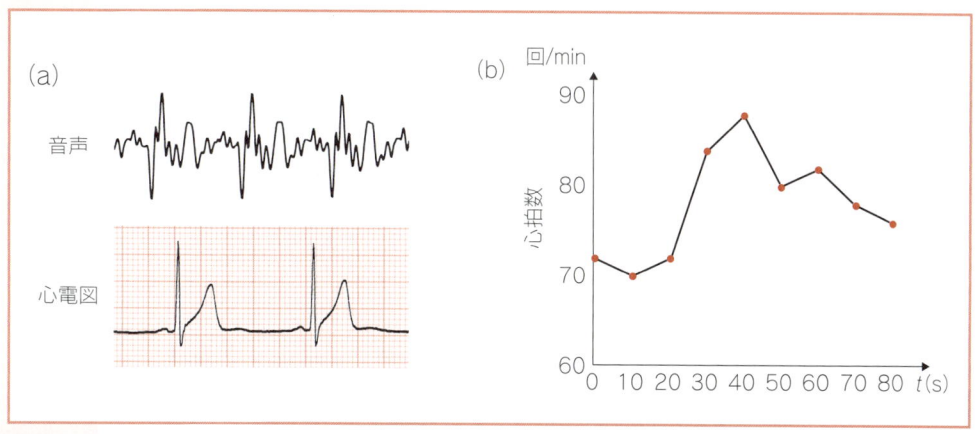

1 信号のディジタル化 (AD 変換)

　時間的，空間的に連続的な信号（アナログ信号）をコンピュータ上で処理するためには，一定の時間間隔で離散化した信号列（ディジタル信号）へ変換する必要がある．この処理を **AD 変換**（analog to digital conversion）という．AD 変換は，①時間軸の離散化（標本化），②空間軸（振幅）の離散化（量子化），③離散化した値の 2 進数への変換（符号化）の 3 ステップからなる（図 4-2）．また，AD 変換とは逆にディジタル信号をアナログ信号に変換する処理を DA 変換という．

1—標本化

　AD 変換の最初のステップで，一定の時間間隔でアナログ信号から振幅の瞬時値を取り出すことを**標本化**（サンプリング）という．このときの時間間隔 T_s [s] を**サンプリング周期**という．また，サンプリング周期の逆数 $f_s=1/T_s$ [Hz] を**サンプリング周波数**といい，1 秒間に行う標本化の回数を示す．

　図 4-3 に示したように，標本化の際，サンプリング周波数が高いほど（サンプリング周期が短いほど），より正確に元のアナログ信号の変動特性を取り出すことができるが，サンプリング周波数を高くしすぎると必要以上にサンプル数，データ量が増加するため処理効率が低下する．そこで，サンプリング周波数の目安として次式の**標本化定理**（サンプリング定理）が用いられる．

$$f_s > 2 \times f_m$$

（f_s：サンプリング周波数，f_m：元の信号の最高周波数）

図 4-2　AD 変換の流れ

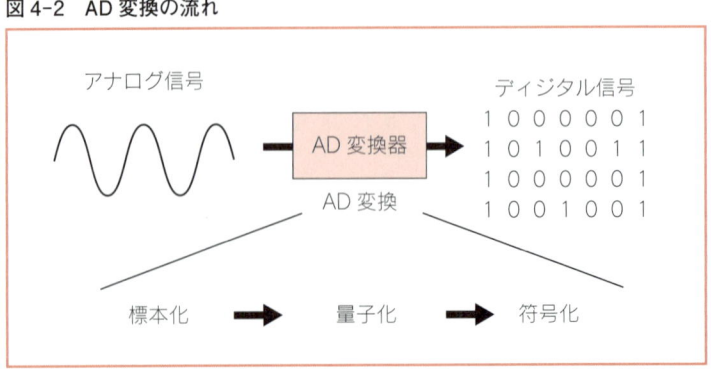

図 4-3　サンプリング周波数の違い

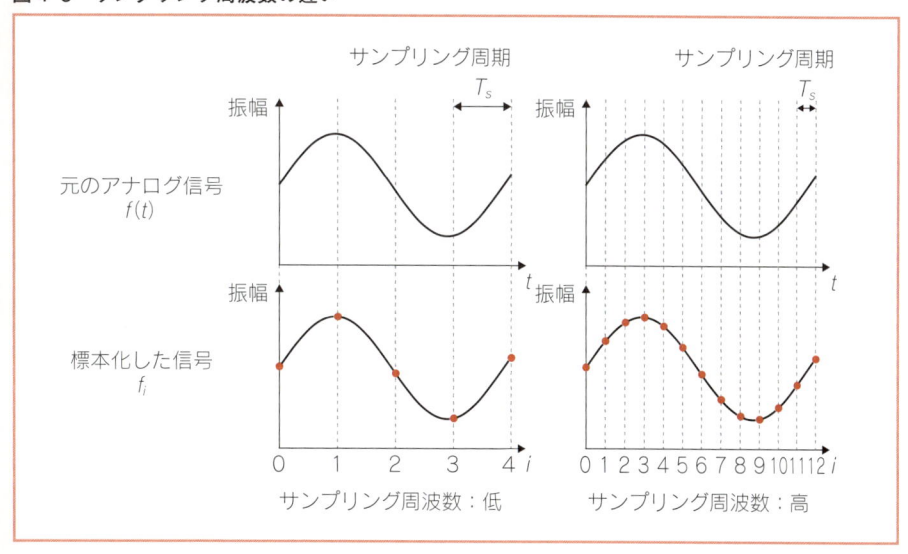

図 4-4　エイリアシング

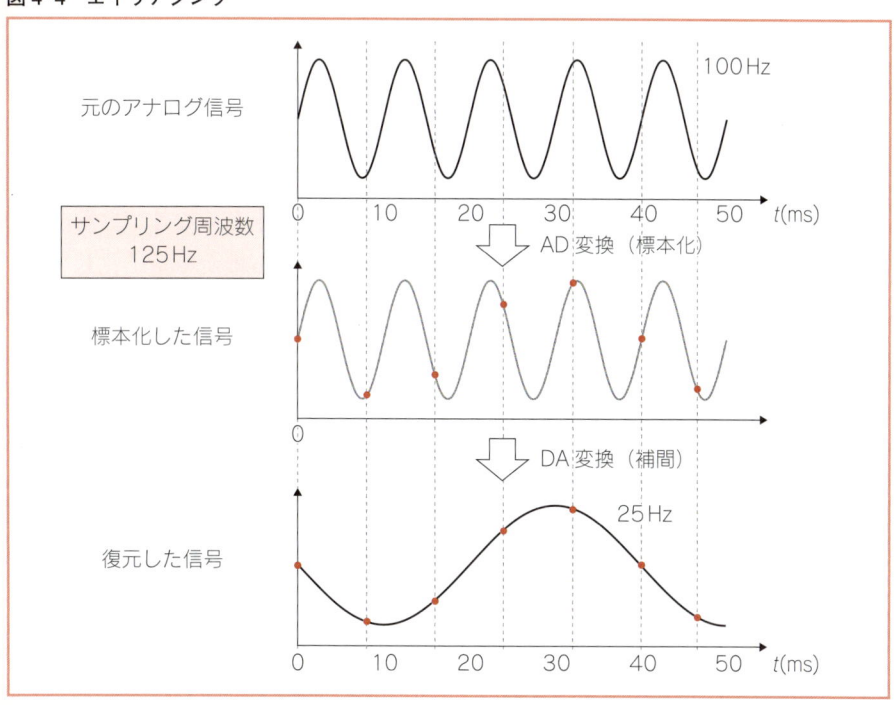

　標本化定理では，元のアナログ信号に含まれている最高周波数 f_m の2倍を
こえるサンプリング周波数 f_s で標本化すれば，標本値から元の信号の変動特
性を忠実に再現することができるとされる．たとえば，計測した心電図信号
に含まれる最高周波数が 150 Hz の場合，サンプリング周波数は 300 Hz を上

回るよう設定すればよい.

　もし，標本化定理が示すサンプリング周波数よりも低い周波数で標本化した場合には，**図4-4** に示すように，DA 変換したときに元のアナログ信号の変動特性を忠実に再現できず，元の信号にはみられなかった低い周波数の信号（折り返し雑音）が生じることになる．この現象を**エイリアシング**（aliasing）という．これに対し，標本化の前処理としてサンプリング周波数の1/2の周波数（**ナイキスト周波数**）より高い周波数成分をローパスフィルタによって取り除くことにより，エイリアシングを防止することができる．

ナイキストレート：サンプリング周波数の1/2の周波数をナイキスト周波数（Nyquist frequency）という．一方，信号に含まれる最大周波数成分の2倍をナイキストレート（Nyquist rate）という．ナイキストレートを上回るサンプリング周波数が必要と示すのが標本化定理である．ナイキストレートの逆数は Nyquist interval とよばれる．

2 —量子化

　アナログ信号の空間軸（振幅）を一定の間隔で区切り（離散化），その区切りとなる値に標本化によって得られた振幅の瞬時値を近似することを量子化という．このときの離散化の間隔を**量子化幅**という．離散化のレベル数は**量子化ビット数**（符号化に用いる2進数の桁数に相当）によって決まり，n ビットのとき 2^n レベルとなる．したがって，アナログ信号の振幅の範囲（FSR：full scale range）を R とすると，量子化幅 W は次式で表される．

$$W = R/(2^n - 1)$$

　図4-5 に示したように，量子化の際，量子化ビット数が大きいほど振幅の区切りが細かくなり，量子化幅が小さくなる（分解能が高くなる）．しかし，量子化レベルは有限であり，いくら細かく量子化しても，元の信号がもつ情報との誤差は生じうる．この誤差を**量子化誤差**（量子化雑音）という．量子

図4-5　量子化ビット数の違い

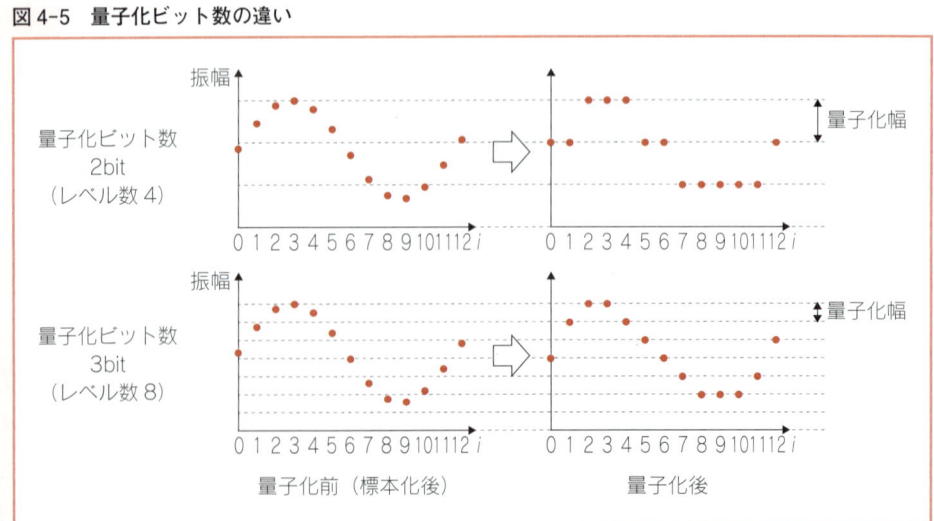

化誤差は，量子化幅の 1/2 が最大値となる．量子化ビット数が小さいほど量子化幅が大きくなるため，量子化誤差が大きくなる．

3 —符号化

標本化によって離散化された時間軸の値と，量子化によって離散化された振幅の値を 2 進数に置き換えることを**符号化**という．符号化は量子化と一体化して扱われることも多い．

2 信号の解析

時系列信号の基本となる周期信号は正弦波であり，正弦波 $f(t)$ は次式で表される．

$$f(t) = A\sin(\omega t + \varphi)$$

（A：振幅，ω：角周波数，t：時間，φ：位相）

このとき，角周波数 ω[rad/s] は 1 秒間に回転する弧度法の角度 [rad] を示す．1 周期（360°）は弧度法で 2π [rad] となるため，角周波数 ω と周波数 f，周期 T には次式の関係がある．

$$\omega = 2\pi f = \frac{2\pi}{T}$$

したがって，正弦波 $f(t)$ は次式でも表される．

$$f(t) = A\sin(2\pi f t + \varphi) = A\sin(\frac{2\pi}{T}t + \varphi)$$

周期信号は同じ値が T 秒ごとに繰り返し現れるため，

$$f(t) = f(t + nT)$$

（n：整数）

となる信号である．正弦波以外の周期信号としては，三角波，のこぎり波，矩形波などが代表的な波形となる（**図4-6**）．

1 —雑音除去

生体信号の計測では，目的とする信号の他に，生体の内外からさまざまな雑音（ノイズ）が混入することがある．たとえば，心電図の計測では，環境

図 4-6 周期信号

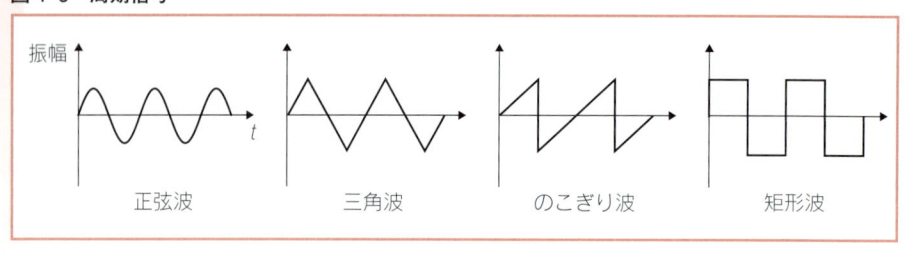

正弦波 三角波 のこぎり波 矩形波

に由来するハムノイズ（商用交流雑音）や生体活動に由来するドリフトノイズ，筋電図ノイズなどが発生する．微弱な生体信号の解析にあたっては，これらの不要な雑音成分を除去する必要があるが，雑音除去の方法によっては，目的とする信号成分に影響を与えることもあるので留意する必要がある．

信号成分と雑音成分の比を **SN 比**（signal to noise ratio；信号対雑音比）といい，信号電力 P_S と雑音電力 P_N あるいは信号電圧 V_S と雑音電圧 V_N によって次式で表される．

$$\text{SN比} = 10 \log_{10} \frac{P_S}{P_N} = 20 \log_{10} \frac{V_S}{V_N} \ [\text{dB}]$$

たとえば，信号の振幅が 2 mV，雑音の振幅が 0.2 mV なら SN 比は 20 dB となる．SN 比が高いほど，信号に含まれる雑音成分の比率が低いことを意味する．

▶ 1) フィルタリング

周波数によって伝達特性が変化するフィルタを用いることで，信号に含まれる雑音を除去したり，目的の周波数成分を選択的に抽出したりすることができる．フィルタには，その遮断する（あるいは通過する）周波数の特性によって，ローパスフィルタ（低域通過フィルタ），ハイパスフィルタ（高域通過フィルタ），バンドパスフィルタ（帯域通過フィルタ），バンドエリミネーションフィルタ（帯域阻止フィルタ）などがある（**図 4-7**）．たとえば，心電図信号の処理では，筋電図ノイズの除去にはローパスフィルタが，ドリフトノイズの除去にはハイパスフィルタが，ハムノイズの除去にはバンドエリミネーションフィルタが用いられる．各フィルタで信号の通過と遮断の境界となる周波数をカットオフ周波数という．

▶ 2) 移動平均

時系列信号の隣接する複数個のデータの平均をとり代表値とすることで，不要な雑音成分を抑制する方法を**移動平均**（平滑化，スムージング）という．

図 4-7　フィルタの種類

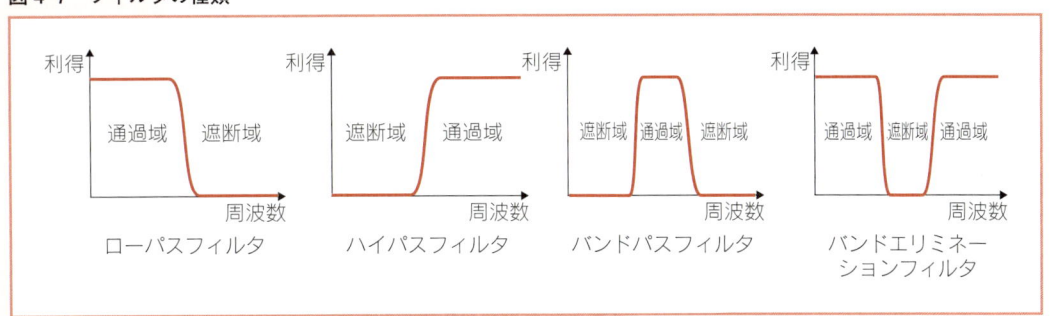

測定値が時間の経過につれて増加，減少など顕著な傾向を示し，一定の平均値をもたないような時系列信号について，その傾向を明確に知るために使用される．

たとえば，ディジタル信号 $f_i(i=1, 2, \cdots, N)$ の $i=k$ を中心とする 5 点の移動平均 $\overline{f}_k$ は，

$$\overline{f}_k = \frac{f_{k-2}+f_{k-1}+f_k+f_{k+1}+f_{k+2}}{5} = \frac{1}{5}\sum_{j=-2}^{+2} f_{k+j}$$

で表される（**図4-8（a）**）．すなわち，f_i の n 点の移動平均 $\overline{f}_i$ は，

$$\overline{f}_i = \frac{1}{n}\sum_{j=-m}^{+m} f_{i+j} \left(\text{ただし } n \text{ は奇数}, m=\frac{n-1}{2}\right)$$

で定義される．移動平均に用いる点の範囲が大きくなるほど，波形は滑らかになっていく（**図4-8（b）**）．

▶ 3）加算平均

反復して測定した信号を同期させて平均化することで，不規則な雑音を除去する方法を**加算平均**（同期加算，アベレージング）という．時間的な加算平均や空間的な加算平均を行うことにより，周期性のある信号のみが残り，ランダムな値をとる雑音を抑制することができる．不規則的な自発脳波に埋もれている誘発脳波を検出する際などに有効である．

波形 $f(t)$ の信号成分を $s(t)$，雑音成分を $n(t)$ とすると，N 回加算平均は，

$$f(t) = \frac{1}{N}\left(\sum_{i=1}^{N} s_i(t) + \sum_{i=1}^{N} n_i(t)\right)$$

と表される．このとき，信号成分 $s_i(t)$ は，同じ値が周期的に表れているとすれば，加算平均後も振幅の値は変化しない．一方，ランダムに発生する雑音

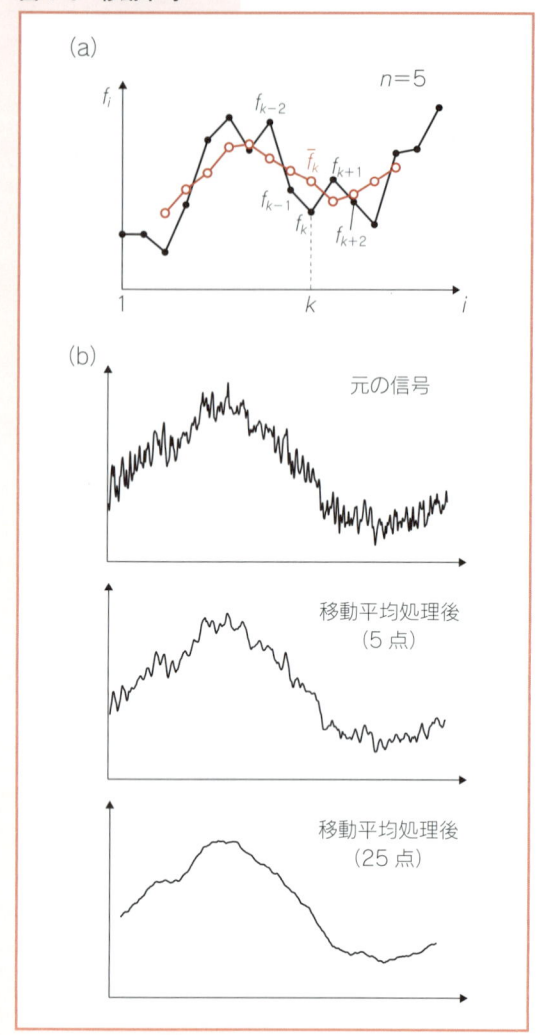

図 4-8　移動平均

(a)

$n=5$

(b)

元の信号

移動平均処理後
（5 点）

移動平均処理後
（25 点）

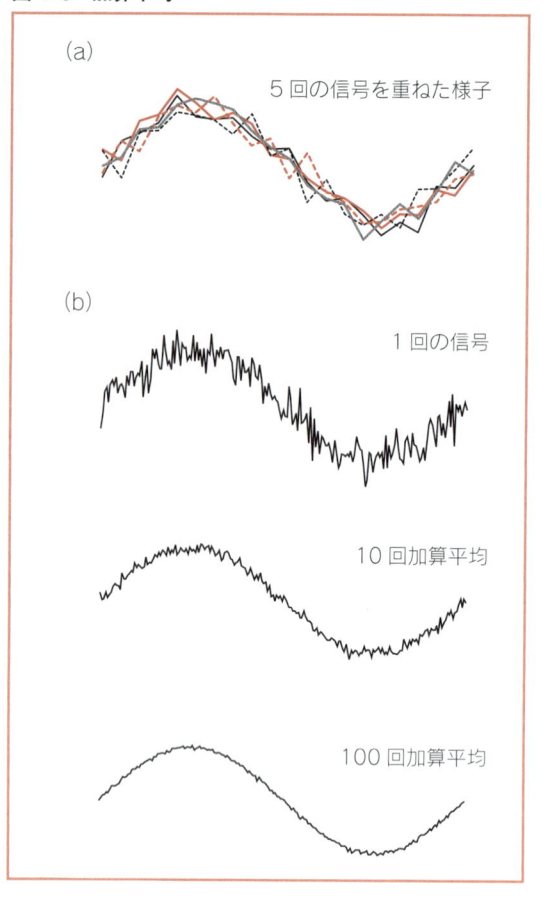

図 4-9　加算平均

(a)

5 回の信号を重ねた様子

(b)

1 回の信号

10 回加算平均

100 回加算平均

成分 $n_i(t)$ は加算回数だけ平均化され，振幅の値は $1/\sqrt{N}$ に減少する．このとき，SN 比は $\sqrt{N}$ 倍に改善されたといえる．たとえば，不規則雑音を含む信号を 100 回加算平均すると，雑音の振幅は元の振幅の 0.1 倍になり，SN 比は 10 倍改善される（**図 4-9 (b)**）.

2 —周波数解析

▶ 1）フーリエ変換

　前述したように，正弦波は周期信号の基本となる波形であり，任意の周期信号はさまざまな正弦波（三角関数）の足し合わせによって表現できるという概念が，19 世紀フランスの数学者 J. フーリエによって考案された．その表

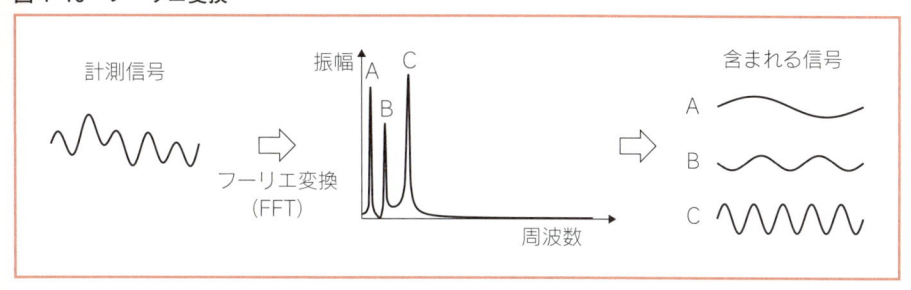

図 4-10　フーリエ変換

計測信号　→　フーリエ変換（FFT）　振幅　A B C　周波数　→　含まれる信号　A B C

現手法を**フーリエ級数展開**といい，さらにこれを非周期信号や孤立波にも拡張した周波数解析の手法を**フーリエ変換**という．時系列信号をフーリエ変換することにより，時間領域の信号が周波数領域の信号に変換されるため，これによって信号に含まれる周期的変動を把握し，どのような周波数特性をもつ正弦波の要素からなるかを解析することができる（**図 4-10**）.

信号 $f(t)$ のフーリエ変換 $F(\omega)$ は次式で定義される.

$$F(\omega) = \int_{-\infty}^{\infty} f(t)\, e^{-j\omega t} dt$$

また，フーリエ変換とは逆に，複数の正弦波を合成して複雑な周期的波形を作り出すことを**逆フーリエ変換**（フーリエ逆変換）といい，次式で定義される.

$$f(t) = \frac{1}{2\pi} \int_{-\infty}^{\infty} F(\omega)\, e^{j\omega \tau} d\omega$$

フーリエ変換の結果，信号から連続的な周波数スペクトル（横軸：周波数，縦軸：振幅の大きさ）が得られる．また，解析結果を，周波数成分ごとのパワー（電力）で表したものを**パワースペクトル**（横軸：周波数，縦軸：パワー）といい，脳波の解析などで用いられる．パワーは振幅の 2 乗に相当する.

▶ 2) 離散フーリエ変換と高速フーリエ変換

前述のフーリエ変換はアナログ信号を対象とした手法であり，離散化したディジタル信号を対象とする場合には**離散フーリエ変換**（DFT：discrete Fourier transform）が適用される．信号 g_i の離散フーリエ変換 $G(k)$ は次式で定義される.

$$G(k) = \sum_{i=0}^{N-1} g_i\, e^{-j\left(\frac{2\pi ki}{N}\right)}$$

（k：周波数，$0 \le k \le N-1$）

離散フーリエ変換によってコンピュータでのフーリエ変換が可能となる

が，計算時間がかかりすぎることから，実用的にはより高速に計算するアルゴリズムである**高速フーリエ変換**（FFT：fast Fourier transform）が用いられる．高速フーリエ変換では，指数関数の周期性を利用して計算量を減らすため，解析するデータ数は2のべき乗に揃えられる．

3—相関関数

▶ 1）自己相関関数

ひとつの信号のある時間 t の値と，異なる時間 $t+\tau$ での値との関係性を示す関数を**自己相関関数**という．同一の信号の時間軸をずらして相関をとることで，信号に潜む周期性を解析することができる．脳波など不規則雑音に埋もれた周期的な信号の周期特性を調べる際などに利用される．

信号 $f(t)$ の自己相関関数 $R_{ff}(\tau)$ は次式で定義される．

$$R_{ff}(\tau) = \lim_{T \to \infty} \frac{1}{T} \int_{-T/2}^{T/2} f(t)f(t+\tau)\,dt$$

（τ：遅れ時間，T：積分区間）

図4-11に示すように，元の信号に周期性が含まれる場合，自己相関関数は周期の整数倍に極大値を示す．周期性を含まない信号の場合は，自己相関関数は時間差の増加とともに減少して0へ近づく関数となる．

また，自己相関関数の性質として，① $\tau=0$ のときに最大値となる，② $R_{ff}(\tau) = R_{ff}(-\tau)$ となる偶関数である（$\tau=0$ を中心に左右対称となる），③自己相関関数をフーリエ変換することによってパワースペクトルが求められる（ウィーナー・ヒンチンの定理）ことが知られている．③より，次式に示すように，パワースペクトル $P(\omega)$ は自己相関関数 $R_{ff}(\tau)$ のフーリエ変換から求めることができ，パワースペクトル $P(\omega)$ の逆フーリエ変換によって自己相関関数 $R_{ff}(\tau)$ が求められる．

図4-11　自己相関関数

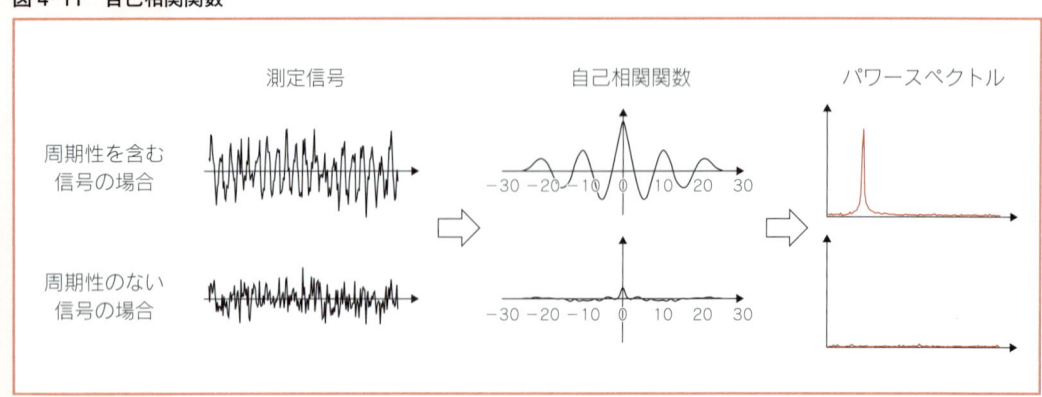

$$P(\omega) = \int_{-\infty}^{\infty} R_{ff}(\tau) e^{-j\omega\tau} d\tau$$

$$R_{ff}(\tau) = \frac{1}{2\pi} \int_{-\infty}^{\infty} P(\omega) e^{j\omega\tau} d\omega$$

▶ 2) 相互相関関数

ある信号と別の信号との時間軸をずらしたときの関係性を示す関数を**相互相関関数**という. 2つの信号の類似性を時間軸のずれを考慮して評価したり, 時間差を検出したりする際などに有効な指標となる.

信号 $f(t)$ と信号 $g(t)$ の相互相関関数 $R_{fg}(\tau)$ は次式で定義される.

$$R_{fg}(\tau) = \lim_{T \to \infty} \frac{1}{T} \int_{-T/2}^{T/2} f(t) g(t+\tau) dt$$

2つの信号の類似性が高いときは, その時間差に相当する τ のときに相互相関関数が極大値を示す. 2つの信号の類似性が低いときは, 相互相関関数は 0 に近い値を示し, 時間差を検出することもできない.

章末 exercise （解答は 246 頁）

☐ 問題 1

生体信号を $200\,\mu s$ 間隔でサンプリングした. 復元できる周波数の理論的上限はいくらか？

☐ 問題 2

$-5\,V \sim +5\,V$ の範囲を量子化ビット数 $8\,bit$ で AD 変換するとき, 量子化幅および量子化誤差の最大値［mV］はいくらか.

☐ 問題 3

$1 \sim 100\,Hz$ からなるアナログ信号を, 分解能 $16\,bit$ で AD 変換したときの 10 秒間のデータ量［byte］はいくらか.

第5章 コンピュータの基本構成

一口にコンピュータといっても，パソコンやタブレットだけでなく，携帯電話やディジタルカメラのような電子機器や，電子レンジや電気炊飯器などの電化製品に組み込まれてその動作を制御するものから，ネットワークを介して他のコンピュータからの要求を処理するサーバ，巨大で高速な演算が可能なスーパーコンピュータに至るまで，さまざまな種類がある．しかし，大きさや性能は千差万別でも，基本的な仕組みはほとんど同じである．

そのなかでも，ふだん目にすることの多いパーソナルコンピュータ（以下，PC）は典型的な構成をもっているので，この章ではPCを例にとってコンピュータの基本的な構成について解説する．

1 コンピュータの基本構成

コンピュータの特徴として，次の4つをあげることができるだろう．
① 単一の機械装置ではなく，異なる機能をもつ複数の装置が有機的に結合して，全体としてひとつの機械として機能する「システム」である．
② CPUとよばれる，人間でいうと脳にあたる装置があり，これがコンピュータ・システム全体の動きを制御している．
③ データと命令は2進数で表される．
④ 機械装置（ハードウェア）とは別に，処理の手順を記述したプログラム（ソフトウェア）があってはじめて機能する（第6章1節参照）．

図5-1は，コンピュータの基本構成の古典的な概念図である．人間や動物は，目や耳を使って情報を外界から取り込み（入力），次にそれを脳で処理し（演算），結果を言葉や身振りで伝える（出力）．情報を記憶することもでき，また情報処理の過程全体を制御することもできる．コンピュータの情報処理の過程は，人間や動物のそれとよく似ており，入力，制御，演算，記憶，出力はコンピュータの5大機能とよばれ，初期の大型コンピュータはそれぞれに該当する個別の装置から構成されていた．

図 5-1　コンピュータの基本構成の概念図

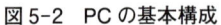

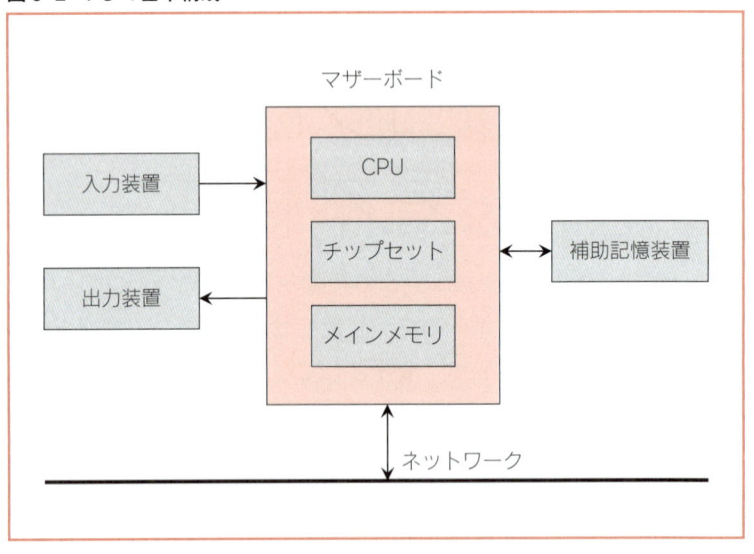

図 5-2　PC の基本構成

　図 5-2 は，現代の PC の基本構成の模式図である．PC の頭脳である演算，制御，記憶を行う部分はマザーボードとよばれる電子基板の上に実装されていることが多い．以下で順に各要素を簡単に説明した後，本章 2 節以降で詳しい説明を行う．

　入力装置は，命令やデータをコンピュータに与えるために使われる．代表的なものにキーボードとマウスがある．

　出力装置はコンピュータの処理結果を人間や他の機器に伝えるために使わ

図 5-3　マザーボードの基本構成

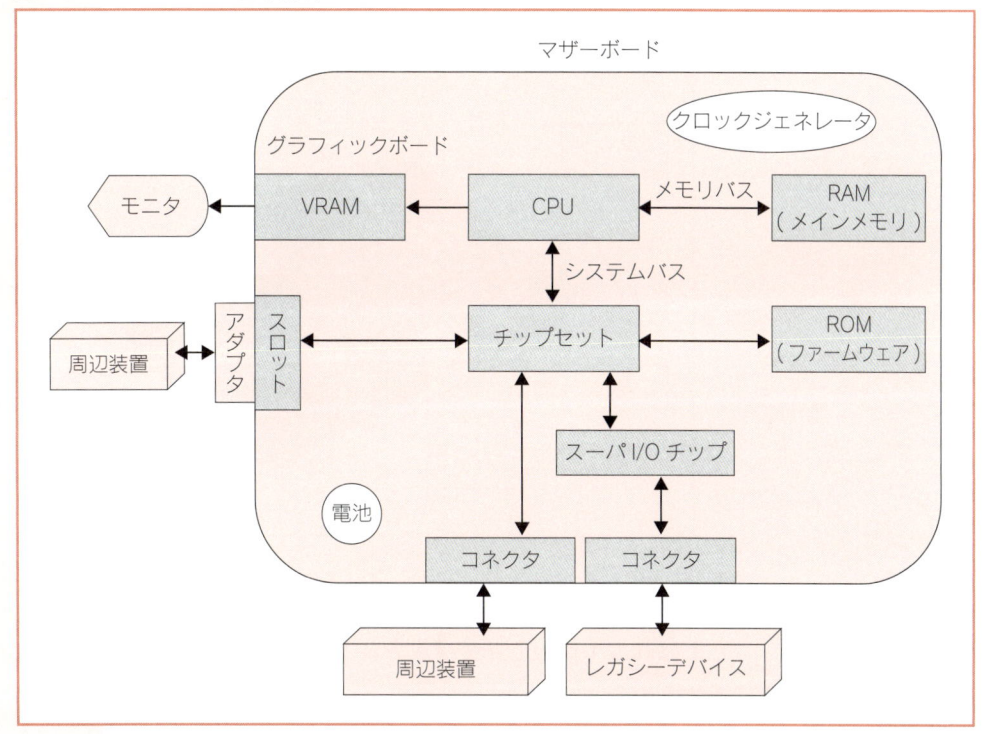

この図はマザーボードの代表的な構造を模式化して描いたものである．チップセットは，以前は CPU とメモリ間の転送を制御するノースブリッジと，おもに周辺機器とのデータの転送を制御するサウスブリッジの 2 つに分かれていることが多かったが，CPU が進化しノースブリッジの機能を吸収したため，現在はこの図のような構造が一般的になってきた．なお，図が煩雑になるのを避けるために，拡張バスや電源回路など，構成要素の一部を省略した．

れる．代表的なものにモニタ（ディスプレイ），プリンタ，スピーカがある．

　補助記憶装置は外部記憶装置ともよばれる．コンピュータのメインメモリ上のプログラムや処理結果は，コンピュータの電源が止まると消えてしまう．そこで，プログラムやデータを半恒久的に保存する目的で使われるのが補助記憶装置である．データやプログラムはファイルというデータの集合体を単位として保存されるので，ファイル装置ともよばれる．

　入出力装置と補助記憶装置を合わせて周辺装置（peripheral）とよぶ．

　マザーボード（メインボードともよばれる）は 1 枚の基板で，その上に CPU（central processing unit），チップセット，メインメモリ（**図 5-1** では主記憶装置に相当する），ファームウェア（第 6 章 2 節参照），クロックジェネレータ，各種インターフェースのコネクタ，予備のスロット（差し込み口）などが実装されており，それぞれはバスとよばれる信号線で結ばれている（**図 5-3，図 5-4**）．

　CPU はコンピュータの頭脳にあたる．PC では通常はマイクロプロセッサ

インターフェース：異なる 2 つのものの間に位置して，両者の情報のやりとりの仲介をする装置やソフトウェアをインターフェース（interface）という．インターフェースは境界面というような意味である．本章 7 節，第 6 章 3 節を参照．

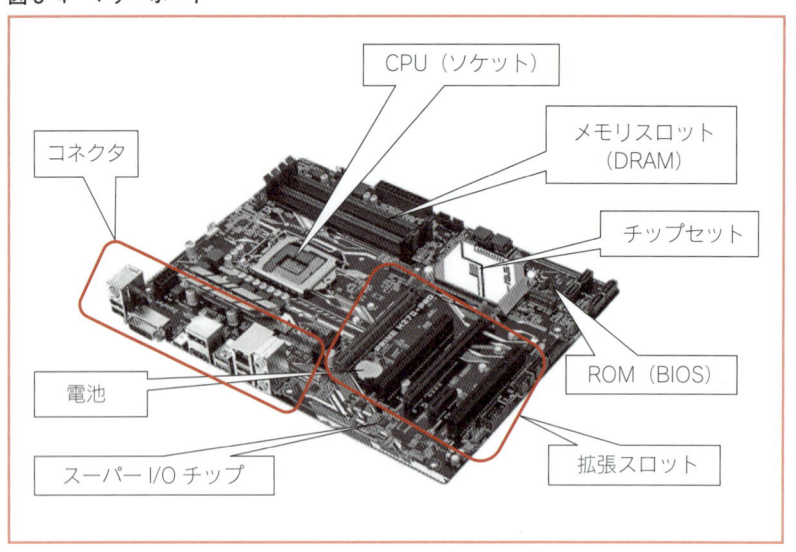

図5-4 マザーボード

CPU（ソケット）

メモリスロット
（DRAM）

チップセット

コネクタ

ROM（BIOS）

電池

スーパー I/O チップ

拡張スロット

LSI：大規模集積回路.
large scale integra-
tion の略. 1個の半導
体チップに多数の素子
を集積した半導体回
路. 大規模な IC（集積
回路：integrated circuit)
である.

半導体チップ：半導体
でできた集積回路を小
さな単体の製品とした
もの.

とよばれる 1 個の LSI で構成される. CPU の構造とメカニズムについては後述する.

　チップセットは脊髄や心臓に例えられる. CPU, メモリ, インターフェースなどの間のデータの受け渡しを制御するための半導体チップからなる回路群で, その性能はコンピュータの性能を左右する.

　メインメモリはコンピュータが稼働している間, プログラムやデータを保持しておくための記憶装置で, 通常は RAM（ラム：random access memory；本章 4 節の Tips 参照）とよばれる半導体でできたメモリが使われる. CPU は直接, またはチップセットとバスを介して, メインメモリを読み書きすることができる. また, モニタに表示する画面の情報はビデオメモリまたは VRAM（video RAM）とよばれる RAM でできたメモリに保存されるか, メインメモリの一部に保存される.

　RAM は電源が止まると中身が消える揮発性のメモリである. コンピュータはプログラムがなければ動かないが, 電源を入れた時点では RAM ででき

シングルボードのコンピュータ

　PC は安価なものでも 2 万円近くするが, 1 枚のボードの上に必要最小限のハードウェアだけを搭載することにより, 電子工作の感覚で数千円で実用的なコンピュータを実現できるのが, Raspberry Pi や Arduino のようなシングルボードコンピュータやワンボードマイコンとよばれる製品である. これらの製品では, 軽量のプログラミング言語（第 6 章 4 節参照）の開発環境を利用して, 必要なプログラムを開発できることが多い.

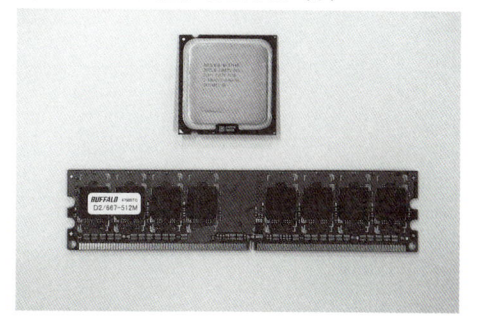

図5-5 CPU（上）と DRAM（下）

たメインメモリの中身は空である．これに対して，ROM（ロム：read only memory）は，電源が止まっても中身は消えないタイプの半導体メモリである．コンピュータを起動するために最小限必要なプログラムや基本的な入出力のプログラムは ROM に記憶されており，一般に BIOS とよばれる（第6章2節参照）．

コンピュータではクロック信号により動作の同期をとるが，クロック信号を発生する回路がクロックジェネレータである．CPU はクロック信号の周波数またはその整数倍か半整数倍の周波数を単位として個々のステップを実行する．これを CPU の動作周波数といい，単位は Hz を用いる．CPU の動作周波数は，CPU の処理速度の目安になる．

2 CPU の基本構成

CPU は，機械語（マシン語ともいう）とよばれる2進数のプログラミング言語（第6章4節参照）で書かれたプログラムをメインメモリから読み込んで解読し，実行することができる．CPU は以下の基本的な手順を繰り返すことにより，メモリに記憶されているプログラムを実行する．

① 命令の読み込み（フェッチ）

② 命令の解読（デコード）

③ 命令の実行

そして，これらの手順を効率よく実行するために，**図5-6** に示した次のようなユニットをもっている．

図5-6　CPU の基本的な内部構造

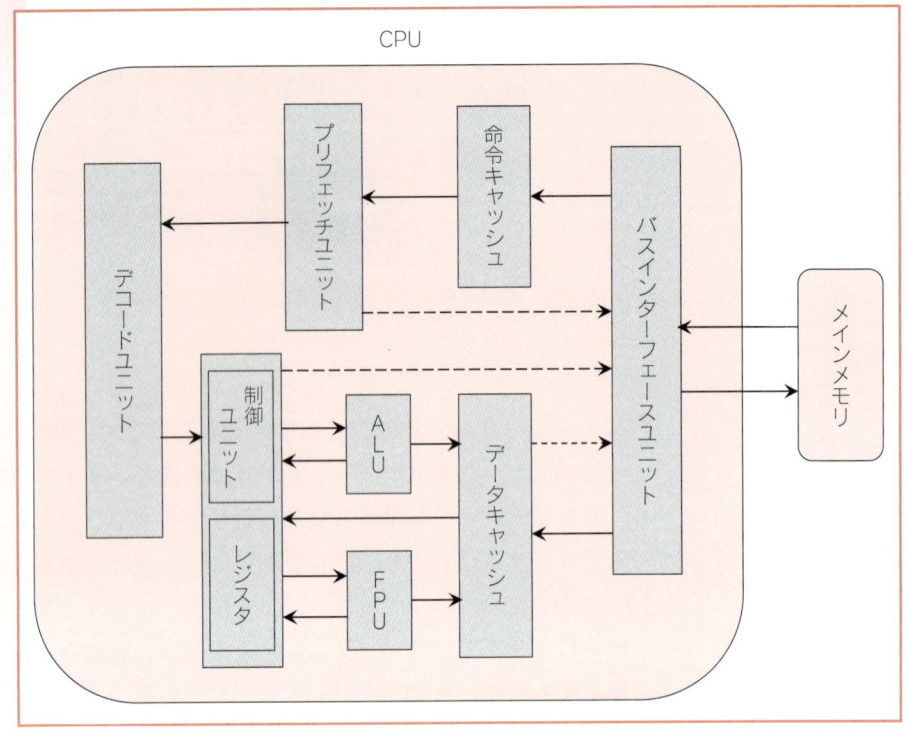

注：この図は PC で使用されている一般的な CPU の基本的な構造を模式化したものである．実際の CPU にはさまざまな種類があり，その構造もそれぞれ細かな違いがある．たとえば，メモリ管理ユニットや同タイプの演算ユニットを複数個もつもののほか，コア自体を複数個もつものもあり，コアを 2 個もつ CPU はデュアルコア，4 個もつ CPU はクワッドコアとよばれている．なお，メモリ管理ユニットは CPU により実装方法が異なるのでこの図では省略した．

▶ 1）プリフェッチユニット

次に実行する命令をメインメモリからあらかじめ読み込む．

▶ 2）デコードユニット

プリフェッチユニットから命令を読み込んで解読し，制御ユニットが実行できる下位の命令へ変換する．

▶ 3）制御ユニット

プログラムの実行を制御する司令塔で，デコードユニットから解読済みの命令を受け取り，演算やメインメモリへの読み書きなどの実際の処理を，演算ユニット（ALU や FPU）やバスインターフェースユニットに指示する．また，割り込みの制御（次頁 Tips 参照）を行う．

▶ 4) 演算ユニット

演算ユニットは四則演算や論理演算などの計算を実際に行う.

一般的な CPU は,整数の四則演算,論理演算,ビット演算を行う算術論理演算ユニット（arithmetic logic unit：ALU,整数演算ユニットともいう）と,実数の四則演算を行う浮動小数点演算ユニット（floating point unit：FPU）の双方をもっている.1 秒間に命令を何回実行できるかは CPU の性能の指標になり,MIPS（ミップス；million instructions per second,100 万命令毎秒）という単位が使われている.同様に,浮動小数点演算の能力も CPU の性能の指標のひとつとなり,1 秒間に何回,浮動小数点演算を実行できるかを表すのに FLOPS（フロップス；floating point operations per second）という単位が使われる.

▶ 5) バスインターフェースユニット

CPU とメインメモリなどの間の命令やデータの読み書きを制御する.

▶ 6) メモリ管理ユニット（memory management unit：MMU）

メモリ上のデータの位置は,アドレス（address,番地）とよばれる番号で表す.プログラムのなかで指定されているアドレスを論理アドレスというが,MMU は実際に読み書きをするために論理アドレスをメインメモリのアドレス（論理アドレスに対して物理アドレスという）に変換する.また,メインメモリだけでは記憶容量が足りないときは,補助記憶装置を活用する仮想記

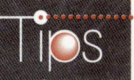

割り込み

実行中のプログラムを一時的に停止し,別のプログラムを実行することを割り込み（interrupt）という.たとえば,CPU が統計計算などの時間のかかる計算を実行している最中にキーボードから入力があると,それに対応するためにキーボードの処理ができる別のプログラムを動かさなくてはならない.このとき,キーボードから CPU に対して「自分の仕事の面倒をみてく

れ」という信号を送る.これを割り込み信号とよんでいる.CPU は,今まで実行していた統計計算の途中経過を別の場所に保存して,キーボードからの要求に応え,その処理が終了したらふたたび統計計算を再開する.このような割り込みの機能により,コンピュータは複数の処理を並行して効率よく行えるようになっている.

論理演算とビット演算

論理演算は,ビットごとの演算と考えるとよいだろう.第 3 章で解説したように,論理和（OR）,論理積（AND）,否定（NOT）,排他的論理和（Ex-OR）など

の基本的な演算がある.ビット演算はビットの列（たとえば 8 ビット）を対象とした演算で,2 進数の数字をひとつずつずらすシフトやビットごとの AND をまとめて計算するマスクがある.

憶（virtual memory）という技術があるが, MMU は仮想記憶を実現する機能ももっている. 初期の PC では, MMU は CPU とは別の独立したチップであったが, 今は CPU に内蔵されていることが多い.

▶ 7）CPU 内のメモリ

CPU は以上の基本的なユニットの他に, 処理中の情報を効率よく記憶するために以下のようなメモリをもっている.

①レジスタ（register）

高速のメモリで, 命令や計算途中のデータを記憶しておくために使われる.

②アキュムレータ（accumulator）

レジスタの一種で, 計算途中のデータや計算結果を記憶しておくために使われる.

③プログラムカウンタ

レジスタの一種で, 次に実行する命令のあるアドレスを記憶しておくために使われる.

④キャッシュメモリ

メインメモリに使われる DRAM（本章 4 節参照）は, CPU 内部のメモリと比較すると速度が遅いので, 処理のたびにプログラムやデータをメインメモリから逐一読み込むのは効率がよくない. そこで, 次の処理に備えて命令やデータを一定量あらかじめ読み込んで記憶しておくために使われるのが, キャッシュメモリである. プリフェッチユニットは命令を読み込む際, まずキャッシュメモリを調べ, キャッシュメモリに必要な部分がなければメインメモリへ読みにいく. キャッシュメモリの性能（速度と容量）は CPU の性能に大きな影響があるが, 性能の高いメモリを使えば価格が上がるため, 高速化と価格のバランスを考えて, CPU のコア（一般にはバスインターフェースとキャッシュメモリを除く CPU の主要部分）に近い方から一次キャッシュ（高速だが容量は小さい）, 二次キャッシュ（容量が大きいが低速）のような多段階の構成になっていることが多い.

3 バス

コンピュータ内部の情報の通信路をバスという. バスは, 複数の信号線で複数のビットを同時に転送するパラレル方式が主流だったが, 高速化を図る

と信号線同士の同期をとるのがむずかしくなるなどの問題もあり，最近は1本の信号線でデータを転送するシリアル方式のバスも使われている．

　バスは，CPU内の内部バス（internal bus），マザーボード上にあってチップセットとCPUやメモリなどの周辺回路を結ぶ外部バス（external bus），チップセットとアダプタカード（Tips参照）を挿入する拡張スロットとを結ぶ拡張バス（expansion bus）に大きく分けられる．

　外部バスの呼称にはいくつか流儀があるが，CPUとメモリを接続するバスをメモリバス（memory bus），CPUとチップセットを接続するバスをシステムバス（system bus）またはフロントサイドバス（front side bus：FSB）とよぶことが多い．なお，FSBでは速度に限界があるためQPI（quick path inter-connect）という高速のバスが導入されたが，最近のCPUはメモリコントローラを内蔵しチップセットを介さずに直接メモリにアクセスできるようになってきたため，CPUとチップセットの間の接続（システムバス）はDMI（direct media interface）というバスが使われている．

　拡張バスはさまざまな規格のものがあるが，各種のアダプタカードとの接続に用いられるパラレルのPCIバス，その改良版でグラフィックカードとの接続などに用いられるシリアルのPCI expressなどが代表的なものである．

4　メモリの機能と種類

　記憶装置の代表はマザーボード上のメインメモリと補助記憶装置であるが，PCではそれ以外にもさまざまなところでメモリが使われている．物理的な仕組みのうえからは，半導体でできた半導体メモリと磁気や光を利用したディスク装置に大別できるが，この節では前者について解説する（後者については本章6節「補助記憶装置」を参照）．

　半導体メモリは，電源が消えると記憶内容も消えてしまう揮発性メモリ

図 5-7　半導体メモリの分類

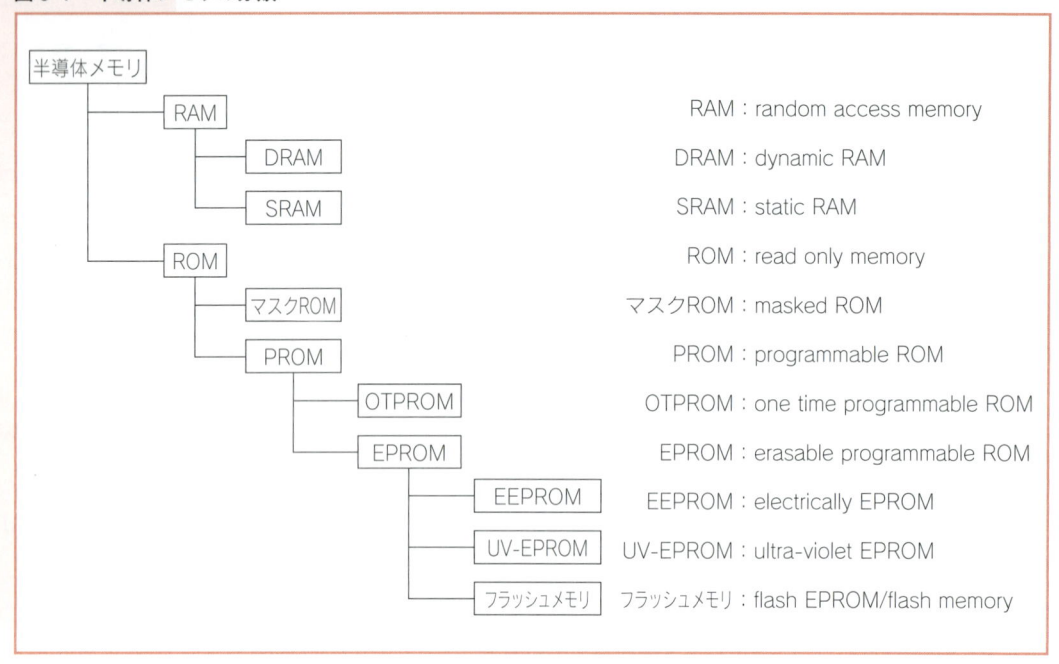

（volatile memory）と，電源が消えても記憶内容は消えない不揮発性メモリ（non-volatile memory）に大きく分けることができる．前者は RAM，後者は ROM とよばれている（**図5-7**）．

　RAM は DRAM（**図5-5 下**）と SRAM に大別することができる．DRAM（dynamic RAM）は，コンデンサに電荷を蓄えることによって情報を記憶する．コンデンサに蓄えられた電荷は自然に放電するため，電源が供給されている間も内容を保持するために一定時間間隔ごとに再書き込み（リフレッシュ）を行う必要があり，このため dynamic（動的）という名称がついている．一方，SRAM（static RAM）はトランジスタを用いたフリップフロップ回路で情報を記憶するため，一度書き込まれた情報は電源が供給されているかぎ

Tips RAM

磁気テープのような記憶媒体の場合，情報の記憶場所にアクセスして読み書きを行うには，現在の場所からその場所まで順にたどっていかなければならない．このようなアクセス方式をシーケンシャルアクセス（sequential access）という．それに対して，読み書きをする場所がどこであってもすぐにアクセスできるような方式をランダムアクセス（random access）という．RAM（ランダムアクセスメモリ）という用語は，半導体メモリのうち「電源が消えると情報も消える」揮発性メモリ（メインメモリやビデオメモリに使われている）を指す用語として使われているが，本来の用語の意味（記憶場所がどこでもすぐにアクセスできる）からいえば，RAM も ROM もランダムアクセスメモリである．

り保持されるため static（静的）とよばれる.

　SRAM は，回路が複雑で高価だがアクセス速度が速いため，高速性を要求される CPU 内のレジスタやキャッシュメモリなどに用いられる. DRAM は，SRAM に比べるとアクセス速度は劣るが，回路が単純で集積度を高くかつ安価に製作できるため，メインメモリのように大きな容量が必要な場合に用いられる. また，PC ではモニタに表示する情報を保持するビデオメモリも必要で，一定のアクセス速度が必要なことから RAM が使われる.

　RAM は，CPU 内のメモリ，マザーボード上のメインメモリとビデオメモリの他，バッファメモリやキャッシュメモリとしても使われている. たとえば，プリンタは PC 本体と比較すると処理速度が遅いため，印刷情報が送られてきてもすぐに処理することができない. そこで，送られてきた情報を失うことのないようにバッファメモリというメモリに一時的に蓄えることによって，処理速度の差を吸収する仕組みをもっている. また，ハードディスクはメインメモリに比べると処理速度が遅い. そこで，ハードディスク装置の中に RAM でできたキャッシュメモリを用意し，読み込みの際はまずキャッシュメモリにアクセスし，読み込みたい情報がキャッシュメモリ上にないときだけ実際にハードディスクにアクセスすることで，高速化を図る仕組みが使われている.

　ROM は，RAM と違ってコンピュータの電源が切れても情報を保持することができる不揮発性の半導体メモリである. ROM は，製造時に情報が書き込まれ，ユーザは書き換えができないマスク ROM（masked ROM, mask ROM）と，あとで書き換え可能な PROM（programmable ROM）に大別できる. PROM はさらに，一度だけ書き込みが可能な OTPROM（one time programmable ROM）と，何度でも書き換えが可能な EPROM（erasable programmable ROM）に分類できる. EPROM は，電圧を印加することにより読み書きをする EEPROM（electrically erasable PROM）と，データの消去に紫外線を用いる UV-EPROM（ultraviolet erasable PROM）に分けられる.

　EEPROM を改良して大容量化，低価格化を図り補助記憶装置としても利用できるようにしたものがフラッシュメモリ（flash memory または flash EPROM）である. フラッシュメモリは，ディジタルカメラや携帯電話の記憶媒体や USB メモリ（本章 6 節参照）として広く普及している.

5 入力装置と出力装置

1 —入力装置

コンピュータに対する命令や数値・文字・画像・音声などのデータを外部からコンピュータに与えるための装置が入力装置（input device）である．以下，代表的な入力装置について説明する．

1）キーボード

キーボード（keyboard）は，おもに文字の入力に用いられる装置で，どのキーが押されたかを感知して，2進数のコードに変換してコンピュータに伝える．キーの押下を感知する仕組みとしては，電気スイッチを使った有接点方式と，コンデンサの原理を応用した静電容量無接点方式が一般的である（図5-8）．

2）ポインティングデバイス

PCでは，コンピュータと人間とのインターフェースとしてGUI（第6章3節参照）が使われるため，画面上のカーソルをユーザがコントロールする必要がある．そのために，ポインティングデバイスとよばれる以下にあげるような入力装置が使われている．

図5-8　キーボード

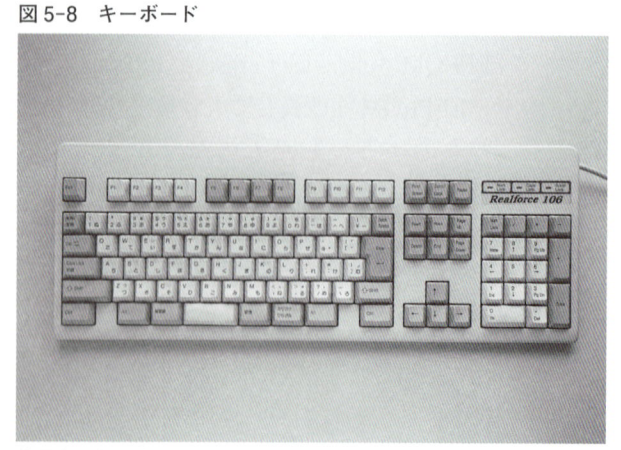

静電容量無接点方式.

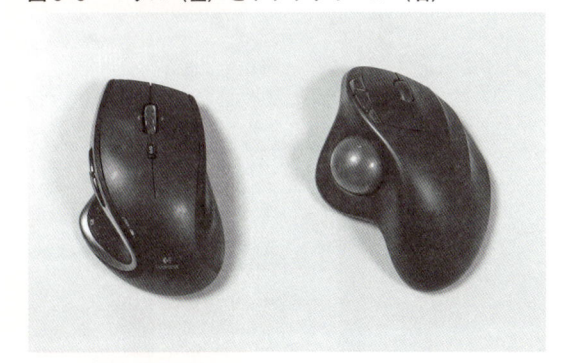
図 5-9　マウス（左）とトラックボール（右）

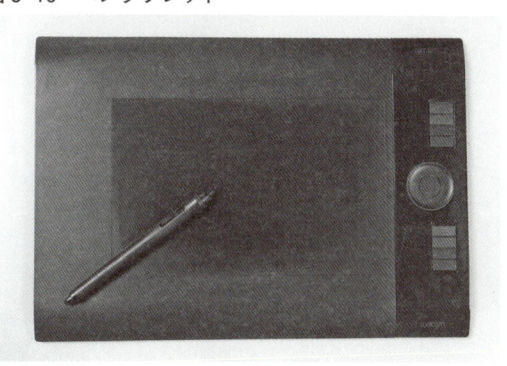
図 5-10　ペンタブレット

　マウス（mouse）はそれ自身の動きをボールの回転や光などで検出することにより，2次元平面上の移動量をコンピュータに伝える．トラックボール（trackball）はマウスの上下を逆にした構造の入力装置で，ボールを手で回転させて移動量をコンピュータに入力する（**図 5-9**）．ノート型の PC に広く搭載されているタッチパッド（touchpad）は，指先の動きで移動量を伝える．

　画面上の位置を指示するペン（スタイラス）と，位置を検知する長方形の板状の装置（タブレット）が組になったものがペンタブレット（graphic tablet）である（**図 5-10**）．マウスより正確な操作が可能なため，コンピュータで絵やイラストを描くのに利用されている．モニタ表面がタブレットにもなっていて（タッチパネルという），画面上の位置を直接ペンで指示することができるタイプのコンピュータもあり，タブレット型コンピュータとかタブレット型端末とよばれている．入力が容易なため，ベッドサイドなどでの定型の業務に便利である．

　大型で精度の高いペンタブレットはディジタイザとよばれ，CAD（第6章5節参照）の入力用などとして利用されている．

▶3）スキャナ

　カラーコピー機と同じ原理で，絵や写真やフィルムなどの画像に，光の3原色である赤，緑，青の光，または白色の光を当て，反射光をイメージセンサで読み取ることにより，画像のイメージを読み込むのがスキャナ（image scanner）である（**図 5-11**）．プリンタとスキャナが一体になった複合機も家庭用として普及している．また，ドキュメントスキャナといって，大量の文書を連続的に読み込めるタイプもあり，紙の書類のディジタル化に活用されている．

　写真のフィルムを専用に読むタイプもあり，フィルムスキャナとよばれて

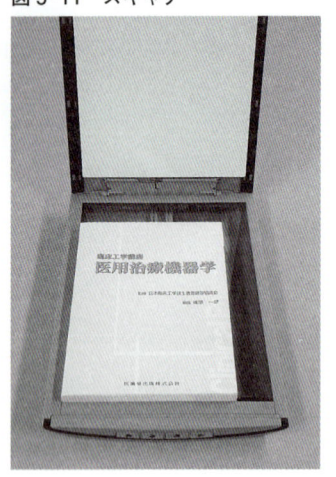

図 5-11 スキャナ

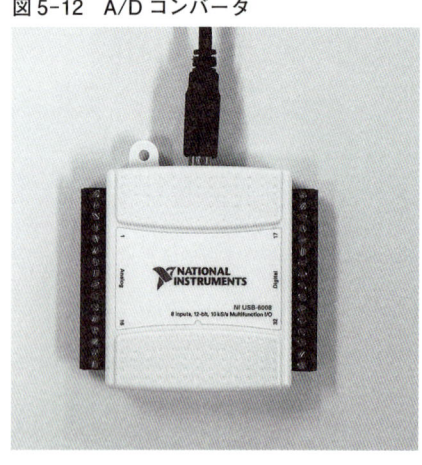

図 5-12 A/D コンバータ

**ディジタル X 線検査
（DR）：** 最近では，X
線フィルムではなく半
導体検出器を用いた
ディジタル X 線検査
（digital radiography：
DR）が広く用いられ
るようになってきてい
る．DR はフィルムを
使用しないため，ダイ
ナミックレンジが大き
いうえ，高解像度で高
速な撮影が可能であ
る．

いる．病院では，他の医療施設から持ち込まれた X 線フィルムを PACS（picture archiving and communication systems）で閲覧できるようにするために，高精度で読み取れるフィルムスキャナが使われているが，フィルムをディジタル化するのでフィルムディジタイザともよばれている．

▶ 4) A/D コンバータ

アナログの電気信号をディジタルの信号に変換するのが A/D コンバータ（analog-to-digital converter）である（**図 5-12**）．時間の離散化（標本化）と電圧の離散化（量子化）により，連続信号をディジタル化する．PC の入力装置としてだけでなく，コンピュータを内蔵した情報処理機器（計測機器，分析機器，医療機器，制御機器など）で，外界の信号をコンピュータに入力するために広く使われている．

▶ 5) コードリーダ

バーコードは，幅の異なるバーとスペースの組み合わせで英数字などを表現する仕組みであり，病院内でも検体や医療材料，薬剤などを識別するのに利用されている．ID 番号や日付程度であれば 1 次元のバーコードで十分であるが，注射のアンプルなどでは小さなスペースに使用期限やロット番号など多くの情報を盛り込む必要があるため，QR コードのような 2 次元のコードが用いられる場合がある．こうしたバーコードや 2 次元のコードを読み取り，コンピュータに入力するための装置がコードリーダ（optical code reader）である（**図 5-13**）．

図 5-13　コードリーダ

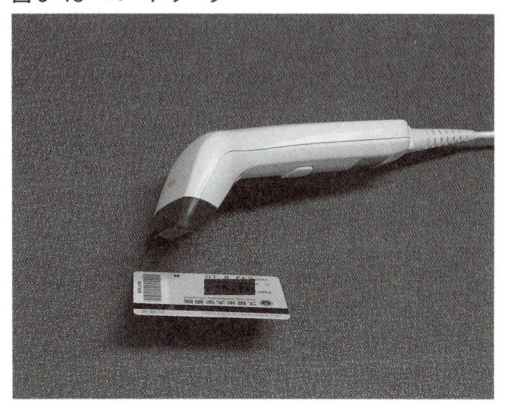

▶ 6) 指紋認証装置

　よく知られているように，指紋，虹彩，静脈，顔などは個人ごとにパターンが異なるため，個人を識別するために利用することができる．このように，ヒトの生物学的な特徴を利用した認証を生体認証とよび，ID とパスワードの組み合わせのかわりに利用者を認証する仕組みとして利用することができる．

　そのなかで広く用いられているのが指紋を使った認証である．ノート型 PC やスマートフォン，タブレットなどの携帯型情報端末は持ち運びが可能な反面，紛失した場合に情報が漏洩する危険がある．そのため，一定時間使用しないと端末をロックする仕組みが採用されているが，指紋認証装置を組み込んでおけば，パスワードを入力するより素早くロックを解除することができるため，利用者を認証する仕組みとして標準的に利用されている．

▶ 7) RFID（IC カード）

　近距離の無線通信が可能な「タグ」とよばれる小さな IC に情報を埋め込んでおき，「リーダ」とよばれる読み込み装置との間で，非接触で情報の交換ができるのが RFID（radio frequency identification）とよばれる技術である．図書館における書籍や手術室における手術道具など，移動や紛失する可能性がある物品の所在管理に利用されているが，その他にもさまざまな応用が考えられている．

　RFID のなかでもカード型のタイプは，非接触でカードの同定や情報の書き換えが可能という特徴を活かして，学生証のような身分証明書や料金のチャージが可能な交通カードとして利用されている．

図 5-14　ジョイスティック

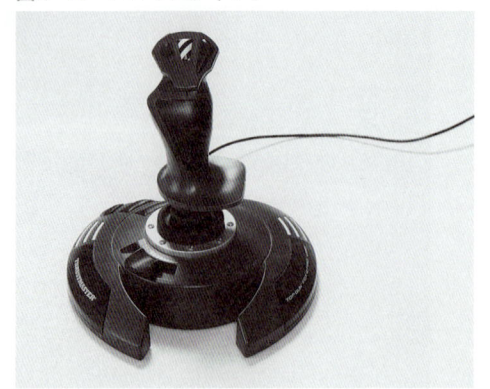

図 5-15　モニタ（医用画像表示用）

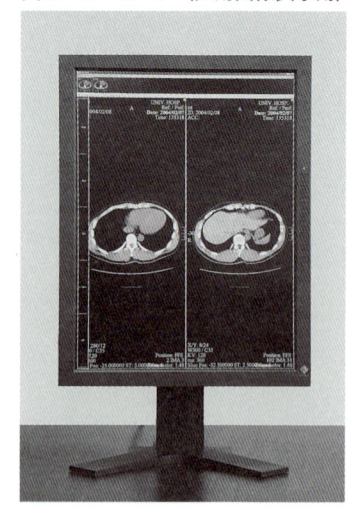

▶ 8）その他

　以上の他，音声を入力するマイク（microphone），所定の用紙に鉛筆などで印をつけたマークシートを光学的に読み取る OMR（optical mark reader），紙に書かれた文字を判読して入力する OCR（optical character reader），ゲーム用に飛行機の操縦桿を模したジョイスティック（**図 5-14**）など，目的に応じてさまざまな入力装置が使われている．

2 — 出力装置

　コンピュータの処理結果を外部に伝えるための装置を出力装置（output device）とよんでいる．以下では代表的な出力装置について説明する．

▶ 1）モニタ

　コンピュータからの情報を画面に文字や画像として表示するのがモニタ（ディスプレイともいう）である（**図 5-15**）．以前は陰極線管を使った CRT

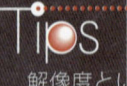

解像度

　解像度という用語は，機器により異なる意味で使われている．プリンタの場合は解像度は 1 インチあたりに印刷可能な画素数，つまり密度の意味で使われる．スキャナの読み取り解像度も 1 インチあたり画像を何個の点で読めるか，つまり密度の意味で使われ，単位はプリンタと同じく dpi（dots per inch）が使われる．それに対して，モニタの場合の画面解像度は，表示可能な画素数（密度ではなく絶対値）という意味で使われている（単位は pixel が使われることが多い）．

ディスプレイ（ブラウン管ともいう）が一般的であったが，現在は液晶を利用した液晶ディスプレイ（LCD：liquid crystal display）が主流になっている．

コンピュータでは画像を，細かな点が 2 次元平面上に格子状に並んだ離散的なデータとして表現するが，単位となるひとつの点を画素（pixel）とよぶ．モニタの場合も表示の際の最小の単位を画素とよび，表示可能な最大の画素数を画面解像度とよんでいる．単位としてはピクセルまたはドット（dot）が使われ，たとえば「1280×1024 ピクセル」のように表示する．

モニタでは，光の 3 原色である赤，緑，青のそれぞれの明るさの組み合わせで 1 個の画素の色を表現する．各色の明度（階調）を 1 バイトで表現すると各色 256 階調を表現でき，計 3 バイト（＝24 bits）で 16,777,216 色を表すことができる．これをフルカラー（full color）またはトゥルーカラー（true color）とよんでいる．なお，データの扱いやすさを考えて，24 ビットでなく 32 ビットで 1 画素の色を表現する場合もあるが，表現する色数はフルカラーと同じである．余分の 8 ビットは，透明度などの別な情報を表すために活用する場合もある．

モニタの入力信号は，以前はアナログ信号であったが，最近はディジタル信号で画面の情報を受け取れるモニタが主流である．

▶ 2) プリンタ

コンピュータの処理結果を紙に印刷して人間に伝えるための出力装置がプリンタ（printer）である．レーザープリンタ，インクジェットプリンタ，昇華型プリンタ，感熱プリンタ，ドットインパクトプリンタなど，さまざまな仕組みのプリンタがオフィスや家庭で使われている．

レーザープリンタ（laser printer）はコピー機と同じ原理で印刷を行う．まず，チャージユニットにより円筒状の感光ドラムを均一に帯電させる．次に，感光ドラムにレーザー光を当てて文字の形を残す．そこへ逆の極性で帯電させた炭素の粉（トナー）を付着させる．続いて，回転するドラムに紙を挿入し，紙の裏から逆電荷をかけることによってトナーを紙に転写する．最後に，

ラスタースキャン方式とベクタースキャン方式

モニタの表示方式は，走査線を並べることで画面上に文字や画像を表示するラスタースキャン方式の他に，2 点間を結ぶ線を表示することで映像を表現するベクタースキャン方式もあり，アナログオシロスコープなどで使われている．PC からの出力信号はラスタースキャン方式のモニタを前提としているが，液晶モニタは物理的には格子状に並んだピクセルのそれぞれをトランジスタで制御するドットマトリックス方式で画像を表示している．

用紙に転写したトナーを熱や圧力，光などで定着させることにより印刷を行う．

インクジェットプリンタ（ink-jet printer）は，インクを微小な粒子にして印刷用紙に吹きつけることにより印刷を行う．これに対し，熱により溶解するインクを塗布したテープからインクを紙に転写するのが熱転写プリンタ（thermal transfer printer）である．そのなかでも昇華型とよばれるタイプは，画質や耐久性の点で写真の印刷に適しているため，写真の印刷専用のプリンタとして家庭でも利用されている．また，病院では通常のX線フィルムが使えないカラーのCT画像などの印刷に使われており，医療用のフィルムとして認められている．

熱を加えると変色する感熱紙を用いて印刷するのが感熱プリンタ（thermal printer）である．感熱紙は熱に弱いため耐久性がよくないが，プリンタの仕組みが簡単ですむという利点があり，ファックスやレシートの印刷用などとして利用されている．

インクリボンの上からたくさんのピンを高速で打ち付けて印刷するのがドットインパクトプリンタ（dot impact printer）である．以前はパソコン用のプリンタとして一般的であったが，現在では写しが必要な業務用伝票の印刷に特化して使われることが多い．

▶ 3) プロジェクタ

PCからモニタへの出力画面を大きなスクリーンでみるための映写装置がプロジェクタ（projector）である．いくつかの方式があるが，液晶パネルに映像を映し，後ろから光源ランプの光を透過させ，それをレンズで拡大投影する液晶プロジェクタがもっともよく使われている．学会発表などでは，プレゼンテーションソフトウェア（第6章5節）を利用して，プロジェクタを使ってPCの画面をスクリーンに投影しながら発表することが多い．PCとプ

Tips　プリンタの印刷解像度

プリンタには，モノクロのレーザープリンタのように各画素は□と■の2種類しか表現できないタイプと，昇華型プリンタのように1画素が濃度を表現できる連続階調タイプがあり，前者では高い解像度を活かして擬似的に濃度を表現している．

たとえば，1200 dpiのモノクロレーザープリンタの場合，文字が主となる通常の文書は1200 dpiの解像度をフルに活かした細やかさで印刷を行うが，写真などは1200 dpiの解像度を，たとえば16分の1に落として16 dots×16 dotsの正方形（256マス）を1ピクセルとみなし，256マスのいくつを■で埋めるか，という方法で擬似的に256階調の表現を実現している（実質的には75 ppiになる）．

それに対して，300 dpiの連続階調プリンタでは，写真はフルカラー300 ppiで印刷できるので，仕様上はレーザープリンタより解像度が低くても高精細なプリントが得られる．

ロジェクタとの接続はアナログ RGB というインターフェースが一般的だったが，最近は HDMI や DisplayPort，USB でディジタル接続することが多くなっている（本章7節参照）．

▶ 4）その他の出力装置

その他，音声の出力にスピーカ（speaker）が使われている．また，実際のペンや鉛筆を使って図面を描く X-Y プロッタ（X-Y plotter）も古くから利用されていて，製図用として図面作成などに用いられている．

6 補助記憶装置

メインメモリの内容は電源が消えると失われてしまう．そこで，PC を動かすのに必要なプログラムやデータをファイルとして持続的に保存しておくために用いられるのが，補助記憶装置（auxiliary storage unit）である．外部記憶装置（external storage unit）ともいう．

補助記憶装置は，読み書きの物理的な原理の違いから，①磁性体を使うハードディスクやフロッピーディスク（後者は今はほとんど使われていない），②光を利用する CD や DVD，③不揮発性の半導体メモリ（フラッシュメモリ），④磁気テープ装置などに分けることができる．

記憶媒体（メディアともいう）は，固定のものと取り外し可能（リムーバブル，removable）なものがある．形が円盤状の記憶媒体をディスク（disk，disc）とよぶ．ディスクはモータで回転させておき，アクセスしたい部分に読み書きヘッドを移動させて読み書きを行う．このような装置を一般にドライブ（drive）とよんでいる．

1 ─ ハードディスクと SSD

ハードディスク（hard disk）は，磁性体を塗布した円盤にデータを記憶する（図5-16）．PC やサーバでは，ディスクはトラックとよばれる複数の同心円に分割し，さらにそれぞれのトラックをセクタとよばれる区画に等分して，セクタを単位として物理的な読み書きを行う．記憶容量は，数百ギガバイト〜数テラバイト程度のものが多い．ハードディスクは，アクセス時間を短縮するためにキャッシュメモリを搭載していることが多い．

ハードディスクは，ファイルを保存するためだけでなく，メインメモリで

図5-16　ハードディスク

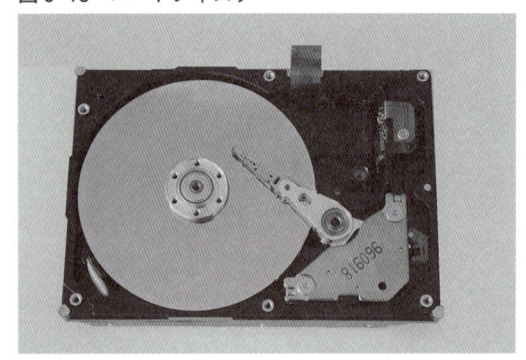

は容量不足になったときに，メモリの内容を一時的に待避するためにも用いられる（第6章3節参照）．

　ハードディスクを使うには，最初に記憶領域をトラックとセクタに区分したうえ，あるファイルがどの場所に記録してあるかを管理するための台帳をディスク上に作成する必要がある．前者の区分作業を物理フォーマット，後者の管理情報の作成作業を論理フォーマットとよんでいる．物理フォーマットは最初に1回だけ行えばよく，ディスクを再度初期状態に戻したいときは論理フォーマットを行えばよい．なお，論理フォーマットはOSによって方法が異なる場合がある．フォーマットは初期化ともいうが，フォーマットを行うとそれまで記録されていたデータはすべて消えてしまうため，ハードディスクなど大容量の媒体をフォーマットする際には細心の注意が必要である．

　フラッシュメモリの大容量化と低価格化に伴い，ハードディスク装置（HDD）のかわりにフラッシュメモリを利用することも可能になっており，SSD（solid state drive）あるいはFlash SSDとよばれている．HDDがディスクを回転させながら情報を読み書きするのに対して，SSDは電子的に読み書きを行うため静かで高速なうえ，消費電力も小さい．一方，容量あたりの価格が高価というデメリットもあるが，その差は次第に小さくなりつつある．

2 ― RAID

　サーバでは，アクセス速度と信頼性を向上させるために複数のハードディスクを用いるのが一般的であり，そのためにRAID（レイド；redundant array of inexpensive disks）とよばれる技法が使われている．代表的なものとして以下の3種類があるが，最近はサーバだけでなく家庭で使うPCでもRAIDが利用されるようになってきている．

(1) RAID 0

ストライピング（striping）ともいう．データを複数のディスクに分けて保存する．そのため読み書きの速度が向上するが，どれか1台が壊れるとすべての情報が読めなくなるので信頼性は低下する．

(2) RAID 1

ミラーリング（mirroring）ともいう．2台のディスクに同じ内容を同時に書き込んでいく．片方のディスクが故障してももう1台に同じデータが残っているので信頼性は高いが，実質的な記憶容量が半分になるため効率が悪い．

(3) RAID 5

2進数の情報を送信する際に，あるデータの組に対して1の個数が偶数か奇数かが一定になるように余分に1ビットを付け加えておくと，通信途中で起きた誤りが1個以内なら発見することができる．この誤り検出のための余分のビットをパリティビットとよんでいるが，パリティビットは途中で情報が欠落したときにそれを補うために利用することもできる．そこで，ストライピングの際にディスクを1個余分に付加してパリティビットを書き込んでおけば，1台が故障してもデータを復元することができ，信頼性を確保できるうえ，ストライピングによりアクセス速度を向上させることができる．ここで，特定のディスクだけにパリティビットを書き込むと，そのディスクにアクセスが集中して速度が落ちるため，パリティビットをすべてのディスクに分散させて書き込むのがRAID 5である．アクセス速度と信頼性の両方の向上を図れるので，サーバでは広く利用されている．

3 ― CD，DVD，BD

CD，DVD，BD（Blu-ray Disc）は，ともに半導体レーザーの反射光により読み込みを行う光ディスクである．表5-1に示したように，いずれのタイプも利用者が書き込みができない読み出し専用のタイプと，追記や書き換えが可能なタイプが存在する．形状は，直径12 cmまたは8 cm，厚さ1.2 mmの円盤状で，基盤はプラスチックで作られている．読み書きに使うレーザー光の波長により容量が異なり，直径が12 cmのもので，CDは約700 Mバイト，DVDは片面単層で約4.7 Gバイト（片面2層タイプや両面タイプもある），BDは約25 Gバイト（多層のものもある）である．

光ディスクを読み書きするための装置は，光ディスクドライブあるいは光学ドライブとよばれる．光ディスクは，ハードディスクのように同心円ではなく蚊取り線香のような螺旋状のトラックにデータを記録する．

CD-ROM（compact disc read only memory）は，読み出し専用のCDである．CD-ROMは製造時に，スタンパとよばれる凸型のマスタにプラスチック

表 5-1　光ディスクの種類

読み書きのタイプ	読み出し専用	追記可能	書き換え可能	標準的な容量（12 cm 片面単層の場合）
記録の原理	物理的な凹凸	有機色素の化学変化（不可逆）	特殊な合金の相変化（可逆）	
ディスクタイプ CD	CD-ROM	CD-R	CD-RW	約 700 M バイト
ディスクタイプ DVD	DVD-ROM	DVD-R DVD+R	DVD-RW DVD+RW DVD-RAM	約 4.7 G バイト
ディスクタイプ BD	BD-ROM	BD-R	BD-RE	約 25 G バイト

を流し込むことにより，表面にピットとよばれる凹型のくぼみのある円盤を作ったうえ，アルミニウム（まれに金）を蒸着する．ピットはオモテの読み込み側からみると凸になるが，光を当てたときに平らなところ（ランド）では光がそのまま反射するのに対して，ピットで反射したレーザー光はランドからの反射波と 1/2 波長の位相差をもつよう設計されているため，干渉して打ち消しあい暗くなる．これを利用して，0 と 1 を表現している．

　利用者がデータを追加記録できるのが CD-R（compact disc recordable），何度でも書き換えができるのが CD-RW（compact disc rewritable）である．CD-R では，有機色素を塗った記録面をレーザー光で焦がすことにより，ファイナライズという操作を行うまでは追加記録や削除が可能である（書き換えはできない）．CD-RW では，レーザー光の強さと照射時間の違いにより記録層の性質を結晶状態（クリスタル）または非結晶状態（アモルファス）に変化させる相変化記録方式を利用して，繰り返し書き換えを行うことができる．

　DVD（digital versatile disc）は映像の記憶媒体としても普及している．読み出し専用の DVD-ROM に対し，書き込みの可能な DVD では，DVD-R，DVD+R，DVD-RW，DVD+RW，DVD-RAM と規格が乱立気味なため，PC 用の光ディスクドライブとしては，1 台で CD-ROM，CD-R，CD-RW，各種の

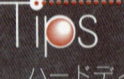

シンクライアント

ハードディスクなどの補助記憶装置にデータを保存しておくと，PC が紛失・盗難に遭った場合，患者の個人情報のような機密情報が漏れてしまう可能性がある．これを防ぐために，PC 自体には補助記憶装置をもたせず（シンクライアント（thin client）とよぶ），プログラムやデータはサーバにおいてネットワーク経由で PC を動かす方法がいくつかあり，オフィスやコンピュータ教室で広く用いられている．

DVD が扱えるスーパーマルチドライブ（コンボドライブともよばれる）が普及している.

BD は，CD や DVD 用より波長の短い青紫レーザー光を利用して，さらに大容量の記憶を実現している.

4—不揮発性の半導体メモリ

メモリの項でも説明したように，EEPROM を改良して大容量化，低価格化を図ったのがフラッシュメモリである. フラッシュメモリは，従来の ROM にかわってファームウェア（第 6 章 2 節参照）の媒体として，また各種電子機器の記憶媒体として広く普及している. 後者のなかで取り外し可能なタイプとして，SD メモリカード，コンパクトフラッシュなどがあるが，いずれも薄くて小さいので，携帯電話，ディジタルカメラ，ディジタルビデオカメラ，ディジタルオーディオレコーダなどの補助記憶装置として使われている.

また，PC 向けの取り外し可能な補助記憶媒体として，USB（本章 7 節参照）で接続できるフラッシュメモリも普及していて，一般に USB メモリあるいは USB フラッシュメモリとよばれている.

5—NAS（Network Attached Storage）

「ナス」と発音する. PC やサーバと直接接続するのではなく，LAN に接続して使用するハードディスク装置である. ファイルサーバ（p.100 Tips 参照）としての役割を果たすために，ハードディスクだけでなくコンピュータとしての機能ももっている. LAN 上の PC などからは手元のハードディスク装置と同様の感覚で自分専用のファイル装置として利用できるが，それだけでなくグループでファイルやフォルダを共有することもできる.

6—クラウドストレージ

NAS は LAN 上のファイル装置だが，クラウドストレージはインターネット上のファイル装置である. インターネットにアクセス可能な環境でクラウドストレージの利用権があれば，世界中のどこからでも自分専用の，またはグループで共有するファイル装置として利用することができる. 手元の情報装置上の特定のフォルダ，たとえばスマートフォンであれば撮影した画像ファイル用のフォルダなどを自動的にバックアップする機能などもあり，情報機器が故障したり紛失してもファイルはクラウドストレージ上に自動的に保存されているため，ファイルのバックアップ装置としても便利である.

以上の他, サーバのハードディスクのバックアップ用にカートリッジ式の磁気テープもよく使われている. DAT/DDS (Digital Audio Tape/Digital Data Storage), DLT (Digital Linear Tape), AIT (Advanced Intelligent Tape) などの, メーカ個別に近い規格もあったが, 現在はオープンな規格であるLTO (Linear Tape-Open) が主流である. データ社会の進展に伴い保存すべきデータ量も膨大になるため, バックアップ媒体としての磁気テープの重要性は今後ますます大きくなっていくと考えられる.

7 入出力インターフェース

周辺装置はそれぞれ端子の形状と接続ケーブルが異なるだけでなく, データ交換のための信号の送受信の方法もさまざまである. したがって, PCに周辺装置を接続するためには, 物理的な特性とデータの伝送の方式の双方を合わせなければならない. このようなPC本体と周辺機器を結ぶための規格をインターフェース, それを実現するための回路をインターフェース回路とよんでいる.

図5-17はマザーボードの背面パネルの例であるが, 基本的なインターフェース回路の端子が並んでいる. PCの場合, キーボード, マウス, モニタ, スピーカ, ハードディスク装置, USB機器, ネットワークのインターフェース回路は, マザーボードに最初から搭載されていることが多い. また, それ以外の周辺装置のインターフェース回路は, アダプタカードとよばれる基板の

Tips フロッピーディスクとMO

フロッピーディスク (flexible disk, floppy disk) は, ハードディスクと同様に磁性体を塗布した円盤にデータを記憶する. ただし, ハードディスクと違って円盤は薄くて柔らかい. 容量は約1.4 MBが主流である.

光磁気ディスク (Magneto Optical Disk, MOディスクともいう) は, 光学技術と磁気記憶技術の双方を使った書き換え可能な補助記憶装置である. 書き込みの際は, ディスクに塗布した磁性体にレーザー光を当てて局所的に温度を上げたうえで, 磁界をかけること

により磁性体の方向を変えて記憶を行う. 読み込みの際は, 磁性体の方向によって反射光の偏光方向が異なることを利用して, 記憶した情報を読み出す. 記録容量は一般的な3.5インチのディスクで200 MBから1.3 GB前後である.

フロッピーディスクと光磁気ディスクは, 以前は補助記憶装置としてよく使われていたが, 最近はほとんど使われなくなったためレガシーデバイスとよばれることもある.

図 5-17　マザーボードの背面パネルの例

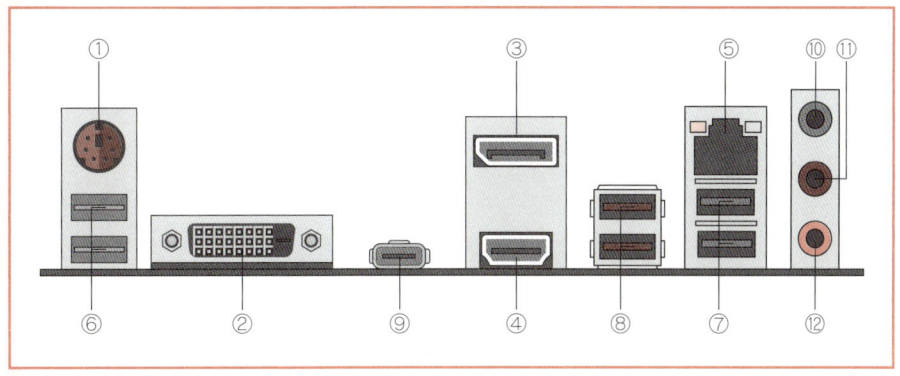

解説は本文参照.

形で利用できるので，それをマザーボードの拡張スロットに差して利用する（**図 5-3，図 5-4**）.

　入出力インターフェースは，転送の方式によりシリアル方式とパラレル方式に大きく分けられる．シリアル方式は 1 本の信号線でデータを 1 ビットずつ転送するもので，USB, Serial ATA, IEEE 1394, RS-232C などがある．パラレル方式は複数の信号線を使って一度に複数のビットを送る方法である．プリンタなどとの転送に使われていたセントロニクス，補助記憶装置との接続に使われていた ATA（IDE）や SCSI などがあったが，高速化をしようとすると複数の信号の同期をとるのがむずかしいという問題があり，姿を消しつつある．転送速度はバイト/秒や bps で表す. bps は bits per second の略で，1 秒間に何ビット転送できるかを意味する.

　以下では，まず**図 5-17** の端子について順に説明する（**表 5-2** も参照）.

　①は PS/2 とよばれるキーボードとマウス用のインターフェースだが，現在では USB や Bluetooth（無線のインターフェース）にかわりつつある.

　②〜④はモニタ用のディジタルのインターフェースである．プロジェクタに信号を送る場合は，今でもアナログ RGB（VGA ともいう）とよばれるアナログのインターフェースが使われることがある．⑤は有線 LAN と接続するためのインターフェース，⑥〜⑨は USB（Universal Serial Bus）の端子である.

　USB は，高速転送も可能な PC の標準的なシリアルインターフェースである．USB はホットプラグに対応しているので取り扱いが容易である．また，USB ハブを用いて，ツリー状に機器を最大 127 台まで接続することができる．USB はキーボード，マウス，プリンタ，スキャナ，各種の補助記憶装置などの PC の周辺装置だけでなく，ディジタルカメラやディジタルオーディオプレーヤなどのディジタル機器との通信用のインターフェースとしても幅広く

ホットプラグ：コンピュータの電源を入れたままでケーブルや機器の着脱ができること.

表 5-2　代表的なインターフェース

接続対象・目的	形状	名称	説　明
キーボード マウス	①	PS/2	キーボードとマウス用のインターフェースの端子で，通常キーボードは青紫色，マウスは緑色の端子に接続する．
モニタ	②	DVI-D	DVI は digital visual interface の略．DVI-D（ディジタル専用），DVI-A（アナログ専用），DVI-I（ディジタル・アナログ兼用）の 3 種類がある．
	③	DisplayPort	DVI の後継として開発されたインターフェース規格で，次第に普及しつつある．
	④	HDMI	HDMI は high-definition multimeda interface の略で，ディジタル家電向けに作られた映像と音声をディジタル信号で送るための規格．
		アナログ RGB	VGA 端子ともいう．モニタへアナログ信号を送るためのインターフェースで，形状から「ミニ D-sub 15 ピン」ともよばれる．
有線 LAN	⑤	RJ-45	ネットワーク（LAN）に有線で接続するための端子で，LAN ポートともよばれている．
各種周辺機器	⑥	USB 2.0 Type-A	2000 年に発表された，それまでよりも高速な Hi-Speed モード（480 Mbps）をもつ規格．
	⑦	USB 3.0 Type-A	2008 年に発表された，USB 2.0 の 10 倍の転送速度をもつ規格．
	⑧	USB 3.1 Type-A	2013 年に発表された，USB 3.0 の 2 倍（10 Gbps）の転送速度をもつ規格．
	⑨	USB 3.0 Type-C	コネクタの形状は上下対称で向きを気にせずに接続でき，給電能力も向上．
サウンド	⑩	ライン入力	アナログ音声の入力用の端子．端子の色はライトブルー．
	⑪	ライン出力	スピーカやヘッドフォンのようなアナログ出力機器を接続する．端子の色は緑．
	⑫	マイク	マイクなどの録音用の機器を接続する．端子の色はピンク．
計測機器 医療機器		RS-232C	シリアルインターフェースのコネクタで，形状から「D-Sub 9 ピン」とよばれている．最高通信速度は 115.2 kbps で低速だが，今でも計測機器や医療機器の入出力インターフェースとして使われている．
ドライブ装置 ディジタル機器		IEEE 1394	最大転送速度は 3.2 Gbps と高速なシリアルインターフェース．接続方式は，複数の機器をケーブルで順番につなぐデイジーチェーン（daisy chain）の他，ハブを使ったツリー状の接続も可能であり，ホットプラグにも対応している．
ドライブ装置		SATA	Serial ATA の略．ハードディスクドライブや光学ドライブを接続するための高速なシリアル方式のインターフェースで，最大 6 Gbps の転送速度をもつ．

形状の欄に記した数字は図 5-17 の数字に対応．

使われている.

⑩～⑫は音声やサウンドの入出力用の端子である.

表5-2 の下から 3 つ目は, RS-232C というシリアルのインターフェースである. 古い規格だが, 人工呼吸器, 血液透析装置, 心電計をはじめとして, 医療機器はコンピュータへのデータ出力のために RS-232C を搭載しているものが今でもある.

なお, PS/2, アナログ RGB, RS-232C は使用される機会が減っているため, レガシーインターフェースとよばれ, 最近の PC では搭載されなくなってきている. しかし, RS-232C は変換ケーブルを介して USB 経由で入出力が行えるため, 最近の PC でも RS-232C を搭載した医療機器との通信は可能である.

IEEE 1394 (アイトリプルイー 1394, Institute of Electrical and Electronic Engineers 1394) は高速なシリアルインターフェースである. USB と異なり, PC と周辺機器の接続だけでなくディジタル機器同士の接続も可能なため, ディジタルビデオ機器の接続に用いられる DV 端子のインターフェース規格に採用され, ディジタルビデオカメラ, HDD/DVD/BD レコーダなどにも搭載されている. なお, IEEE 1394 のことを, Apple は FireWire, ソニーは i.LINK とよんでいる.

以上の他に, 補助記憶装置の接続用に Serial ATA (SATA), SCSI のようなインターフェース規格があり, ハードディスク装置や光学ドライブを接続するために使われる. 以前は, パソコンとハードディスクを接続する際は, IDE (integrated drive electronics) というパラレルのインターフェースが使われていたが (規格名は ATA (AT Attachment)), 現在は serial ATA が主流である.

SCSI (Small Computer System Interface) は, 「スカ・ジ」と発音する. ハードディスクなど高速のデータ転送の速度が要求される周辺機器を接続するためのパラレルのインターフェース規格で, デイジーチェーン方式 (数珠つなぎ方式) で接続する. 補助記憶装置やスキャナなどのインターフェースとして使われていたが, 高速なシリアル方式の SAS (Serial Attached SCSI) にかわりつつある.

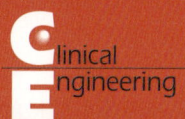

第6章 コンピュータの動作原理

1 コンピュータの動作原理

　現代のディジタルコンピュータの特徴として，2進数を使ってすべての情報を表現することと半導体集積回路を使った高速な演算処理をあげることができる．これらの特徴は電卓（pocket calculator）にも当てはまるが，電卓はふつうコンピュータとはよばない．電卓では，計算の各ステップを逐一人間が指示をするが，コンピュータの場合，処理の手順を定義したプログラムをメモリに読み込ませておけば，あとはコンピュータ自身がプログラムのなかの命令をひとつひとつ順に読み出して処理していく．つまり，演算の手順を計算の各ステップごとに逐一人間が指示するか，それともすべての手順をあらかじめプログラムという形で定義しておき，それを自動実行するかが両者の大きな違いである．後者の方式をプログラム内蔵方式（stored program）とよび，代表的なものにノイマン型（von Neumann architecture）とハーバード型（Harvard architecture）とよばれる方式がある．PCやサーバ用のCPUはほとんどがノイマン型であり，ハードウェアは前章の**図5-2**（p.58）のような構成をとることが多い．

　コンピュータで使うプログラムは，目的に応じてさまざまな種類のものが開発されているが，大きくオペレーティングシステムとユーザプログラムに分けることができる．

　文章の作成，計算，画像処理，ウェブの閲覧，電子メールの送受信など，ある特定の仕事はそれぞれの目的のために作られた専用のプログラムを使って行うが，このようなプログラムを応用ソフトウェアまたはアプリケーションソフトウェア（application software）とよんでいる．

　病院の業務などでは，汎用の応用ソフトウェアだけでは目的を果たせない場合がある．そのような場合には，その業務専用のソフトウェアを自ら開発することもある．以下では，このようなユーザが開発したプログラムと汎用の応用ソフトウェアを合わせて，ユーザプログラムとよぶ．

　ユーザプログラムを使うには，そのプログラムを動かすために必要な指示を人間がコンピュータに与えなければならない．初期のコンピュータでは，

ハーバード型：ノイマン型のコンピュータでは，プログラムとプログラム中のデータを区別せずにメインメモリにおき，共通のバスでアクセスする．ハーバード型は両者を別なメモリにおき，別なバスでアクセスする．そのため，構造は複雑になるが，コンピュータの安全性と処理速度が向上する．

ユーザプログラム：厳格な定義はなく，単にユーザが自分で開発したプログラムの意味で使われることもあるが，本書ではOS以外のプログラムの意味で使う．

プログラムが格納されているメインメモリのアドレスや指示の種類を機械的なカウンタやスイッチによりコンピュータに与えていた．しかし，この方法はいかにも煩雑である．そこで，キーボードやマウスを使って必要な指示をコンピュータに与え，コンピュータ自身，つまり専用のプログラムがその指示を解釈して実行する方法が使われるようになった．このプログラムのことをオペレーティングシステム（operating system：OS）あるいは基本ソフトウェアとよんでいる．

コンピュータの進歩に伴って OS の役割も増え，今では人間にかわってコンピュータシステム全体を効率よく管理することも OS の重要な役割になっている．

ノイマン型コンピュータのハードウェアの基本構成については第5章1節で，また，CPU がメインメモリ上のプログラムを実行する手順については第5章2節で説明したので，この章ではソフトウェアの面からコンピュータの動作原理を解説する．

2 コンピュータの起動の仕組み

図 6-1 は，PC 起動前後のメインメモリの内部の状態を示したものである．電源を入れる前は図 6-1（a）のようにメインメモリは空である．コンピュータを動かすためには，通常は補助記憶装置に保存されている OS をメインメモリに読み込む必要がある．OS の読み込みを行うプログラムは一般にブートローダ（boot loader, OS loader）とよばれているが，ブートローダ自身もプログラムなので，動かすためにはメインメモリに読み込む必要がある．

そのため，PC ではブートローダをメインメモリに読み込むための小さなプログラム（一次ブートローダ）を ROM に記憶させておき，電源投入時はこの一段階目のローダを使って補助記憶装置からメインメモリにブートローダ

図 6-1　起動前後のメインメモリの状態

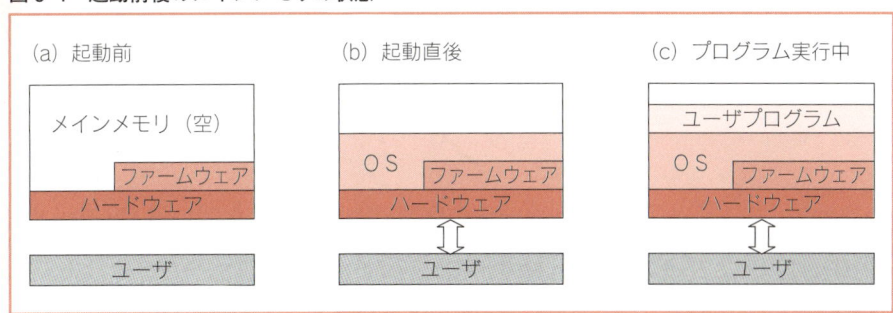

を読み込み，続いてこの二次ブートローダが OS を読み込むことにより起動していることが多い．この仕組みをブートストラップ（bootstrap）という．

　また，コンピュータを起動する際は，キーボード，モニタ，ディスク装置などを使える必要があるため，これらの周辺装置を制御する必要最小限のプログラムも ROM に記憶させてある．このように，ROM に記憶したプログラムは，ハードウェアとソフトウェアの中間の性格をもっていることからファームウェア（firmware）とよばれている．IBM PC/AT 互換機における BIOS（Basic Input Output System），Mac における EFI Firmware がこれに相当する．

　ディジタルカメラや電子レンジなど，身の回りにはコンピュータが組み込まれている電化製品が多いが，PC と違って必要なプログラムは決まっており，その量も少ない．そこで，電化製品に組み込まれたコンピュータでは，必要なプログラムをあらかじめ ROM に記憶させておき，これを利用してコンピュータを動かしていることが多い．このようなプログラムもファームウェアとよばれている．

　OS の読み込みが終了すると，PC は**図 6-1（b）**の状態になる．この段階ではじめてユーザプログラムをメモリに読み込むことができる．OS の機能を使ってユーザプログラムを読み込み，実行を開始すると，**図 6-1（c）**の状態になる．ユーザプログラムがハードウェアを操作する必要があるときは，OS の機能を介して行い，ユーザプログラムが直接ハードウェアを操作することは通常はない．

IBM PC/AT 互換機：IBM が 1984 年に発売したパーソナルコンピュータ PC/AT と互換性のある PC．ハードウェアの仕様が公開されたため，事実上，PC のハードウェアの標準になった．

UEFI：BIOS と OS 間の旧来のやり取り方式では，ハードディスクの大容量化や CPU の性能向上など，コンピュータの進歩に対応することがむずかしくなってきたため，今世紀になって考えられたのが UEFI（Unified Extensible Firmware Interface）という仕様である．UEFI に対応した BIOS を UEFI とよぶこともあるが，正確にはファームウェア（BIOS）と OS 間のソフト的なやりとりの規格の名称，より広義にはその規格に則ったソフトウェア群のことである．

3 オペレーティングシステム

　コンピュータの種類により，使われている OS もさまざまである．最初の本格的な商用 OS は，IBM が 1964 年に発売したメインフレーム System/360 に搭載された OS/360 であるといわれている．メインフレーム用の OS は，各メーカ独自の OS を中心に，機能を追加しながら現在に至っている．PC やサーバ向けの OS としては，Windows，Mac OS，UNIX，Linux が使われることが多い．携帯電話用には，iOS や Android などが使われている．

　OS のおもな役割としては，次のようなものがあげられる．
  - ・ユーザインターフェースの提供
  - ・プログラムの管理
  - ・メモリの管理
  - ・周辺装置の管理
  - ・ファイルシステムの管理
  - ・ユーザの管理

　この節では，OS に関する基本的な概念を説明した後，それぞれの機能について解説する．

1 ― OS に関する基本的な概念

▶ 1) CPU の動作モード

　CPU が実行できる命令は，大きく特権命令と非特権命令の 2 つに分類できる．メモリの割り当てや命令の実行順序の変更など，もし間違った指示をするとコンピュータが止まったり暴走するなど，コンピュータの動作に重大な影響を与えるおそれのある命令が特権命令，それ以外の通常の演算処理などの命令が非特権命令である．

　通常 CPU は，特権命令を含むすべての命令が使用できるスーパーバイザモード（特権モードともいう）と，非特権命令しか使えないユーザモードという少なくとも 2 つの動作モードをもっている．コンピュータシステムの安全

Tips　メインフレーム

汎用大型コンピュータともいう．中心となる 1 台の大型のコンピュータが何百台もの端末から出された命令を実行していく．現在でも，銀行，官公庁，病院などで事務処理や会計処理のために使われている．

と安定を図るために，特権命令を使う必要のある OS の中核部分はスーパーバイザモードで動かし，その他の部分やユーザプログラムはユーザモードで動作させるのが OS 設計の基本的な考え方であるが，OS のどの部分をどのモードで動かすかは OS の種類により違いがある．

　Windows と Mac OS では，メモリ，プログラム，入出力機器の制御など OS の基本的な機能は特権モードで動作するプログラム群が担当し，残りの機能をユーザモードで動作するプログラム群がサポートする．

　UNIX では，特権モードで動く UNIX カーネルとよばれるプログラムが OS のほとんどの機能を担当し，ユーザインターフェースは非特権モードで動くシェルが担当する構造になっている（後述）．

▶ 2) リソース

　コンピュータは CPU，メインメモリ，入出力装置，補助記憶装置などから成り立っているが，このようなユーザプログラムから利用可能なものをリソース（resource, 資源）とよんでいる．

▶ 3) コマンド

　OS に対する命令のことで，あらかじめ決められたコマンド（command）名とコマンドを実行するのに必要なパラメータを，キーボードなどから文字列として与えることにより実行される．

▶ 4) プロセスとスレッド

　例として，PC でワープロを使って文書を作成する場合を考えてみよう．ユーザがワープロの起動を指示すると，OS はハードディスクに記憶されているワープロのプログラムをメインメモリに読み込んで動かす．同時に 2 つのファイルを編集したい場合，同じプログラムを 2 つ起動して並行して動かすこともできる．このとき，2 つ目のプログラムは 1 つ目のプログラムとは別個にメインメモリの別な場所を OS に割り当ててもらい動作している．この実際に動いているプログラムの実体を，補助記憶装置に記憶されたプログラムと区別してプロセス（process）とよんでいる．また，同時に複数のプロセスを動かせる機能をマルチプロセスという．

　このように，同じプログラムを 2 つのプロセスとして並行して動かすこともできるが，同じプログラムであれば共有できるリソースもあるので，完全に別々に動かすのは，メモリなどコンピュータのリソースの使い方という観点からみると無駄がある．そこで考えられたのが，プロセスのなかで可能な部分はリソースを共有しながら，並行して複数個を動かす方法である．この

とき並行して別個に実行される単位をスレッド（thread）とよんでいる．UNIX，Linux，Windows，Mac OS はマルチプロセス，マルチスレッドの双方をサポートしているが，マルチスレッドで動かすにはユーザプログラムが対応している必要がある．

▶ 5) カーネル

プロセスの制御やメモリの管理，入出力装置の管理など，OS の核（kernel）となるプログラムで，特権モードで動作する．

▶ 6) ユーザインターフェースとシェル

コンピュータと人間のコミュニケーションをサポートする仕組みをユーザインターフェースとよぶ．初期のコンピュータでは，コマンドでコンピュータに指示を与えたので，ユーザインターフェースは文字列を入力する CUI（character user interface）であった．その後，より直感的で初心者でも使いやすい方法として，モニタ画面上のボタンやアイコンなどをマウスなどのポインティングデバイスで操作することにより指示を与える GUI（graphical user interface）が使われるようになった．たとえば Windows では，ユーザはデスクトップという GUI のうえで，プログラムの起動・停止やファイルの操作など，OS に対する指示を与えることができる．

キーボードからコマンドとして入力されたユーザの命令や，マウスのクリックなどによるユーザの指示を解釈してカーネルに伝えるプログラムをシェル（shell）という．つまり，ユーザインターフェースを実現するプログラムがシェルである．シェル（殻）という名前は，OS のカーネル（核）を包んでコンピュータと人間の仲介役をすることからつけられた．

CUI のシェルは，コマンドを解釈・実行することからコマンドインタープリタ（command interpreter）ともよばれる．UNIX，Linux，UNIX をベースとする Mac OS では，bash，sh，csh など数種類のシェルのなかから好きなものを使うことができる．また，UNIX や Linux では，GUI のシェルも好みのタイプを選んで使うことができる．

▶ 7) システムコールと API

カーネルは，プロセスの制御やファイルの読み書きなど，特権モードでしか処理できない機能をもっている．ユーザプログラムからもこのような処理をしたいことはよくあるが，ユーザプログラムが特権モードで動くことを許してはコンピュータの安全は保てない．そこで，OS はカーネルの機能を関数（第 7 章 3 節参照）の形で提供し，ユーザはその関数を使ってプログラムを開

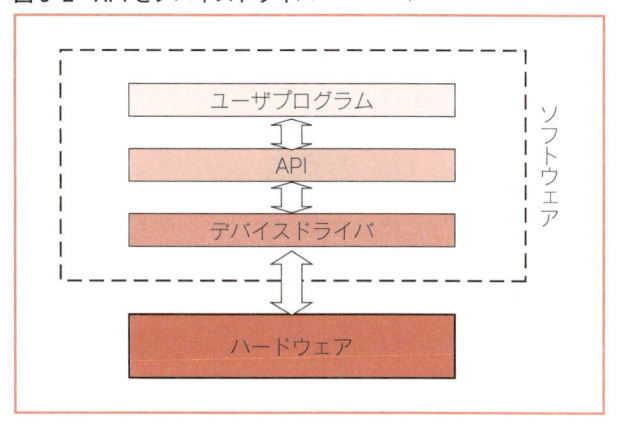

図6-2 APIとデバイスドライバ

発する方法がとられている．このような，OSが提供している特権モードで動く関数を一般にシステムコールという．

　特権モードの処理に限らず，モニタへの描画，ファイル操作，キーボードやマウスからの入力制御，プリンタへの出力などの操作は，いろいろなユーザプログラムで必要になる．このような処理をするコードを，個々のユーザプログラムを開発するたびに作るのでは効率が悪い．そこで，OSは入出力装置の制御などの機能をユーザプログラムから利用できるよう，関数群として提供している．これらの関数群は，応用プログラムとOSのインターフェースの役割を果たすことからAPI（application programming interface）とよばれている．

コード： プログラム，またはプログラムの一部のこと．

▶ 8) デバイスドライバ

　たとえば，ユーザプログラムからプリンタに出力したいときは，プリンタ用のAPIを利用してプログラムを書くことができる．しかし，プリンタの種類は多数あり，しかも新しい機種が次々と発売される．そのたびにAPIを作り直さなくてはならないのではいかにも不便である．そこで，APIは read, write のような一般的な記述で動かせるようにしておき，APIとは別に個々のデバイス（周辺装置）を制御するデバイスドライバというプログラムを用意して，APIはデバイスドライバを使って個々の機器を操作するという方法が

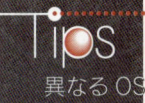 **POSIX**

異なる OS でも同じ仕様の API が使えるとプログラムの移植性が向上する．そこで，IEEE はさまざまな

UNIX OS の標準化をめざして POSIX（ポジックス，Portable Operating System Interface for UNIX）という規格を定めている．

とられている．**図 6-2** はその模式図である．プリンタを取り替えるときは，ユーザプログラムを書き換える必要も API を更新する必要もなく，単に新しいプリンタのデバイスドライバを OS に追加すればよい．

2 ― OS の役割

OS には，以下のようないろいろな役割がある．

▶ 1) ユーザインターフェースの提供

シェルにより，人間とコンピュータのコミュニケーションの手段を提供する．PC では CUI より GUI が使われることが多い．

▶ 2) プロセスの管理

プログラムを実行するときに，各プロセスに必要なメモリやディスク装置などのリソースを割り当て，プロセスの動作を制御する．

さらにマルチプロセスの場合，個々のプロセスがお互いに干渉しないように制御するとともに，CPU のコアが 1 個の場合は同時に複数のプロセスを実行することはできないので，どのような順番でどの程度の時間を与えて各プロセスまたはスレッドを実行するかスケジューリングを行う．

プロセスは，実行状態，実行可能状態，待ち状態の 3 つの状態の間を交互に遷移する．プロセスが新しく生成された時点では実行可能状態であり，CPU が利用可能になるのを待っている．CPU を使ってプロセスが動いている状態が実行状態である．入出力を行うときは，その作業が終了するまで次の処理は行えないのでプロセスは待ち状態となり，入出力が終了すると，プロセスはまた実行可能状態となる．OS はこのようなプロセスの遷移の制御も行う．

プロセスの状態は，Windows ではタスクマネージャ，Mac OS ではアクティビティモニタ，UNIX や Linux では ps コマンドや kill コマンドを使って調べたり強制的に停止させたりすることができる．

▶ 3) メモリの管理

ユーザプログラムを実行するには，プログラムを格納するのに必要な容量のメインメモリをまず割り当てる必要がある．マルチプロセスの場合，メインメモリはプロセスごとに別な場所を割り当て，お互いに干渉しないように制御する．万一，OS が使用している場所にユーザプログラムが書き込みをすると，コンピュータが止まったり暴走する危険があるため，メモリの管理はコンピュータシステムの安全性にとって重要である．

図 6-1（c）ではメインメモリにまだ空きがあるが，ユーザプログラムを同

時に何個も動かすとメインメモリの容量が不足することがある．このときは，補助記憶装置にプログラムやデータを一時的に待避させることにより（この操作をスワップ（swap）とよんでいる），メインメモリの容量不足を補う．このような記憶装置の統合的な管理も OS の役割である．

▶ 4) 入出力装置の管理

キーボード，マウス，モニタなどの入出力装置を制御するとともに，ユーザプログラム開発のために入出力装置関連の API を提供するのも OS の役目である．

▶ 5) ファイルシステムの管理

コンピュータで使用するソフトウェアやデータは，補助記憶装置にファイルとして保存することが多い．コンピュータのハードウェアが進歩し補助記憶装置としてディスク装置が一般的になると，OS には上記の 1）〜4）の基本的な機能に，ファイル装置を効率よくかつ人間でも容易に操作できるような機能が追加され，DOS（disk operating system）とよばれるようになった．

OS がファイルを管理する仕組みをファイルシステムとよんでいるが，OS は複数のプロセスの同時アクセスによってファイルシステムに不具合が起きたりしないよう，ファイルの読み書きを監視制御するとともに，ユーザプログラムがファイルを操作する際に個々の補助記憶装置のハードウェアの構造を意識せずにプログラムが書けるよう，API を提供している．

▶ 6) ユーザの管理

サーバでは，複数のユーザが同時に 1 台のサーバを利用する場合がある．また，PC では，同時ではなくても権限の異なる複数のユーザが 1 台の PC を利用することがある．そのため，最近の OS は権限の異なる複数のユーザを管理し，複数のユーザの同時使用をサポートする機能を備えることが多くなっている．実際の運用に際しても，管理者権限をもつユーザと，一般利用者とを分けて管理することが望ましい．

この節では OS の主要な機能をみてきたが，OS はこの他に，ネットワークのサポート，日本語環境のサポートなど，コンピュータシステムの円滑な運用に必要ないろいろな機能を備えている．

4 プログラミング言語

　コンピュータに仕事をさせるにはプログラムが必要である．プログラムはその目的と書き方が人間の言葉（自然言語）とよく似ているので，プログラムを書くための規則をプログラミング言語（programming language），あるいはプログラム言語とよんでいる．この節では，さまざまなプログラミング言語とプログラムの開発方法について説明する．

1 ─ 機械語とアセンブリ言語

　CPU は，機械語（マシン語，machine language）とよばれるプログラミング言語で書かれたプログラムを，直接解釈して実行することができる．しかし，機械語のプログラムは，命令もデータもすべて 2 進数で書く必要があるため，人間が書くのは容易ではない．

　そこで，2 進数で表される機械語の命令を意味のある略号（ニモニック，mnemonic）に，同じく 2 進数で表されるデータやアドレスを 16 進数や 10 進数に置き換えることで，人間でも容易にプログラムを作成できるよう工夫をしたのが，アセンブリ言語（assembly language）である．たとえば，

　　11000110　00010010

は，ある CPU（Intel8080）の機械語の命令では「アキュムレータに 2 バイト目の定数を加算せよ」という意味になるが，これをアセンブリ言語で書くと，

　　　ADI　12H

となる．ADI は 1 バイト目の加算命令の略号，12H は 2 バイト目の「00010010」を 16 進数（hexadecimal）で表したものである．また，機械語では，変数はその値を記憶するメインメモリのアドレス（2 進数）で表すが，アセンブリ言語では，名前をつけて表すことができる．

　CPU は，アセンブリ言語で書かれたプログラムを直接理解できないので，アセンブラというプログラムにより機械語のプログラムへ変換する．機械語とアセンブリ言語は，低水準言語または低級言語（low-level language）とよばれる．低水準・低級というのは，能力が低いという意味ではなく，機械により近いという意味である．

　機械語とアセンブリ言語だけでなく，一般にプログラミング言語では，各ステップは，

　　　命令＋命令を実行するのに必要なアドレスやデータや式

表6-1 プログラミング言語の種類

使用目的	プログラミング言語
科学技術計算	FORTRAN, BASIC, ALGOL, PL/I, C, Pascal
事務処理	COBOL
データベース問い合わせ	SQL
統計計算	R（技術計算も可能）
行列計算，信号処理，技術計算	MATLAB
リスト処理，数式処理	LISP
エキスパートシステム（論理に基づく推論）	Prolog
スマートフォンのアプリ開発	Java, Swift（どちらも汎用）
CGI	Perl, Python, PHP, Ruby, C
Web上の描画やアニメーション	JavaScript
オブジェクト指向に基づくプログラム開発	SmallTalk, C++, Python, Java, Swift

という形式をとることが多い．英語の命令形「動詞＋目的語」と構文が似ており，動詞にあたる部分を命令コード（operation code），目的語の部分をオペランド（operand），全体を命令文（instruction）とよぶ．複数の命令文を並べたものがプログラムである．

2 — 高水準言語

アセンブリ言語は，機械語と違って人間でも比較的容易にプログラムを書くことができるが，以下のような問題点もある．

①機械語の命令体系はCPUごとに異なるため，アセンブリ言語もCPUごとに文法が異なり，異なるコンピュータ間ではプログラムの互換性がない．

②周辺機器などのハードウェアを直接制御するプログラムを開発するのには向くが，患者のデータ処理のような通常のデータ処理を記述する手段としては煩雑すぎる．

そこで，より人間の言語に近い形式でプログラムを書くために開発されたのが高水準言語（high-level language，高級言語ともいう）である．ユーザプログラムは高水準言語を用いて開発することが多い．

表6-1は代表的な高水準言語の一覧である（分類は便宜的なものである）．

FORTRANは，1950年代半ばに開発されたもっとも古い高水準言語である．数値計算向きの言語で，設計が古いため何度か改訂され，今でもさまざまな数値計算プログラムの開発に利用されている．BASICは初心者のプログ

ラム教育を目的として開発された言語で，文法が簡潔で初心者でも学びやすいという特長がある．C言語はUNIXでシステムの開発をするために作られた．他の高水準言語と比べるとCPU寄りの細かなプログラミングができるが，その反面，プログラムの安全性はプログラマ任せになっている．BASICとC言語については，第7章で解説する．

　ALGOLは，アルゴリズム（第7章1節参照）を最適に記述するためにはどのようなプログラミング言語がよいかという視点で開発された言語である．今ではほとんど使われていないが，代表的な構造化プログラミング言語のひとつであるPascalにその優れた特長が受け継がれている．

　COBOLは，事務処理用の言語を統一するために1959年に開発された言語で，今でも事務用として用いられている．

　以上のプログラミング言語では，命令文の順に沿って処理をすれば問題が解けるようプログラムを記述する．このようなプログラミング言語を手続き型言語（procedural language）とよんでいる．これに対して，非手続き型の言語（non-procedural language）もあり，その1つであるPrologでは，問題を解く手順を記述するのでなく，問題を解くのに必要な事実や推論の規則を与えておき，問題を解くときは「何を知りたいか」を記述する．実際に問題を解く際には，与えられた事実と質問をもとに，推論エンジン（inference engine）とよばれるプログラムが，与えられた推論規則を使って演繹を繰り返すことにより解をみつける．

　関数の定義の繰り返しによりプログラムを記述する非手続き型言語もある．代表的なものにLISPがあり，リスト処理を得意とするため数式や文字列の処理に向いている．1950年代後半に開発された，FORTRANに次いで古い高級言語だが，洗練された構文をもち，柔軟性にも優れているため今でも用いられている．

　データベース問い合わせ言語であるSQLも非手続き型言語である．たとえば，ある条件の患者をデータベースから検索したいときは，検索の手順でなく，どのような患者のデータが必要か，その条件を記述する．企業や病院でデータベースの管理・操作を行うための標準的な言語になっている．

Tips　構造化プログラミング

コンピュータが実用化され，次第に大きなプログラムが開発されるようになると，素朴な開発方法では正しく動作するプログラムを書くことが困難になっていった．そこで，誤りが起こりにくいプログラミング方法を目指して，E.W.ダイクストラが提唱したのが，構造化プログラミングである．プログラム中の制御の構造を明解にすることや，サブルーチン（第7章3節参照）によるコードの抽象化により，分かりやすく誤りのないプログラムを作ることをめざしている．

手続き型言語のなかには，オブジェクト指向言語（object-oriented programming language）とよばれるものがある．たとえば，患者のデータを扱う場合を考えてみると，従来のプログラミング言語では，まず性別，体重，身長のような患者の属性を変数として表し，次に，たとえばBMIの計算のような患者データをもとに行う計算の手順を，変数の定義とは独立して記述する．オブジェクト指向言語の特徴は，これまではデータはデータだけで独立に，それを使った計算処理はデータとは別個に定義していたのを，データとそれに関連する関数や手続きなどのデータ処理の手順（メソッド（method）という）を組にして定義するところにある．このデータとメソッドの定義の組をクラス（class），クラスで定義された構造をもつ変数（正確には変数と操作の組）をオブジェクト（object）とよんでいる（第7章5節参照）．

オブジェクト指向言語は，この特徴を活かしてプログラムを分割して開発・管理することで，規模の大きなプログラムを大人数で開発する場合でも，プログラム全体の見通しをよくし，また，誤りも少なく再利用もしやすい形でプログラムを開発できるようにすることを目指している．代表的なオブジェクト指向言語としては，Java，C++，Smalltalk，Python などがある．

その他，MATLAB は配列の計算を効率よく行うことができ，さらにさまざまなデータ処理用のパッケージが提供されているため技術計算に活用されている．また，フリーのプログラミング言語 R は，ユーザが開発した統計解析や科学技術計算のさまざまなパッケージが利用できるため広く用いられている．

以上のプログラミング言語では，自然言語と同じようにプログラムを文字や数字からなるテキストで記述するが，画面上でさまざまなグラフィカルな要素を配置・接続することによりプログラムを記述する言語もあり，ビジュアルプログラミング言語，あるいはグラフィカルプログラミング言語とよばれている．第7章で紹介する LabVIEW や Simulink など，いろいろな種類がある．Simulink を例にとると，画面上でブロック線図を作成することにより，容易に電気回路や機械の数値シミュレーションができる．また，Simulink は作成したプログラムを C 言語のプログラムに変換する機能ももっている．

3 —コンパイラとインタープリタ

高水準言語で書かれたプログラムをソースプログラム（source program）とよぶ．CPU はソースプログラムを理解できないので，プログラムを実際に動かすためにソースプログラムをあらかじめ機械語のプログラムに変換（翻訳）しておく方法がある．この変換を行うプログラムをコンパイラ（compiler），

スマートフォンの言語： Android のアプリは Java やその改良版である Kotlin で作ることができる．iOS では，アプリ開発には Swift というプログラミング言語が使われている．

モジュール，パッケージ，ライブラリ： プログラミング言語によって意味が異なるが，一般に他のプログラムの部品として利用可能なプログラム（関数）をモジュール，関連する機能をもつ複数のモジュールファイルを集めたものをパッケージとよぶことが多い．ライブラリは一般的な言葉で，ユーザプログラムの開発に利用可能な関数集を指すことが多い．

できあがった実行可能な機械語のプログラムをオブジェクトプログラム（object program）とよんでいる.

　高水準言語で書かれたプログラムを実行する方法としては，その他にインタープリタ（interpreter）というプログラムで，ソースプログラムの命令文を順に1ステップずつ取り出して解釈し，該当する処理を行っていく方法もある. インタープリタ方式では，ある命令を実行する段になってはじめて翻訳作業を行うため，コンパイラによってあらかじめ変換された機械語のプログラムによる処理より一般に実行速度が遅いが，未完成のプログラムを途中まで実行することもできるのでプログラム開発に向くという特長がある. また，次に述べるスクリプト言語などでは，コンパイラよりインタープリタの方が開発が容易であるという利点もある.

4 — スクリプト言語とマクロ言語

　プログラミング言語のなかには，プログラムを手軽に書けるよう変数の型の宣言などの厳格な作法を必要としない言語も存在し，一般にスクリプト言語（script language）とよばれている. そのソースプログラムをスクリプト（script）といい，通常，機械語への翻訳を行わずにインタープリタ方式で実行する.

　表計算ソフトやワープロ，テキストエディタなどでは，そのソフトウェアの単独の機能では実現不可能な複雑な手順の処理を行いたいときは，マクロ言語（macro language）とよばれるスクリプト言語でプログラムを書くことができることが多い.

　ウェブサイトは，マークアップ言語のひとつである HTML（HyperText Markup Language）を使って記述するため, 計算や動的な表示は苦手である. このような HTML ではできない処理は，JavaScript のようなスクリプト言語を使って書かれることが多い.

　ホームページ上のフォームに入力されたデータの読み込みなども HTML ではできないので，CGI（common gateway interface）とよばれるサーバ上で

動くプログラムで処理を行う．CGI の作成には，Perl，PHP，Ruby，Python などの比較的文法の簡単なプログラミング言語が使われることが多いが，これらもスクリプト言語に分類される．

CUI のシェルの文法は一種のプログラミング言語で，コマンドで指示をする際に変数が使えるだけでなく，繰り返しなどの制御構造ももっている．また，一連のコマンドをファイルに保存しておいて，プログラムを動かすのと同じ感覚で実行することができる．これをシェルスクリプトとよんでいる．もちろん，同じ処理を，逐一コマンドを入力することにより実行することもできる．

5 応用ソフトウェア

文書作成，表計算，メールの送受信など，ある特定の目的のために開発されたプログラムのことを応用ソフトウェアとよんでいる．この節では，代表的な応用ソフトウェアを紹介する．

▶ 1）文書作成ソフトウェア

文書作成用の応用ソフトウェアは，目的に応じてさまざまな種類がある．

印刷を前提とした文書の作成・編集に使用されるのがワードプロセッサ，略してワープロである．表や図を文書の中に配置したり，細かなレイアウトを調整する機能をもっている．

コンピュータで扱うデータのうち，文字列から構成されるものをテキストとよぶが，純粋なテキストの作成と編集を目的とし，印刷を最終目的としないのがテキストエディタである．ソースプログラムの作成などに利用される．

以上の他，出版用の原稿作成をコンピュータ上で行う DTP（desktop publishing）用のソフトウェア，年賀状の作成やラベルの印刷など特定の目的に特化したソフトウェアも広く使われている．

▶ 2）計算ソフトウェア

計算を目的とする応用プログラムにはいろいろな種類がある．2 次元の表で表現できるデータの処理を行うのが表計算ソフトウェアである．2 次元の表はスプレッドシート（spreadsheet）またはワークシート，そのなかのひとつひとつの格子はセル（cell）とよばれる．表計算ソフトウェアはセルにデー

タだけでなく計算式を入力できるため，さまざまな計算処理に対応でき，日常的なデータ処理の大部分をこなすことができる優れた能力をもっている。

統計ソフトウェアは，統計学的推定・検定，グラフ作成など統計処理を専門に行う。この他にも，建物の構造計算，機械や回路の設計に必要な技術計算を行う応用ソフトウェアなどが広く使われている。

▶ 3) プレゼンテーションソフトウェア

会議や報告会では，コンピュータの画面上の「スライド」をプロジェクタを使ってスクリーンに表示し，スライドを順番に上映しながらプレゼンテーションを行うことが多い。プレゼンテーションソフトウェアはそのためのソフトウェアである。プレゼンテーションを有効に行うために，図の作成やアニメーション効果の追加など，さまざまな機能を備えている。

▶ 4) データベース管理ソフトウェア

表計算ソフトウェアでは手に余るような複雑な構造をもつデータベースの作成と運用を行うためのソフトウェアが，データベース管理ソフトウェアである。データの挿入，編集，削除だけでなく，高度な検索機能など，データベースを活用するための機能を備えている。

▶ 5) 画像関連のソフトウェア

コンピュータで画像，写真，動画の処理を行うために，画像処理ソフトウェア，動画編集ソフトウェアなど，さまざまなソフトウェアが開発されている。画像処理ソフトウェアには，主として写真の加工を目的とするフォトレタッチソフト，手描きの絵の作成を主目的とするペイントソフト，高度なイラストの作成ができるドローソフトなどがある。製図を目的とするソフトウェアはCADソフトウェア（computer aided design）とよばれる。この他に，さまざまな種類のグラフを作成できるグラフ作成ソフトウェアや3次元画像

Tips　サーバ用のプログラム

本文では主としてPC向けのプログラムを紹介したが，サーバの機能を実現するためのソフトウェアもいろいろあり，「〜サーバ」とよばれることが多い。代表的なものとしては，メールの送受信を行うメールサーバ（代表的なものにsendmailがある），ウェブサイトの公開を実現するhttpサーバ（代表的なものにApacheがある），URLを対応するIPアドレスに変換するDNSサーバ（domain name system server；代表的なものにBINDがある），IPアドレスの動的な割り当てを行うDHCPサーバ，ネットワーク経由の印刷をサポートするプリントサーバ，ネットワーク上にファイルシステムを実現するファイルサーバ，ファイルの転送をサポートするFTPサーバなどがある。なお，上記の「〜サーバ」という呼称は，これらのソフトウェアが動いているサーバマシンを指す場合もある。

の処理を行えるソフトウェアなどが利用されている.

▶ 6) メディアプレーヤ

コンピュータで動画や音楽のファイルを再生して楽しむためのソフトウェアもいろいろあり, 一般にメディアプレーヤとよばれている.

▶ 7) メーラ

電子メールの作成, 送受信, 管理を行うソフトウェアをメーラとよぶ. メールクライアントあるいは MUA (message user agent, mail user agent) とよぶこともある. なお, サーバ側でメールを送信するプログラムは MTA (message transfer agent) とよばれている.

▶ 8) Web ブラウザ (Web browser)

インターネット上のウェブサイト (ホームページともいう) を閲覧するためのソフトウェアが Web ブラウザである. 画像だけでなく, プラグイン (アドオン, アドインともいう) とよばれる追加機能を組み込むことにより, 動画や音楽を再生することもできる.

▶ 9) ユーティリティソフトウェア

ユーティリティ・ソフトウェアと言語処理プログラムは, 応用ソフトウェアとは別のものとする分類もある.

応用ソフトウェアのなかには, ディスクやファイルの管理, ウイルス対策など OS の機能を補完するようなソフトウェアもあり, ユーティリティソフトウェアとよばれている.

ディスクの管理や修復を行うユーティリティソフトウェアは, OS のトラブルなどで OS が動いていない状態でも起動させなければならない場合がある. そのため, 自身を動かすのに必要な最小限の機能をもつ OS を備えているものもある.

▶ 10) 業務用ソフトウェア

特定の業務分野に特化したソフトウェアを業務用ソフトウェアとよんでいる. 販売管理, 給与計算, 建築設計などのソフトウェアがある.

▶ 11) 医療用のソフトウェア

病院でも, 医療専用のさまざまなソフトウェアが利用されている. 代表的なものに, 電子カルテシステム (EMR：electronic medical record), 医事会計システム, オーダリングシステム, 画像保管管理システム (PACS：picture archiving and communication system), 透析用の患者情報システム, ME 機器

の管理用のデータベースシステム，検査・薬剤・栄養給食管理などのさまざまな部門システムがある．

▶ 12) その他

　以上の他にも，光学メディアの書き込みを行うソフトウェア，家庭学習用のソフトウェア，ゲーム，楽譜作成ソフトウェア，さらに，本章4節で解説したプログラム開発のための言語処理プログラムなど，さまざまな応用ソフトウェアが使われている．

第7章 プログラミングの基礎

プログラムは通常，次のようなステップで作成する．
①与えられた問題を解く手順（解法）を考える
②データをプログラムのなかでどう表現するか考える
③考えた解法をプログラムに直す（コーディング）
④作ったプログラムをテストし，間違いを取り除く（デバッグ）

　この章では，実際のプログラム例を交えながら，プログラミングの基本を解説する．プログラミング言語は，自分がやりたいことをコンピュータに伝えるための言葉なので，外国語を学ぶときと同じように，自分で実際にその言葉を使ってみることが一番の勉強法である．

1 プログラム作成の基本

1—アルゴリズム

　コンピュータを使って問題を解くには，最初にどのような手順を使えばその問題が解けるかを考えなくてはいけない．

GCD : greatest common divisor

　例として，2個の自然数a，b（a＞b）の最大公約数（以下，GCD）を求める問題を考えてみよう．この問題は，aをbで割ったときの余りをrとすると，aとbのGCDはbとrのGCDに等しいという性質を使って解くことができる．具体的には，aをbで割ってrを求めたら（もしr＝0ならbがGCDである），次はbをrで割ったときの余りqを求め，その次はrをqで割ったときの余りを求めるという手順を繰り返していく．余りが0になるときがかならずくるが，最後に割った数がaとbのGCDである．

　たとえば，20と12のGCDは12と8（＝20÷12の余り）のGCDに等しく，12と8のGCDは8と4（＝12÷8の余り）のGCDに等しい．8÷4の余りは0なので，最後に割った4が20と12のGCDである．

ユークリッド（Euclid）：紀元前3世紀頃のギリシャの数学者．ギリシャ語の読みはユウクレイデス．

　この解法はユークリッドの互除法とよばれているが，このような，ある問

題を解くための手順をアルゴリズム（algorithm）とよんでいる．ユークリッドの互除法は，書物に記された人類最古のアルゴリズムとされている．

⚙2 ─ 変数とデータの型

最大公約数を求める問題をコンピュータを使って解くには，ユークリッドの互除法をプログラミング言語で記述すればよい．ユークリッドの互除法は，変数 x と y を使うと次のように記述できる．

①x に a を，y に b を代入する

②x を y で割った余りを r とする．r=0 なら y が解なので計算を終了する

③x に y を，y に r を代入し，②に戻る

プログラムでも変数を使うことができるので，この手順を BASIC で書くと，**例1**のようになる．このように，プログラミングとは，与えられた問題を解くアルゴリズムを考え，それをプログラミング言語を使って記述することであるといえる．

このプログラムで扱うデータは整数であったが，プログラムで扱うデータはさまざまな性質や構造をもっている．これをデータ型といい，基本的なものに，整数型，実数型，文字型（または文字列型），論理型がある．プログラムを作成する際は，データの特性を考えて，データをどのようなデータ型の変数（もしくは定数）として扱えばよいかを考えなくてはならない．

数値は，たいていのプログラミング言語では，整数型と実数型を区別して扱う．さらに，実数型は，表現できる精度の違いにより，単精度型と倍精度型の区別がある場合が多い．

例1のプログラムの1行目で二重引用符でくくって指定した *"2つの自然数 a, b（a>b）を入力してください"* は，数値でなく文字が連なったデータ（この場合は変数でなく定数）で，文字列型といわれる．

論理型は，第3章で解説した論理変数をプログラムのなかで扱うためのデータ型で，値は True（真）か False（偽）のどちらかを取る．**例1**のプログラムで If に続く「r=0」は結果が論理型となる式で，r が 0 であれば結果は True，そうでなければ値は False になる．

以上の基本データ型の他に，構造をもつデータ型もある．たとえば，患者

100 人の体重のデータを処理したいときに，それぞれを別な名前の変数で表したのでは式を書くのは容易ではない．数学では「x_k」のように添え字付きの変数を使うことにより簡潔な表現ができるが，プログラム言語でも同じ性質の複数個のデータをまとめて扱うためのデータ型があり，配列型（array）とよばれている．たとえば，BASIC の場合は，プログラムの先頭で「DIM x

【例1】 最大公約数を求めるプログラム

```
PRINT "2 つの自然数 a，b（a>b）を入力してください";
INPUT a，b
LET x=a
LET y=b

DO
    LET r=MOD(x，y)
    IF  r=0 THEN EXIT DO
    LET x=y
    LET y=r
LOOP

PRINT a;" と "; b;"の最大公約数は"; y
END
```

【例 1 の実行結果】

2 つの自然数 a，b（a>b）を入力してください？ <u>1001，39</u>
 1001 と 39 の最大公約数は 13

【例 1 のプログラムの補足説明】

・a，b，x，y，r は変数である．

・MOD（x，y）は x を y で割った余りが値となる組み込み関数である．

・PRINT は指定した文字列や変数の値を画面に表示する命令である．

・INPUT はデータをキーボードから入力するための命令である．

・「LET 変数＝式」と指定すると，右辺の式の値を計算して結果を左辺の変数に代入する．

・「DO〜LOOP」で囲まれた範囲は何度も繰り返して実行される．

・「IF 条件 EXIT DO」は条件が成立すると「DO〜LOOP」で指定された繰り返しを終了し，LOOP 文の直後の命令へジャンプする．

（10）」のように変数 x は大きさが 10 の配列であることを宣言しておけば，プログラム中では 3 番目の要素であれば x(3) と表すことができる．

　配列は同じ型のデータの集まりだが，患者のデータを処理する場合，患者の氏名（文字列型），年齢（整数型），性別（文字型），体重（実数型），身長，検査結果など，さまざまな異なる型のデータを 1 人の患者の属性として扱わなくてはいけないのが普通である．このような場合，異なるデータ型の要素からなる 1 組のデータを，1 つの変数や定数（患者 1 人のデータに相当）としてユーザが自由に定義して使えると便利である．このような，ユーザが定義可能で複数の異なる型の変数からなるデータ型は，C 言語では構造体，Pascal ではレコード型とよばれている．Java ではそれだけでなく，患者の属性を使った計算（たとえば BMI の計算）も同時に定義可能で，合わせてクラスとよばれている（本章 5 節参照）．

整数型：家族の人数のような，飛び飛びの数を表すのに向いている．

実数型：身長や血圧のような，連続量を表すのに向いている．

❀❀ 3 ─ プログラムの流れの制御

　手続き型のプログラミング言語では，通常は上から順に命令文が実行されるが，ユークリッドの互除法のアルゴリズムをみても分かるように，それだけでは解法を記述できない．そこで，プログラムの流れを変えるために，通常，次の 3 つの方法が用意されている．

　①繰り返し

　②条件による分岐

　③サブルーチンまたは関数

　これらの機能を使ったプログラムの流れの制御の仕方は，本章 2 節と 3 節で流れ図を使って説明する．

2 流れ図 （フローチャート）

　前節では，ユークリッドの互除法を箇条書きの文章で記述したが，アルゴリズムやプログラムを図で表現する流れ図（フローチャート）という方法もある．

　図 7-1 は，ユークリッドの互除法を流れ図で表したものである．このように，流れ図ではプログラムの各ステップの処理内容を箱のなかに記述し，各箱を線または矢線で結ぶことにより解法の手順を記述する．日本では「JIS X0121：1986」で書き方が定められている．**表 7-1** は流れ図で使われる代表

JIS X0121：1986：情報処理用流れ図・プログラム網図・システム資源図記号．

図7-1 ユークリッドの互除法の流れ図

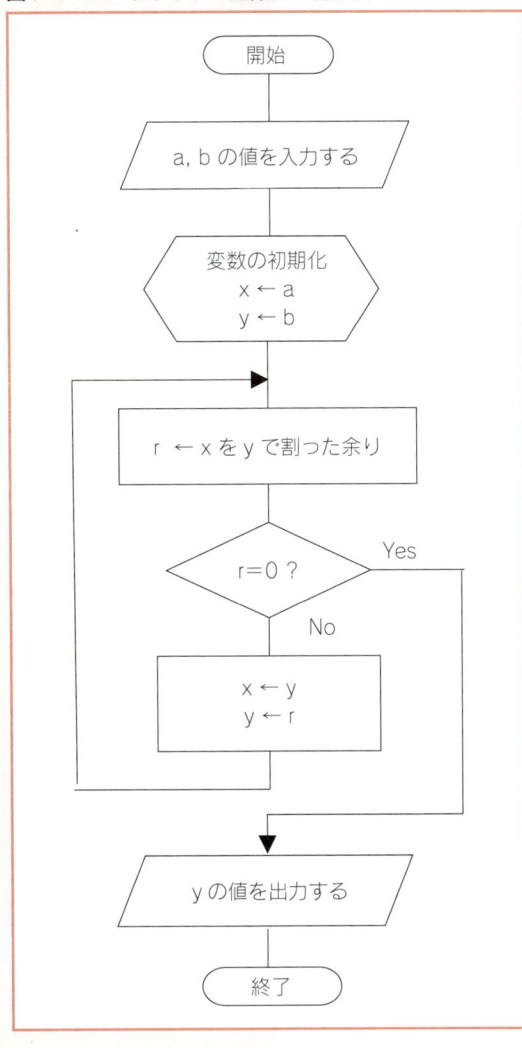

表7-1 フローチャートの代表的な記号

名前	記号	意味
端子		プログラムの開始や終了
線	または ↓	データまたは制御の流れ
処理		任意の種類の処理
データ		データまたはデータの入出力
準備		変数の宣言や初期値の設定
ループ端		ループの始まりと終わり（2つの部分からなる）
判断		条件による場合分け
記憶データ		ファイルなどに記憶されているデータ
書類		プリンタへの出力など人間が読めるデータ

的な記号をまとめたもので，プログラムの開始と終了は長円形，通常の処理は長方形，データの入出力は平行四辺形，データの初期化は上下対称の6角形，繰り返しは上下対称の2個の6角形，条件による場合分けは菱形で表す．

　プログラムは基本的に上から下への直線的な流れのなかで記述しなくてはいけないのに対して，流れ図は2次元の図式表現であるため，直線的な流れのプログラムだけでなく，場合分けや繰り返しなども分かりやすく表現できる点が優れている．

　流れ図は短いプログラムであればその記述もできるため，プログラムを文書化する手段として使われていた時代もあったが，大規模なプログラムの記述には向いていない．ソースプログラムと流れ図の両方を同期して管理しな

ければならず管理の手間が増えるなどの理由から，今ではプログラムを記述する手段としては使われなくなった．しかし，アルゴリズムを分かりやすく記述するという目的には有用なため，今でもよく利用されている．

3 流れ図とBASICによる プログラミング入門

　この節では，流れ図とBASIC言語を使って，プログラムの作り方の基本を紹介する．以下で取り上げた例題は，読者が自分でプログラムを入力，実行できるようにFull BASICに準拠して書いてあるので，Tipsを参考に，実際に走らせながら学んでほしい．

1 ─ 簡単な計算

　コンピュータによるデータ処理のもっとも基本的なパターンは，①データの入力，②計算，③結果の出力，という3つのステップからなる処理であろう．**図7-2**は，2つの数の足し算をするプログラムの流れ図である．
　これを実際にBASICで書くと**例2**のようになる．実際にプログラムを動かすと【例2の実行結果】の1行目のように画面に「？」と表示されるので，その後に数値を2個ユーザが入力する（この場合は，下線で示したように3と4を入力している）．2行目は実行結果で，入力した値と計算結果（変数 x, y, z の値）が画面に表示されている．

Tips　BASIC言語

　BASICは，1964年に教育用のプログラミング言語として開発された．国際標準化機構（ISO），米国規格協会（ANSI），日本産業規格（JIS）などで規格が制定されたが，規格化された項目は最小限のものだったため，PCが出現すると機種ごとに異なる拡張が行われ，さまざまな方言が出現した．1990年代になると，構造化プログラミングの提唱を受けてBASICの文法も見直され，Full BASICという名称で新たな規格が制定された．

　本書に掲載した例題プログラムは，JIS Full BASICの実行環境である「10進BASIC」を利用して実際に動かすことができる．インストーラを以下からダウンロードして実行すると，プログラムの入力と実行ができるようになる．
　http://hp.vector.co.jp/authors/VA008683/
【注】10進BASICでは，数値は10進の小数として正確に扱われるので，整数型と実数型を区別して扱う必要はない．

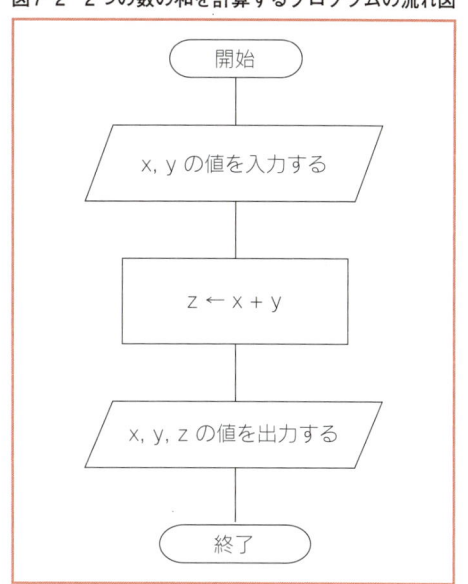

図7-2　2つの数の和を計算するプログラムの流れ図

2 ─条件による分岐

　例2は，上から順に処理をする単純なプログラムだったが，条件によって相異なる処理を行いたいこともある．たとえば，肺活量（vital capacity：VC）の標準的な値を求めるのに Baldwin の肺活量予測式が広く用いられているが，この予測式では年齢と身長から男女別に異なる式を使って推定を行う．したがって，この式を使って標準値を計算するには，**図7-3** の流れ図のように，性別により別々の式を使って計算をするプログラムを作ればよい．

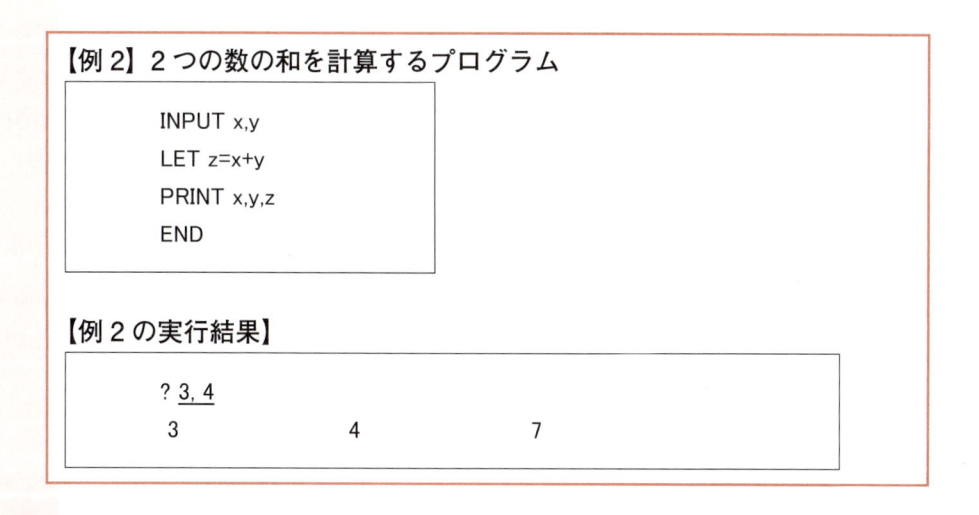

【例2】2つの数の和を計算するプログラム

```
INPUT x,y
LET z=x+y
PRINT x,y,z
END
```

【例2の実行結果】

```
? 3, 4
  3          4          7
```

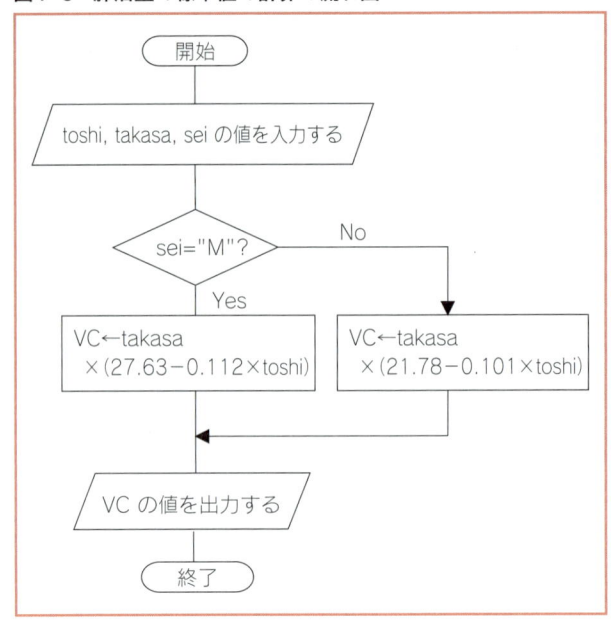

図7-3　肺活量の標準値の計算の流れ図

<img>3 ―繰り返し

　1から100までの和を計算するにはどうすればよいか考えてみよう．この場合，同じような計算を100回繰り返すことになるが，そのために同じような命令を100回書くのは効率が悪い．このような場合は，BASIC では FOR〜NEXT 文とよばれる命令の組で，FOR 文と NEXT 文の間の処理を指定された回数，繰り返すことができる．また，別な方法として，処理の前または最後で処理を繰り返すか，それとも処理を終了して次に行くかを判定することで，このような繰り返しを実現することもできる．

　図7-4 は，後者の方法により1からnまでの和を計算するプログラムの流れ図である．変数kは0から始まり，値がnより小さいときは1を加えたうえで sum に加えていく．こうすれば，ループが終了したとき，sum の値は求めたいn個の数の和になっている．これを BASIC 言語で書くと，**例3** のようなプログラムになる．

　表7-2 は，n＝4の場合の変数の値の変化を示したものである．条件「k＜n」が True の間は DO〜LOOP で囲まれた範囲が実行されるので，k と sum の値が増えていき，条件が False になるとループが終了するが，そのとき sum の値は1から4の和（＝10）になっている．

図7-4　1からnまでの和の計算の流れ図

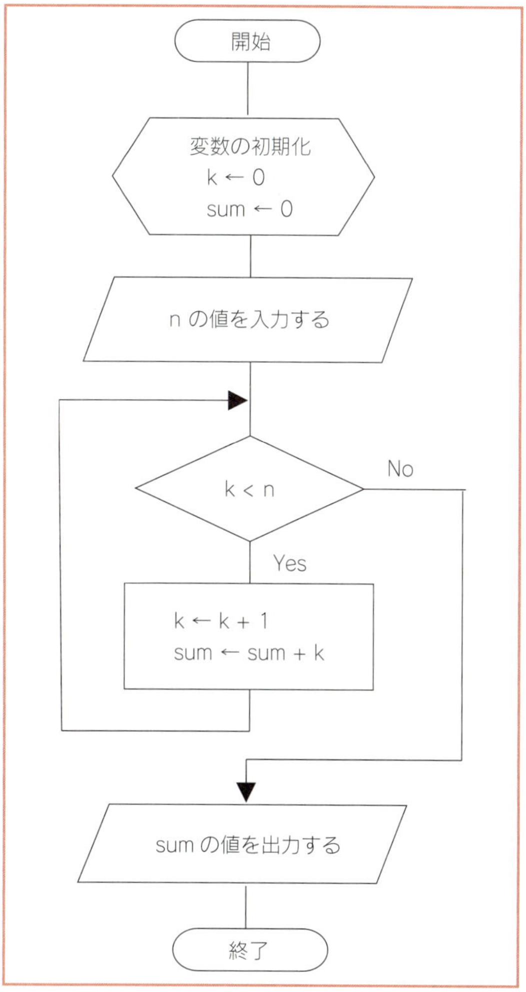

手続きと関数： 手続きと関数の定義はプログラミング言語により異なるが，一般に前者は一連の処理を行うだけなのに対して，後者は処理結果の値を返す点が異なる．両者を合わせてサブルーチン（subroutine）とよぶが，サブルーチンは手続きと同じ意味で使われる場合もある．また，両者を区別せずメソッド（method）または関数とよぶプログラミング言語もある．

4 ─ 手続きと関数

　同じような一連の処理を，何度も行いたいことはよくある．このような場合に，その処理に名前をつけて定義しておき，実際にその処理を行いたい場所では名前を指定することで定義した処理を使うことができる．これを手続き（procedure）とよんでいる．また，ユーザが自分で関数（function）を定義することもできる．

　手続きと関数を使うと，同じようなコードを繰り返し書く手間が省けるうえに，プログラムの流れが分かりやすくなるという利点がある．

この計算はFOR〜
NEXT文を使って書く
こともできるが，ここ
では練習のためにDO
ループを使って書いて
ある．

「LET k=k+1」は，右
辺の式（k+1）の値
を計算してその結果を
左辺の変数kに代入せ
よ，つまりkの値を1
増やせという指示にな
る．

【例3】1からnまでの和を計算するプログラム

```
        LET k=0
        LET sum=0

        PRINT "nを入力して下さい";
        INPUT n

        DO WHILE (k<n)
           LET k=k+1
           LET sum=sum+k
        LOOP

        PRINT "1から"; n; "の和は"; sum
        END
```

【例3の実行結果】

```
        nを入力して下さい？ 100
        1から 100 の和は 5050
```

表7-2　例3の実行例（n＝4の場合）

n	k	k＜n	k←k+1	sum
4	0	True	1	1←0+1　ループの1回目
4	1	True	2	3←1+2　ループの2回目
4	2	True	3	6←3+3　ループの3回目
4	3	True	4	10←6+4　ループの4回目
4	4	False	10	ループ終了

4 C 言語によるプログラミング

　C 言語は，1972 年に D.M. リッチーにより UNIX 用に開発された手続き型の高水準言語である．現在ではいろいろな OS 上で利用できる．応用ソフトウェアから OS に至るまで，たいていのプログラムは C 言語で書くことができ，C 言語でプログラムを書く人の数もまた多い．柔軟さを追求したため低水準言語に近いハードウェア寄りの細かい処理ができるが，反面自由度が高く何でもできてしまうためプログラムの安全性が犠牲になっている面もあり，注意深いプログラミングが要求される．

　C 言語の文法上の特徴としては，以下のようなことがあげられる．

- ・行の概念はなく，セミコロンで各命令文を区切る
- ・プログラムは関数の集まりとして記述する
- ・条件分岐や繰り返しの構文は構造化プログラミングの流れを汲んでおり，分かりやすいプログラムが書ける
- ・異なるデータ型の変数が集まったものを，構造体というひとつの変数としてユーザが定義できる．患者の属性を定義する場合などにはとても便利である．

【例 4】 C 言語のプログラム例（1 から 100 までの和を計算するプログラム）

```
#include <stdio.h>
int main( void )
{
        int k = 0;
        int sum = 0;
        while( k < 100 )
        {
                k = k + 1;
                sum = sum + k;
                            }
        printf( "1 から 100 までの和は %d です ¥n", sum );
        return 0;
}
```

・配列要素の位置を指し示すポインタという変数が使える.

例4は, 1から100までの和を計算するプログラムをC言語で書いた例である. 1行目では, 11行目で使用するprintf関数を含む標準入出力ライブラリstdio.hを読み込んでいる. 4行目と5行目では, 変数kとsumを整数型（int型）の変数として宣言すると同時に初期値「0」を与えている. 6行目から10行目はループで, while以下の条件「k<100」が成立している間, 波括弧 { } で囲まれた範囲の処理が繰り返し実行される. 最後にkの値が100になるとループは終了し, 11行目のprintf文が実行され結果が出力される.

ライブラリ： 他のプログラムから利用可能な, 手続きや関数の集まり.

5 Java によるプログラミング

第6章で説明したように, ソースプログラムを実際に動かす方法は大きく分けて2つある. コンパイラによって機械語のプログラムにあらかじめ変換しておく方法と, インタープリタを使って実行時にソースプログラムを逐一解釈しながら動かす方法である.

Javaはその両方の仕組みを巧みに利用している. Javaのコンパイラは, 通常のコンパイラと違ってそのコンピュータの機械語のプログラム（ネイティブコードという）ではなく, 仮想的なコンピュータの2進法のプログラム（バイトコードという）に変換する.

この仮想的なコンピュータのことを, Java Virtual Machine（Java VM）とよんでいる. その実体はJavaのバイトコードを解釈して実行するインタープリタである. インタープリタ方式の一般的な弱点は実行速度の遅さだが, Javaの場合はバイトコードを解釈・実行するので, ソースコードを直接, 解釈・実行するより効率がよい. また, Java VMは, 一度解釈した部分はコンピュータの機械語にコンパイルしてメモリに記憶しておくことができる. したがって, 同じ部分を2回目に実行するときは解釈の必要がない. そのため, 場合によっては機械語のプログラムに近い実行速度を得ることができる.

Java VMによる方式にはその他にも大きな利点がある. Windows用, Mac OS用, Linux用のJava VMが揃って提供されており, これをインストールしておけば, ソースプログラムだけでなくそれをコンパイルしたバイトコードもまったくの変更なしで, どのOSのうえでも実行することができる. JavaではこれをWrite Once, Run Anywhereと称しているが, Javaはクロスプラットフォーム（いろいろなOSで共通に動くこと, マルチプラットフォーム

```
class Patient_Type {
    int      ID;
    String   name;
    double   age, height, weight, BPmin, BPmax;

    double BMI() {
        double h = height / 100.0;
        return weight / (h * h) ;
    }                              /* end of method BMI */
}                                  /* end of class Patient_Type */


class Patients {
    public static void main(String[ ] args) {
        PatientType px = new Patient_Type(),
                     py = new Patient_Type();
    }                                  /* end of class Patients */
```

ともいう）の代表的なプログラミング言語のひとつになっている.

　Javaの特徴としては，その他に，オブジェクト指向のプログラミング言語であること，ネットワークとの親和性が高くサーバ用のプログラム開発にも向くことがあげられる．Javaはまた，携帯電話（Android）の応用プログラムの開発にも利用されている.

　例5は，患者のデータ型の定義とその型の患者型変数の宣言のプログラム例である．class（データとメソッドの定義のセット）を2つ定義しており，最初のclassでは，Patient_Typeという名の構造をもつデータ型を定義している．2〜4行目のint, String, doubleはそれぞれ整数型，文字列型，倍精度実数型の変数の宣言である．5〜8行目では，変数に続いてBMIの計算をするメソッドを定義している．2つ目のclassでは，下から2〜3行目で「new」により，最初のclassで定義したPatient_Type型の変数px, pyを定義している．この後，pxで表した患者の身長は「px.height」，BMIは「px.BMI()」という形式で値を参照することができる（後者はpx.heightとpx.weightの値を使って自動的に計算が行われるので，とても便利である）.

6 Pythonによるプログラミング

　Pythonは，1991年にGuido van Rossumによって開発された高水準言語である．文法をシンプルにすることにより，読みやすいプログラムを誰でもが書けることを目指しており，さまざまな分野で使われている．

　Pythonの特徴としては，以下のようなことがあげられる．
- ・シンプルな文法とプログラムの読みやすさ
- ・クロスプラットフォーム（多くのOS上で動くこと）
- ・オブジェクト指向言語
- ・動的なデータ型の定義
- ・科学技術演算や機械学習向けのライブラリが充実している

　PythonはCよりはるかにシンプルにプログラムを書けるが，インタープリタ型のため実行速度は遅い．しかし，計算速度が必要な場合はCやFORTRANなどのコンパイラ型の言語で書かれたモジュールを利用できるため，インタープリタ型であることはハンディにならない．

モジュール：他のプログラムの部品として利用可能な関数．

　PythonはJavaと同じように，Windows, Mac OS, Linuxなど多くのOSで開発・実行環境が提供されていて，フリーで利用できるうえ，作成したプログラムは自由に配布することができる．

　変数の型はプログラムの先頭などで指定することが多いが，Pythonの場合はプログラムの途中で変数に値を代入すると，その値の型の変数として使えるようになる（型の宣言をしなくてよいのでプログラミングが楽になる）．

　Pythonは，NumPy（Numerical Pythonの略で，配列や行列を用いた高速な演算機能を提供），SciPy（NumPyの機能を活用してさまざまな科学技術計算のサブライブラリを提供），pandas（2次元の表や時系列データの演算機能を提供），Matplotlib（グラフ作成）などさまざまなライブラリが充実しており，高度な科学技術計算のプログラムもこれらのライブラリを利用することにより効率よく開発できるため，今もっとも人気があるプログラミング言語のひとつとなっている．

　例6は，1から100までの和を計算するプログラムをPythonで書いた例である．1行目で，このプログラムがPythonにより実行されることを宣言する．2行目では，使用する文字コードを指定している．4行目と5行目では，変数kとsumを宣言すると同時に初期値「0」を与えている．7行目から9行目はループで，while以下の条件が成立している間，繰り返し処理が行われる．ル

【例6】 Pythonのプログラム例

```
#!/usr/bin/env python
# coding: UTF-8

k = 0
sum = 0

while k < 100:
        k = k + 1
        sum = sum + k

print ("1 から 100 までの和は %d です " % sum)
```

ープの範囲はインデント（字下げ）により識別される．最後にkの値が100になるとループは終了し，結果が出力される．

7 LabVIEWによるプログラミング

　LabVIEW（Laboratory Virtual Instrument Engineering Workbench）は，計測や制御の応用プログラムを開発するためにNI（National Instruments）社が開発したプログラミング環境で，G言語というグラフィックプログラミング言語を用いて仮想計測器VI（Virtual Instrument）を作るという形でプログラムを作成する．プログラミングは，画面上でアイコンなどの図形で表される制御器，関数，グラフ表示器，演算子などを結んでブロックダイアグラムを作成することにより行う．

　図7-5の左は関数のセットの一覧，右はそのなかの信号解析関連の関数の一覧である．**図7-6**はできあがったブロックダイアグラム，つまり仮想計測器の例である．このブロックダイアグラムがプログラムのソースコードにあたる．プログラムができると，実際の計測器を模したフロントパネルとよばれるウィンドウ上でその動きを確認することができる．**図7-7**は実行例であるが，正弦波のスペクトルが計算・表示されていることが分かる．

　図7-6をみると分かるように，ソースプログラムといってもブロックダイ

図7-5 LabVIEW の関数

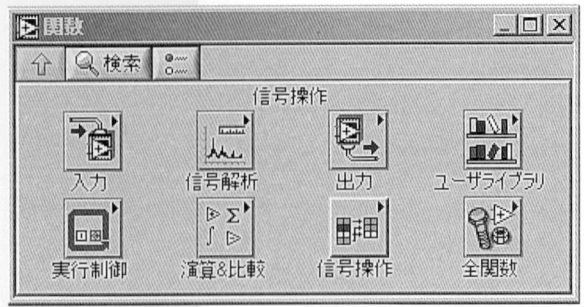
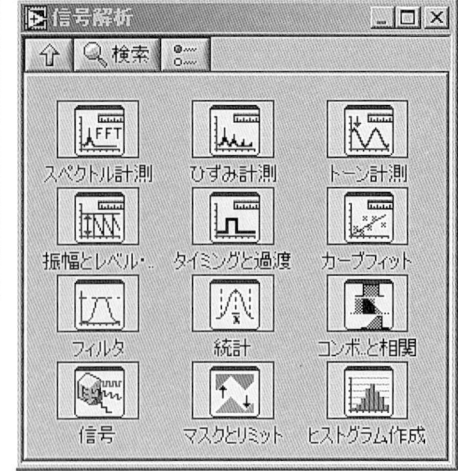

図7-6 フーリエ解析のプログラム

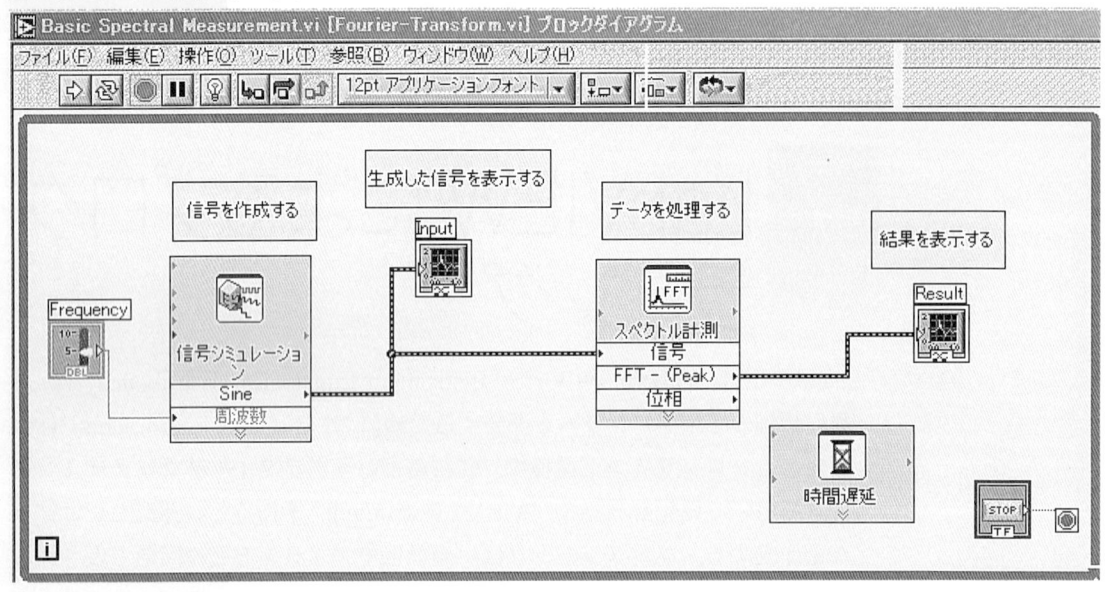

　アグラムであり，BASIC や C 言語のような文字で表すプログラミング言語とは発想もプログラムの作り方もまったく異なっており，以下のような特長がある．

　　・入力と出力の関係とデータの流れが直感的に分かりやすい．
　　・豊富な関数とともに制御器，表示器などが完成された形で最初から用意されているので，それらを結ぶだけで実用レベルのプログラムを容易に作ることができる．

図 7-7 フーリエ解析のプログラムの実行例

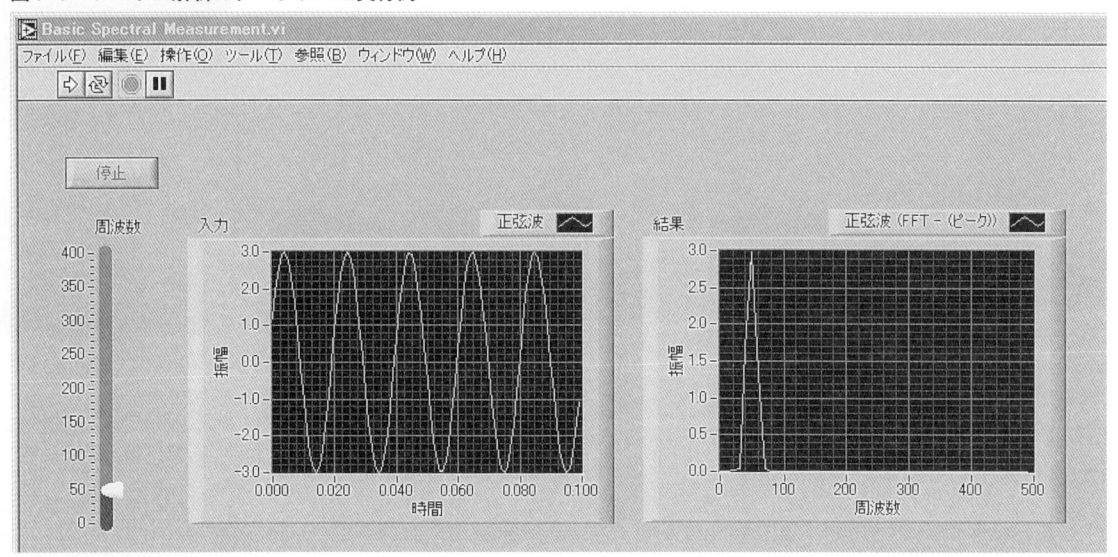

・現実の計測器，制御器，表示器などと対応がとられているため，仮想計測器は現実世界の計測制御システムとして動かすことができる．

火星探査機からのデータを解析・表示するシステムが，LabVIEW を使って開発されたことは有名である．このように，LabVIEW はコンピュータ上のシミュレーションにとどまらず，現実の計測・制御機器と連動させてプログラムを動かすことができるため，データ集録，計測器制御，データ解析のプログラムを開発するために広く利用されている．

参考文献

1) B. W. カーニハン，D. M. リッチー：プログラミング言語 C（第 2 版）．共立出版．
2) 中山清喬，国本大悟：スッキリわかる Java 入門第 3 版．インプレス，2019．
3) Jason R. Briggs：たのしいプログラミング Python ではじめよう！　オーム社，2014．
4) Richard Jennings：LabVIEW Graphical Programming. McGraw-Hill, 2019.

第8章 データベース

1 データベースとは

　データベース（database）とは，一般に複数のアプリケーションソフトまたはユーザが共有し構造化されるデータの集合のことをいうが，その管理システム全体を含める場合もある．

　データベースの語源は明らかでないが，1950年代に米軍が各地に点在する兵数や武器に関する情報を一カ所に集約したデータの保管場所を「情報の基地（database）」とよんだ説が有力である[1]．

　1957年，旧ソビエト連邦がアメリカに先駆けて人工衛星「スプートニク」の打ち上げに成功したことに対するアメリカの危機感（スプートニク・ショック）は，アメリカの劣勢を挽回するための宇宙開発競争へとつながった．その結果，人工衛星打ち上げのための膨大なデータを処理する必要に迫られ，コンピュータ開発とともにデータベース開発の研究が進められた．

　こうした背景のなかで，1960年代には木構造でデータを格納/整理する階層型データベースや，網の目の形でデータを表現したネットワーク型データベースなどが開発されたが，これらのデータベースは，データとプログラムの独立性やデータの扱いやすさに関して課題があった．

　その後，1970年にIBMサンノゼ研究所のエドガー・F・コッド（Edgar F. Codd）は論文「A Relational Model of Data for Large Shared Data Banks（大規模な共有データバンクのための関係モデル）」を発表し，データベースの流れに大きな影響を与えた[2]．

　データベース以前の運用業務システムでは，処理プログラムが業務とファイルとに密接につながりをもち，適応業務ごとに固有のファイルを保持する傾向が強かった．このような方法では，ファイル間でのデータの重複は多く，その内容が不一致であるとか，ファイルの更新・維持面で限界があるなどの問題があった．

　たとえば，病院において病歴室が管理する既往歴，検査部が管理する検査結果，薬剤部が管理する投薬履歴を個別のファイルとして構築すると，患者基本情報が個々に存在してしまい，どれが最新の患者基本情報であるか不明

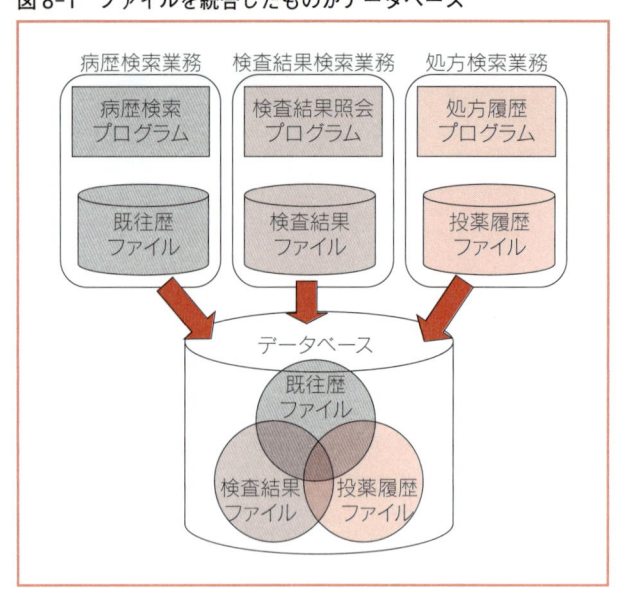

図8-1　ファイルを統合したものがデータベース

になる場合がある（**図8-1**）．また，個別のファイルの関係が不明であるため，限られた活用しかできない欠点がある．そこで，関連性のあるファイルを1つの「情報の基地」に統合し，種々の利用者や業務で容易に共同利用ができるように一元的に整理・統合したデータベースが考え出された．

データベースを具体的に定義すると，「データの貯蔵，追加，置換，削除や検索が容易に，かつ経済的に行える情報管理技術で，一元的に蓄積されたデータの集まり」となる．

今日では，データの集まりを表の形で表現するリレーショナルデータベースが主流だが，データの集合を手続きとデータを一体化したオブジェクトの集合として扱うオブジェクトデータベースが大規模システムなどで利用され始めている．大規模システムでは Oracle（Oracle 社）が，小規模システムでは Access（Microsoft 社）や File Maker（File Maker 社）などのデータベースソフトが用いられている．

2 データベース管理システム（DBMS）

　データベースの性質であるデータの共有，独立，一元管理に必要な制御や，利用者とのインターフェースを備えたシステム機能をデータベース管理システム（data base management system：DBMS）という（**図8-2**）.

　DBMS は，共有データとしてのデータの整合性を失わないように制御するとともに，さまざまな利用者に平等で多目的なデータ参照を可能とするプログラム言語などの利用者インターフェースを提供する.

　データベースの管理担当者やアプリケーションプログラマは，データ構造の定義・整合性制約の記述に利用するデータ定義言語（data definition language：DDL）とデータの操作の記述に利用するデータ操作言語（data manipulation language：DML）を用いて，スキーマ（データの特性やデータとデータとの間の関係を記述したもの）やサブスキーマを定義する.

　なお，DBMS には以下の機能が要求される[3].

(1) 一元化したデータ管理

　データベースシステムのデータ項目とデータ相互の関係を統一的に表現できる枠組みが必要となる. これをデータモデルといい，このデータモデルを設計することで，具体的なデータの登録，更新，削除，検索などが行われる.

(2) アクセス効率

　データベースに格納されるデータは，効率よく操作できる仕組みを用意する必要がある.

図8-2　データベース管理システム（DBMS）の概念

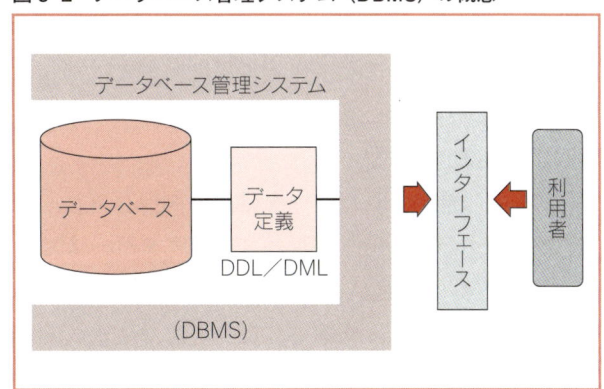

(3) データベースの整合性

データの入力，修正などが繰り返し行われても，データ相互に矛盾が生じないことが保証される必要がある．

(4) 並行処理制御

多数のユーザが同時にデータベースにアクセスすることを可能にする．

(5) 機密保護

データベースを利用するユーザID（アカウント）から，部門や役職，職種などにより，利用できるデータのアクセス権限を制御する．

(6) 障害回復

データベースの処理（トランザクション）が途中で障害を起こし，不正確な形で終了した場合であっても，これを回復するための手段があらかじめ講じられる必要がある．

3 データベースの分類

情報システムでは，コンピュータが読み書きできるデータの集合であれば何でもデータベースになるといえるが，データの性質や利用者の目的によって，データベースを分類するいくつかの方法がある．まず，利用者が参照するデータの変化の度合に着目して分類した場合，これはデータベースシステムのデータを集める手段やデータの整理の仕方におおいに影響する．

(1) 即時型（イミディエート）

株式市場のような時々刻々変化するデータを扱うデータベースで，利用者はそのデータの変化に情報価値を求めることが多い．

(2) 平均型

長い目でみたデータの平均や，平均的な傾向をみるときに使われるデータベースである．平均型は即時型と区別しにくい面があるが，天気予報データが典型的と考えられる．

(3) 倉庫型

格納されたデータは長時間保存され，随時新しいデータの追加と古いデータの取り出しが行われるデータベースである．

(4) 辞書型

いったん格納されたデータは半永久的に保存され，よほどのことがないかぎりデータが廃却されないデータベースである．辞書型は百科事典のように，

表 8-1　データベースの分類

大分類	中分類	情報の種類	情報の内容
案内	文献データベース	文字情報	1 次情報（論文，報告書など） 2 次情報（索引や抄録） 3 次情報（百科事典，理科年表など）
	その他の内容データベース	文字情報	図書所蔵目録，機関内容など
事実の提示	ファクト・データベース	文字情報	全文情報（法令，議事録，新聞記事など），辞書・辞典類，人や物に関するリストなど
		数値情報 図形・画像情報	市況データ（株式，為替），いろいろな社会統計，社会活動の指標の類
			実験や観察で得られるデータ，化学物質の構造式
			地図，設計図，映画のビデオなど

（日本ドクメンテーション協会編：ファクト・データベース．NIPDOK シリーズ（32），1983 より）

データの追加や変更は頻繁に行われない．

（1）～（4）は，DBMS の特性を決める分類法であるが，データベース中のデータの属性に基づいて，**表8-1** のように分類する方法もある．この分類は，1980 年に日本データ通信協会がまとめたものである．

4 データモデリング（data modeling）の技法

　一部門の小規模なシステムであれば，数名のプログラマで部門システムを開発することが可能であるが，企業や病院全体の大規模システムになると業務が複雑多岐にわたるため，数十名をこえるプログラマでプロジェクトチームを作っても，システムの全体像をプログラマ全員で共有することは非常に困難になる．そして，システムの全体像が共有できないことにより，プログラムの修正を反映する範囲が特定できなくなる．1 つのエラーが発生したとき，同種のエラーが発生する可能性がある箇所を特定できなくなるなどの障害が起き始める．

　このような状況を解決するには，システムの全体像を把握でき，各構成部分の整合性を保つための何らかの仕組みが必要になってくる．

　そこで考え出されたのが，対象となる業務を概念モデルで抽象化して全体を把握することを可能にするデータモデリング（data modeling）である（**図**

図8-3 データモデリングの技法

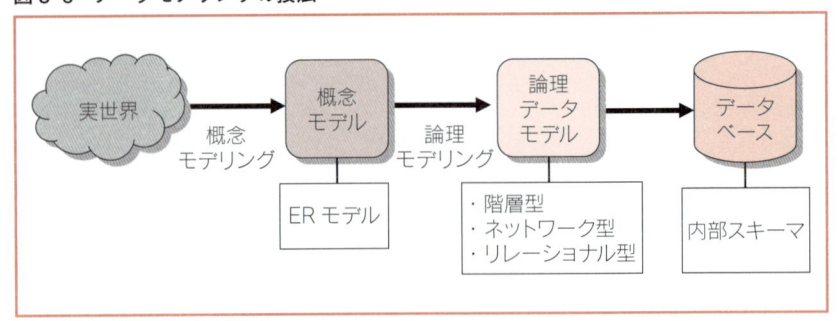

8-3).

　データモデルを考えるうえで必要なことに以下の3つがあり，データモデルの基本三要素という．

　①データ構造：さまざまなデータを表現・記述できる構造になっていること．また，できるだけ無駄なく記述できるような構造になっていることも重要である．

　②データ操作：記述したデータに対し，検索や更新などの操作ができること．データはできるだけ高速に検索，更新ができる構造になっていることも重要である．そのためには，コンピュータの記憶方法と相性がよいほうがよい．

　③整合性制約（制約）：データを更新する際に，他のデータと矛盾が生じないようにできること．データはこの制約ができるだけ容易に記述できる構造になっていることが重要である．

　なお，データモデルはあくまでコンピュータ上に実現するものであるから，コンピュータ上にどのように表現するかを意識していなければ意味がない．

1—概念モデル（conceptual model）

　概念モデルには，ERモデル（entity-relationship model），バックマン線図（bachman diagram），意味データモデル（semantic data model），形状モデル，知識表現言語，オブジェクト指向モデル，自然言語などがある．

　概念モデルは，実世界のデータ構造をデータベース設計者が概念的にどうとらえたかを記述するものであり，データ構造（データやデータ間の関連の構文的・意味的構造）を明確にするが，コンピュータで実装可能かどうかは問わない．

　ERモデルは，データ項目の集まりである実体（entity）と，実体の特性である属性（attribute）と，実体間の論理的なつながりを定義した関連（relationship）を使ってデータ構造を図示したものである．

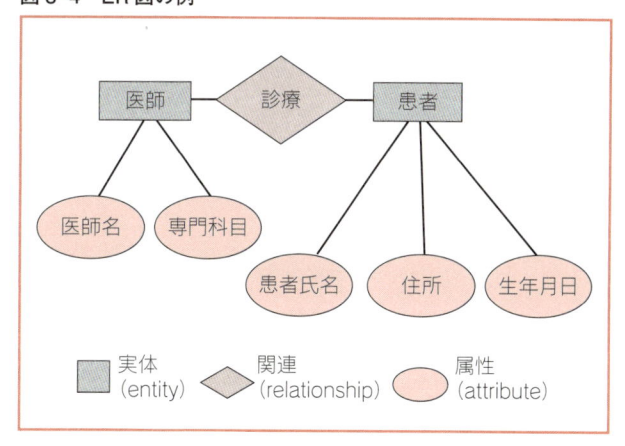

図8-4　ER図の例

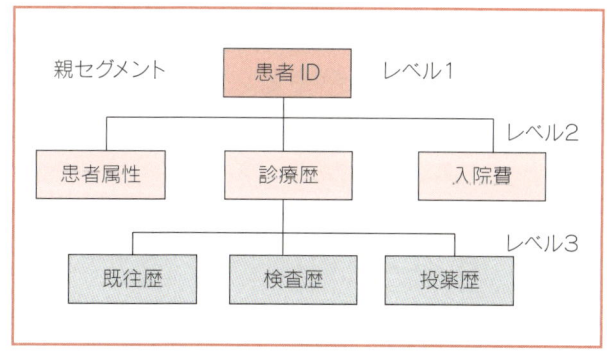

図8-5　階層型データモデルの例

親セグメントは複数の子セグメントをもつことができるが，子セグメントは複数の親セグメントをもてない．

　データベース設計に用いられる ER 図の例として，医師と患者の関係を示す（**図8-4**）．

2—論理データモデル

▶1）階層型データモデル（hierarchical model）

　階層型データモデルは，データを木構造で表したデータモデルであり，木構造型データモデルともいう（**図8-5**）．階層型では，データを上層から下層へとみていくことから，親データと子データという関係が発生する．したがって，このデータモデルでは，1つのデータを探す手順は1通りしか存在しない．これは，親データと子データが1対Nの関係でしか存在しないためである．

　たとえば，病院情報においては，患者 ID には患者属性，診療歴，入院費が紐づけされ，また診療歴の下には，既往歴，検査歴，投薬歴が枝葉のように

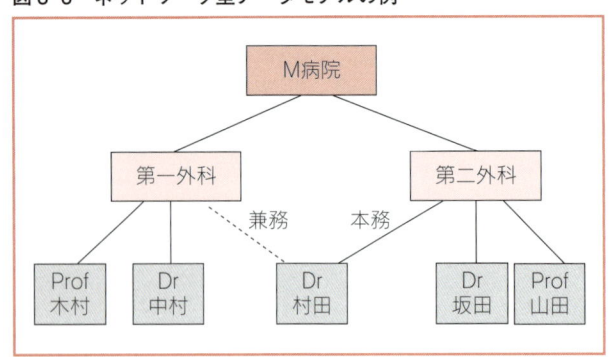

図8-6　ネットワーク型データモデルの例

親子関係を木構造に限定せず表現できる.

存在する関係である.

　階層型データモデルの長所は，大規模データベースでも，必要資源が少なく，高速で，応答時間の見積り精度が高いことや，レコード単位の読み書きのため，プログラミングが容易であることである．一方，短所は，専用のスキルが必要であるうえ，レコードの絞り込みはアプリケーションで行う必要があることである．

▶ 2) ネットワーク型データモデル（network data model）

　アメリカ政府の情報システムに用いる標準言語を策定する協議会 CODASYL（Conference on Data Systems Languages）が 1959 年に開発した共通事務処理用言語が COBOL（Common Business Oriented Language）であり，そのデータモデルとして規格したものがネットワーク型データモデルである．網型データモデルとか CODASYL 型データモデルともいう（**図8-6**）.

　ネットワーク型データモデルでは，各レコードは任意の個数の親レコードと子レコードをもつことができ，階層型データモデルのように N 対 M の関係が存在する．

　ネットワーク型データモデルの主要な利点は，階層型データモデルに比較して，各実体の関係をより自然に表現できる点である．

　このモデルは 1980 年代初期まで広くデータベースに実装され，大規模アプリケーションで使われ続けたが，ハードウェア性能の向上により，リレーショナルデータモデルの高度な生産性と柔軟性のため，ネットワーク型データモデルは企業での利用も減っていった．

▶ 3) リレーショナルデータモデル（relational data model）

　リレーショナルデータモデルは，エドガー・F・コッドが考案した集合論

図 8-7　リレーショナルデータモデルの例

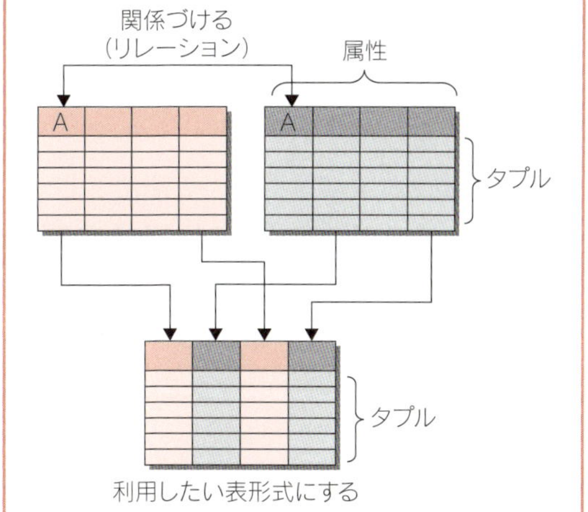

と述語論理に基づいたデータモデルであり，関係データモデルともいう．その後，クリス・デイト（Christopher J. Date）やヒュー・ダーウェン（Hugh Darwen）などの人々によりモデルの修正と開発が行われた．

　リレーショナルデータモデルの基本的な前提は，あらゆるデータを複数項の関係で表現することである．

　リレーショナルデータモデルを活用することにより，情報の整合性はデータベース設計で制約の宣言を行うことで実現することができ，このデータベース設計を論理設計（スキーマ）とよぶ．

　リレーショナルデータモデルでは，関係属性を考慮して正規化することにより，論理的に同等であり，かついくつかの意味でより望ましい特性をもつデータベース設計に導くことができる．

　リレーショナルデータモデルの基礎的な要素は，データ型の意味する「定義域（ドメイン；domain）」であり，それを属性（attribute）とタプル（tuple）からなる表として構成する（**図 8-7**）．

▶ 4) オブジェクト指向データモデル（object-oriented data model）

　オブジェクト指向（object-oriented）とは，オブジェクトどうしの静的な構造，動的なふるまい，機能をモデルとしてとらえる考え方である．

　オブジェクト指向は，当初プログラムの構造をオブジェクト群の相互作用とその雛形であるクラス群の関係としてとらえ，プログラムコードを書き表すオブジェクト指向プログラミング（object-oriented programming：OOP）から始まっている．その後，システム開発における要求分析フェイズにおい

て，開発しようとする対象領域の構成要素をオブジェクトとして発見・定義していくオブジェクト指向分析（object-oriented analysis：OOA），システムの動作や構造をオブジェクトとクラスとして記述するオブジェクト指向設計（object-oriented design：OOD）のための技術としても広く発展・普及することとなった．

　オブジェクト指向の表記法として，統一モデリング言語（UML：unified modeling language）でもっとも基本的なクラス図（class diagram）が用いられる．クラス図は，概念/ドメインモデリングや詳細設計モデリングなど，さまざまな目的に使われる．クラス図では，システムのクラスとその相互関係（継承，集約，関連を含む），クラスの操作と属性を表すことができる．

5 データベースの応用技術

🎵 1 ─ データウェアハウス（data warehouse：DWH）

　データウェアハウスを提唱したビル・インモン（William H. Inmon）の定義（1990年）によれば，「データウェアハウスは，意思決定のため，目的別に編成され，統合された時系列で，削除や更新を行わないデータの集合体」とされる[5]．

　データウェアハウスは一般に，基幹系システムから分析に必要なデータをデータウェアハウス専用のデータベースに引き出し，経営や分析を行うためのシステムを指す．データウェアハウスは，構築することが最終目的ではなく，データを活かすことが目標なので，これらの分析ツールとの連携が重要となる．

　データウェアハウスの手法を大別すると，OLAP（online analytical processing）とデータマイニング（data mining）があり，OLAP とデータマイニング

OLAP（online analytical processing）

　OLAP とは，企業が顧客データや販売データを蓄積したデータベースを多次元的に解析し，視覚化し予測するシステムであり，日本語では「オンライン分析処理」を意味する．データウェアハウスなどを使って集められた大量の元データを多次元データベースに格納し，これをさまざまな角度から検索・集計して問題点や解決策を発見する．

　たとえば，顧客の購入履歴を解析し，売上を地域別や製品別，月別などさまざまな次元から瞬時に分析するものがある．情報技術部門ではなく，解析結果を必要としている部門のエンドユーザが直接システムを操作して解析を行う点が従来の解析システムと異なる．

は，相互補完的に使用できる.

　たとえば，特定地域における投資信託の売上に問題があることを OLAP で特定し，データマイニングを使用してその地域の個々の顧客の行動を詳しく調べ，データマイニングで 5% の売上増が予測されたら，OLAP で純利益を追跡するといった利用の仕方である.

2 — ERP（enterprise resource planning）

　ERP は，企業全体を経営資源の有効活用の観点から統合的に管理し，経営の効率化を図るための手法・概念のことで「企業資源計画」と訳される.

　EPR は，企業における経営資源（ヒト・モノ・カネ）の総合的な管理と最適化計画を目指し，経営に貢献することを目指した業務アプリケーションであり，そのアプリケーションソフトウェアを一般的に ERP パッケージとよぶ．ERP パッケージは，その性質上，財務会計，販売管理，在庫管理，生産管理，人事給与といった企業の基幹業務を司る情報システムを統合することになる.

3 — CRM（customer relationship management）

　既存の業務プロセスが社内業務を優先して構築された場合，顧客情報が部門ごとに散在し，その結果として顧客ロイヤルティ（customer loyalty：CL）の低下を招いてしまう．顧客ロイヤルティとは，自発的にその会社（製品またはサービス）を選択してくれる顧客の状態を表す言葉で，企業では CL の高い顧客の増加を目指すことが重要であり，それを実現する仕組みとして CRM が登場してきた.

　ゆえに，CRM は，顧客管理システムとかフロントオフィスシステムと言い換えることができる．フロントオフィスとは，バックオフィスに対して使われている言葉である．人事，会計，生産などの基幹業務のことをバックオフィスとよび，これらの業務の IT 化を図るために ERP パッケージなどが提供されている．これに対し，営業，サービス，コールセンターなど顧客と直接やりとりする業務のことをフロントオフィスとよび，これらの業務の IT 化に

役立つのが CRM である.

たとえば, 顧客の購買活動からは売上情報などがバックオフィスに入力されるが, 顧客のプロフィールや営業活動に伴って得られた付帯情報などはバックオフィスに入力されず, 営業, マーケティング, サービスの部門間で有効活用されることはない. そこで, CRM を導入して顧客情報データベースを構築し, 営業, マーケティング, サービスの部門間で顧客情報を共用すれば, CL の向上を図ることができる.

4 ― ナレッジマネジメント (knowledge management : KM)

ナレッジマネジメントは, 個人のもつ知識や情報を組織全体で共有し, 有効に活用することで業績を上げる経営手法であり, 日本語では「知識管理」などと訳され, KM と略されることもある.

ナレッジマネジメントを浸透させることにより, 個人の能力の育成や, 組織全体の生産性の向上, 意思決定スピードの向上, 業務の改善や革新の場の提供が実現できるとされている.

ナレッジマネジメントとは単なるコンピュータシステムの名称ではなく, システムを利用して業務プロセス全体を改善することを指す.

すなわち, その導入には, 個人の知識を組織の知識として活かす仕組みと, 知識の共有・適用・学習により新たな知識を創造できるプロセス, そのプロセスを継続できる文化・環境・システムなどが必要とされる.

5 ― マルチメディアデータベース

数値やテキストデータだけで構築したデータベースでなく, 図形, 画像, 音声などのデータを含めて構成したデータベースの総称である.

▶ 1) 地理情報システム (geographic information system : GIS)

地理情報システムは, 地理的位置を手がかりに, 位置に関する情報をもったデータ (空間データ) を総合的に管理・加工し, 視覚的に表示し, 高度な分析や迅速な判断を可能にする技術である.

GIS は, 地図データと他のデータを相互に関連づけたデータベースと, それらの情報の検索や解析, 表示などを行うソフトウェアから構成される. データは地図上に表示されるので, 解析対象の分布や密度, 配置などを視覚的に把握することができる.

企業などでは, 地図データに人口分布や商店の配置などを組み合わせて, 商圏分析や新規顧客開拓などのエリアマーケティングに応用されている. 道

路や建物に関するデータと GPS（global posting system, 全地球測位システム）を組み合わせたカーナビゲーションシステムも GIS の応用例の1つである.

▶ 2) ビデオオンデマンド（video on demand : VOD）

ビデオオンデマンドとは，オンデマンド配信とビデオライブラリーシステムを活用し，ユーザがみたい映像コンテンツを選択してテレビやパソコンでみることができる動画配信技術である.

古くは，図書館・博物館でのビデオ映像の閲覧や，ホテル内ケーブルテレビでの有料ビデオシステムなどのクローズドシステムとして発展してきたが，現在では，高速インターネット回線とテレビやパソコンを利用して，NHK や民放各社がオンデマンド TV（基本的に有料）配信に活用するようになった.

▶ 3) 電子カルテシステム

病院では，医師が医療行為を行った内容を診療録（カルテ）に記載し，5 年間保存することが医師法第 24 条に義務づけられていた.

しかし，1999 年に厚生省（当時）は診療録の電子媒体による保存を認める通達を発表し，その際，電子カルテのガイドラインとして知られる真正性，見読性，保存性を満たすことを条件に，カルテを電子化して保存することが認められるようになった.

現在では，規模の大きな病院を中心に，医師が診療の経過を記入していた紙のカルテを電子的なシステムに置き換え，各種オーダリングシステムの情報と診療・検査・手術時などに発生した情報をテキスト情報，コード情報，波形情報，画像情報などにして一括して電子カルテのデータベースに登録・管理し，患者へのカルテ開示によるインフォームドコンセントの実現や，医療安全さらには病院経営の改善につなげている.

一方，電子カルテシステムの導入上の問題として，システム開発費が膨大であることや，メッセージ交換規約の標準化がされないと他医療機関との情報共有ができないことがあげられる.

6 — EDI（electronic data interchange）

EDI とは，商取引に関する情報を標準化された規約（プロトコル）に統一して，企業間で電子的な注文書や請求書を交換する仕組みのことであり，電子データ交換と訳される.

受発注や見積もり，決済，出入荷などにかかわるデータは，専用線や VAN などのネットワークを通じて送受信するのが特徴である. 紙の伝票や

VAN（value-added network，付加価値通信網）: VAN とは，通信サービスの形態のひとつで，NTT などから借り受けた通信回線を使った単なる情報通信だけでなく，プロトコル変換やパケット交換，電子メールサービスなどの付加価値となる機能を与えて提供されるサービス形態のことである.

図 8-8　生物由来製品譲渡報告書共同整理システム（MeBiTS）

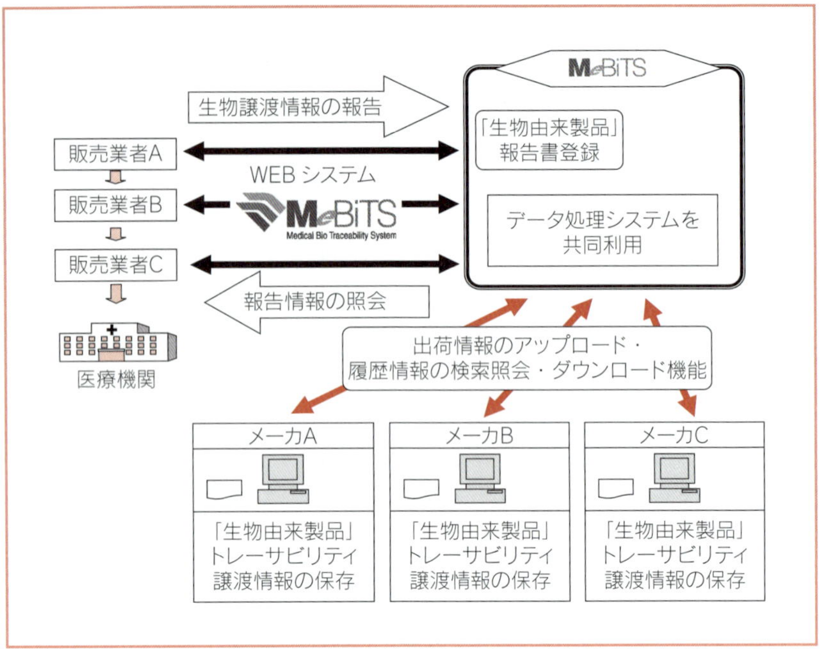

FAX で情報をやり取りしていた従来の方式に比べ，情報伝達のスピードが大幅にアップし，事務工数や人員の削減，販売機会の拡大などにつながる．

しかし，データ形式やネットワークの接続形態は業界ごとに違うため，他の業界の企業との取り引きを EDI 化するのはむずかしい．

医療業界では，医療機器製造販売業者と医療機器販売業者間で EDI，VAN のサービス提供として 2000 年 10 月に設立された @MD-Net が有名であり，2004 年からは生物由来製品の譲渡報告書共同整理システム（MeBiTS）の運用を開始している（**図 8-8**）．

7 ─ サプライチェーンマネジメント（supply chain management：SCM）

サプライチェーンマネジメントは，企業活動の管理手法の 1 つである．取引先との間の受発注，資材の調達から在庫管理，製品の配送まで，いわば事業活動の川上から川下までをコンピュータを使って総合的に管理することで余分な在庫などを削減し，コストを引き下げることが期待できる．

サプライチェーンマネジメントの成功事例として，トヨタ自動車が just-in-time の生産を実現するために導入した「かんばん方式」がある．「かんばん」とは，生産の各工程間で部品納入の時間，数量などが書かれた作業指示書のことであり，後工程から前工程に対して生産着手を指示するものである．

図 8-9　医療の GS1-128 バーコード利用によるサプライチェーンマネジメントモデル

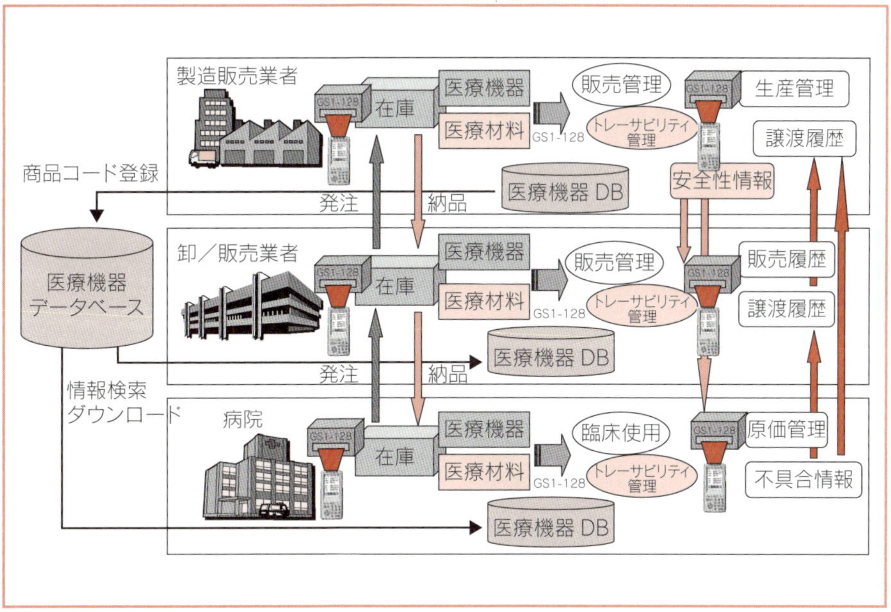

ポイントは，部品を使用する側（後工程）が「何を，いつ，どれだけ，どんな方法で必要とするか」の情報を出し，それに応じて部品を供給する側（前工程）が生産を行うことである．すなわち，生産量や生産開始時期は，使用量や使用時期に応じて自律的に調整される仕組みになっている．これが前工程，前々工程……と連鎖的に動作することでサプライチェーンマネジメントとなる．

近年では，医療業界および医療機関の物流において，サプライチェーンマネジメントの考え方を取り入れ，標準バーコード GS1-128 を利用して，お互いの業務効率化やトレーサビリティの確保を図ろうとする動きがある（**図8-9**）．

6 データベースによるプログラミング

システム開発にはデータベースの構築が不可欠であるが，大規模システムである場合には，開発期間，整合性，バグ対策，セキュリティなどを考慮すると，無料の PostgreSQL（Microsoft 社），MySQL（Open Souce 社）や，有料の SQL Server（Microsoft 社），Oracle（Oracle 社）などの開発ソフトを使

表8-2　各種データベースソフトの比較

	FileMaker Pro	Access	PostgreSQL[1] MySQL[2]	SQL Server[3] Oracle[4]
開発元	FileMaker	Microsoft	1）Microsoft 2）Open Souce	3）Microsoft 4）Oracle
システムの想定規模	小規模〜中規模	個人，小規模	小規模〜中規模	大規模
ソフト上で操作画面の作成も一緒にできる	○	○	— （操作画面は別途作成）	— （操作画面は別途作成）
初心者にも作成が可能	○	△	× （専門技術が必要）	× （専門技術が必要）
機能追加がしやすい	○	○	× （専門技術が必要）	× （専門技術が必要）
データベースの価格	比較的安価	安価	無料	非常に高価
システム開発費	システム会社による	システム会社による	システム会社による	かなり高価
システムの保守点検マニュアルにかかる費用	安価	安価	オープンソースのため，保守がない	非常に高価

って，専門技術を有するプログラマ集団の支援を受けなければシステム開発はむずかしい（**表8-2**）．

　有料のデータベースは，ソフトそのものが非常に高価で，さらには接続端末数，同時コネクト数，CPUソケット数などで定められたライセンス料を支払わねばならず，運用には相当のコストがかかる．

　一方，小規模システムを限られた経費で簡単に素早く作成したい場合，自らの勉強と努力でデータベースを作成することも可能であり，Excel，FileMakerやAccessなどの選択肢が考えられる．

　Excelはデータベースとして活用することも可能であるが，次のような表計算ソフトとしての仕様限界がある（Excel 2007以降）．

　　・1,048,576行をこえる情報が扱えない
　　・16,384列をこえる項目が扱えない
　　・1セルあたり半角32,767文字の上限がある
　　・ネットワークで情報を共有できない
　　・誰もが気軽に使える分，壊されやすい
　　・大量データ時，動作が遅い

　従来は，医療機器の基本情報はすべて紙媒体による台帳で整理されてきたが，最近では，市販の医療機器管理システムを使ったコンピュータ管理が一

図 8-10　医療機器基本台帳データベースとそれを支える周辺データベース

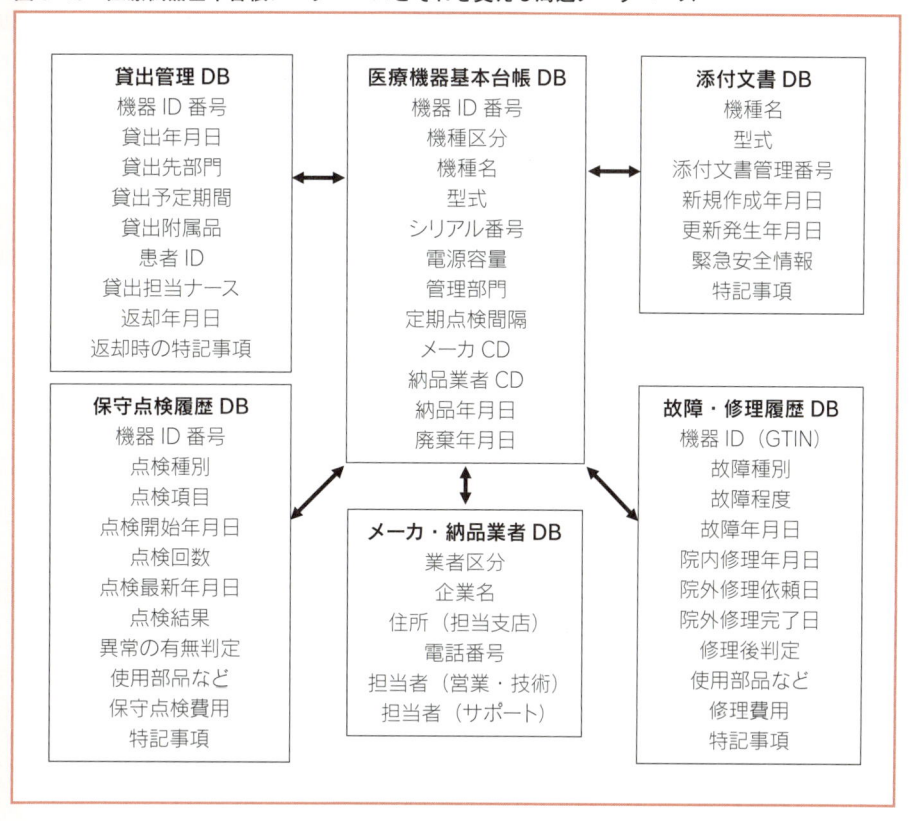

般的となっている.

　ここでは，臨床工学部門で医療機器の貸出，保守，修正に必要となる医療機器管理システムの開発を FileMaker や Access で行う場合の特徴について説明する.

　医療機器管理システムは，医療機器の貸出，保守点検，修理の記録を行う必要があることから，医療機器を個別に登録した医療機器基本台帳データベースとそれを支える貸出管理データベース，保守点検履歴データベース，故障・修理履歴データベース，添付文書データベース，メーカ・納品業者データベースなどで構成される（**図 8-10**）.

1 ─ FileMaker Pro によるデータベース構築

　FileMaker Pro は，Windows や Macintosh 上で動くデータベースソフトであり，1983 年に開発された.

　アプリケーションの特徴は，初心者でも使いやすいことと拡張性が高いことであり，ありきたりでない画面のリレーショナルデータベースを簡単に作りたい場合には FileMaker Pro が適する[8].

図 8-11　FileMaker Pro による医療機器管理 DB の事例

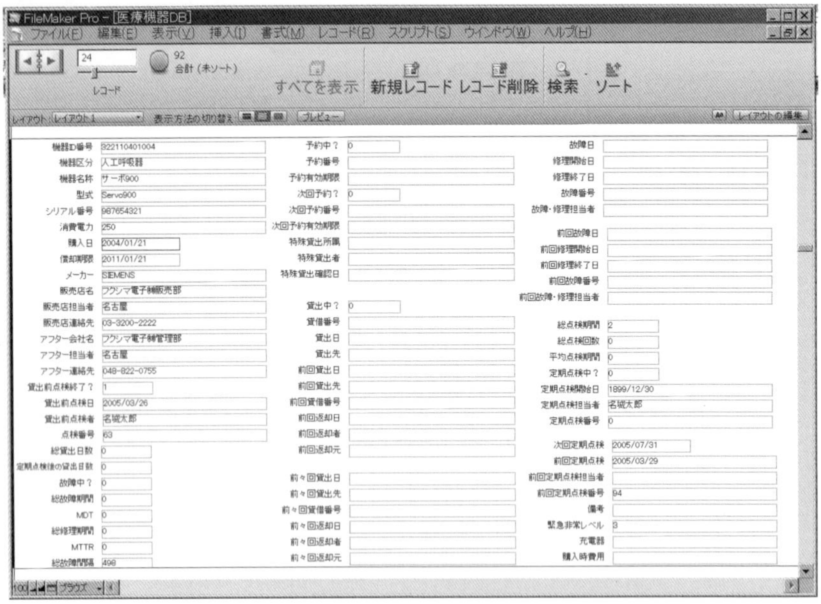

(1) 作成が容易なカード型のインターフェース

　FileMaker Pro は，もともとカード型のデータベースソフトとして開発された．

　他のデータベースソフトでは，情報を収めたデータベースを作成するのと同時に，それを管理するユーザインターフェースも作成する必要があるが，FileMaker Pro ではシンプルなカード型のインターフェースがあらかじめテンプレートとして用意されており，必要なデータを配置するだけですぐに利用することができる．

　また，複数のデータベースを組み合わせて各データを連携して取り扱うことのできるリレーション機能も搭載している．

　たとえば，医療機器基本台帳，貸出管理，保守点検履歴，メーカ・納品業者，添付文書，故障・修理履歴などが，それぞれ別のデータベースとして作成されている場合でも，リレーション機能を利用することで，これらのデータベースを関連づけ，医療機器に関する情報の全体像を 1 画面で簡単に把握することが可能である（**図 8-11**）．

(2) 簡単な操作で独自のインターフェースや印刷書式を作成可能

　FileMaker Pro は，カード型だけでなく，ユーザが自由にインターフェースを作成することもできる．1 つのデータベースに対して複数の表示形式を用いて，操作/閲覧の作業に合わせたデータのみを扱うことが可能である．

　インターフェースの作成は必要なアイテムをマウスでドラッグ＆ドロップ

するだけでよく，さらにデータの連携もポイント&クリック操作だけで行うことができる．もちろん画面上での表示だけでなく，さまざまな印刷用の書式も作成することができる．また，データベースにはディジタルカメラで撮影した写真をはじめとする各種画像を貼り込むこともできる．

これらのデータは，通常のテキストや数字データと同様にインターフェース上に配置可能である．多くのデータベースソフトでは扱えるデータ量に制限があり，画像や映像といった大容量のデータは別に管理する必要があるが，FileMaker Pro（ver.7 以降）のデータベースは扱えるデータ容量が無制限で，すべてのデータを一元管理できる．

(3) 豊富なデータ読み出し/書き出し機能を搭載

FileMaker Pro では，Excel ファイルや CSV ファイルを読み込み，対象ファイルのデータを直接 FileMaker Pro のデータベースに追加することができる．

また，インターネットとの連携も可能であり，データベースから Web ページへのリンクを開くだけでなく，ネット上で公開されているさまざまなディジタルリソースを自分のデータベースで利用することもできる．インターネット上に医療機器データベースや添付文書データベースなどの医療機関向けのリソースが公開されているので，リソースを活用しデータ入力の手間を大幅に軽減することができる．

また，逆に，FileMaker Pro には CSV，HTML，XML など主要なデータ形式への書き出しを行う機能があり，作成したデータベースを再利用することが可能である．

(4) ネットワークでのデータベースの共有と管理

FileMaker Pro の特徴の 1 つに，ネットワークに対応したデータベースの共有機能がある．

小規模な病院・診療所でも，データベースに登録したデータは医師だけでなく，事務スタッフと共有できたほうが効率的に業務を行うことができる．このとき，FileMaker Pro なら，ネットワークでデータベースを共有して使うことにより複数のコンピュータからのデータの変更をリアルタイムに反映し，書類の作成や閲覧を行うことができる．この機能は，Mac 間だけでなく Windows との FileMaker Pro の間でも利用可能なので，ME 室では Mac，受付では Windows マシンといった構成にも対応することができる．また，FileMaker Pro には Web 公開機能も用意されており，FileMaker Pro アプリケーションがインストールされていないマシンでも Web ブラウザを経由してデータベースを利用できる．

近年では，無料アプリ FileMaker Go を iPad（クライアント側）に搭載し，モバイルによる機動性を活かした医療機器の点検業務や機器の状態把握に役

立てる医療機関も増えてきた.

(5) セキュリティ機能

複数人でデータベースを共用する場合には，閲覧/変更できるデータに一定の制限をかけられる機能が重要となる.

FileMaker Pro では，ユーザごとにアカウント名とパスワードを使って，登録されたデータ項目ごとに閲覧/変更の設定を管理できる．この設定は，FileMaker Pro どうしの共有だけでなく，Web 公開についても同様に行える．また，FileMaker Pro 上で閲覧/変更は行えるが印刷はできないといった，各種操作についての制限も設けることができる.

2 ― Access によるデータベース構築

Access では，データを格納するツールとしてフィールド（列）とレコード（行）で構成するテーブルを作成する．データを保存する前にテーブルを作成し，フィールドを定義する必要があるが，大量のデータを登録し，集計・検索を行う場合には，Excel とは比較にならない拡張性がある．なお，Excel で作成したデータを Access に取り込みたい場合は，Access のメニュー［ファイル］―［外部データの取り込み］―［インポート］を実行して，Excel ファイルを指定し［ワークシートインポートウィザード］にしたがってインポートすることで可能となる[9].

Access では，データを1つのテーブルで管理するだけでなく，正規化などにより複数のテーブルに分けて管理する場合もある．複数に分けられたテーブル間に関連づけを行う方法をリレーションシップという．リレーションシップで関連づけされることにより，複数のテーブルから必要な情報を取り出すことが可能となる.

また，抽出するデータの集計・検索を行う場合には，クエリの機能を使用する．クエリとは，1つまたは複数のテーブルやデータから指定した条件で情報を表示する機能である．クエリには，情報を選択する選択クエリと，データの更新や追加，削除などの一括処理を行うアクションクエリがある.

データを表示するためでなく，入力する場合にも利用することができる機能として，フォームがある．フォームは，テーブルとクエリでのフィールドの並び順に関係なく，フィールドを自由にレイアウトすることができる．アンケートや医療機器情報などは単票形式，貸出リストや在庫台帳などは帳票形式やデータシートで作成する.

最後に，入力されているデータを印刷する機能としてレポートがある．レポートは，表形式に表示することや，単票形式に表示することも可能である.

Access を使った医療機器管理システム例として，CEME 研究開発チーム

図 8-12　Access による医療機器カテゴリー選択画面

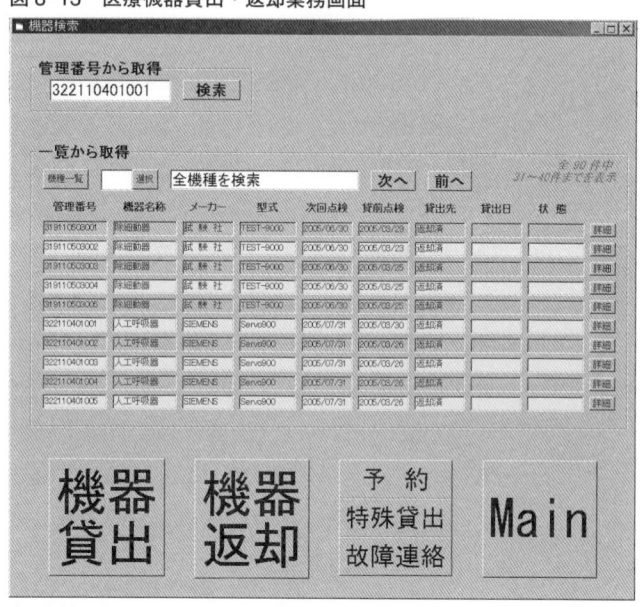

（医療機器管理ソフトウェア【CEME】より）

図 8-13　医療機器貸出・返却業務画面

（医療機器管理ソフトウェア【CEME】より）

（開発責任者：西　謙一）が開発した医療機器管理ソフトウェアのいくつかの
画面を紹介する（**図 8-12〜図 8-14**）[10].

図 8-14　医療機器故障修理検索画面

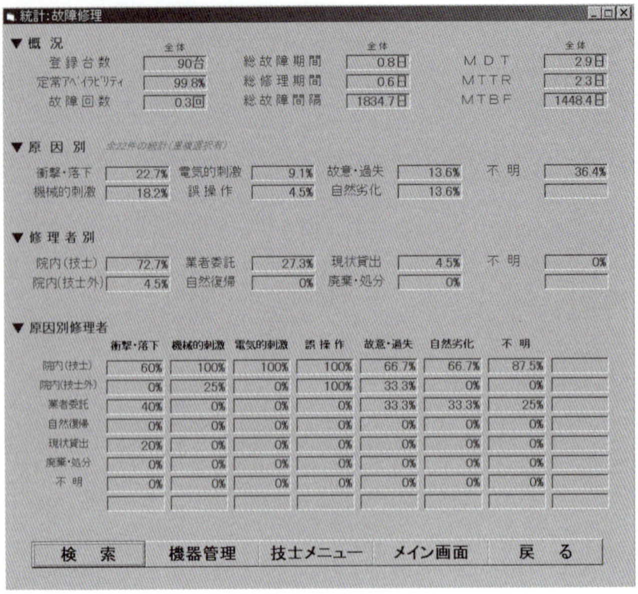

```
■統計:故障修理                                                    _ □ ×
▼概 況          全体            総故障期間    全体        M.D.T    全体
    登録台数      90台        総修理期間    0.8日      MTTR    2.9日
    定常アベイラビリティ  99.8%       総故障間隔    0.6日      MTBF    2.3日
    故障回数      0.3回                      1834.7日                1448.4日

▼原 因 別   ※カテ毎の統計(累積選択有)
    衝撃・落下  22.7%  電気的刺激  9.1%  故意・過失  13.6%  不明  36.4%
    機械的刺激  18.2%  誤 操 作  4.5%  自然劣化  13.6%

▼修 理 者 別
    院内(技士)  72.7%  業者委託  27.3%  現状貸出  4.5%  不明  0%
    院内(技士外) 4.5%  自然復帰  0%  廃棄・処分  0%
```

▼原因別修理者

	衝撃・落下	機械的刺激	電気的刺激	誤操作	故意・過失	自然劣化	不明
院内(技士)	60%	100%	100%	100%	66.7%	66.7%	87.5%
院内(技士外)	0%	25%	0%	100%	33.3%	0%	0%
業者委託	40%	0%	0%	0%	33.3%	33.3%	25%
自然復帰	0%	0%	0%	0%	0%	0%	0%
現状貸出	20%	0%	0%	0%	0%	0%	0%
廃棄・処分	0%	0%	0%	0%	0%	0%	0%
不明	0%	0%	0%	0%	0%	0%	0%

```
検 索   機器管理   技士メニュー   メイン画面   戻 る
```

（医療機器管理ソフトウェア【CEME】より）

3 — 医療機器に役立つ公開データベース

医療機器の標準バーコード GS1-128 で表示された関連情報を Web で入手する手段として，一般財団法人医療情報システム開発センター（MEDIS-DC）の医療機器データベースと，独立行政法人医薬品医療機器総合機構の医療機器添付文書情報提供システムがあげられる[11,12]．

▶ 1）医療機器データベース

2005 年 6 月から運用を開始した医療機器データベース検索システムは，従来の医療材料データベース検索システムを母体とし，薬事法（現在の医薬品医療機器等法）改正に対応すべく医療機器に対象範囲を広げたものであり，商品分類，JAN コード，商品名，製造番号，製造販売企業名，JMDN コード，類別コード，クラス分類などから誰でもインターネットで検索でき，その検索対象となった製品群から当該製品を指定することで詳細情報を把握することができる（図 8-15）[5]．

▶ 2）医療機器添付文書情報提供システム

病院において医療機器を適正に使用するためには，医療機器の安全性・有効性についてハイライト情報が記載されている添付文書を医療スタッフが把握することが不可欠である．

従来，この役割は医療材料・医療機器に添付される紙媒体の添付文書が担

図 8-15　医療機器データベース検索システムの検索画面

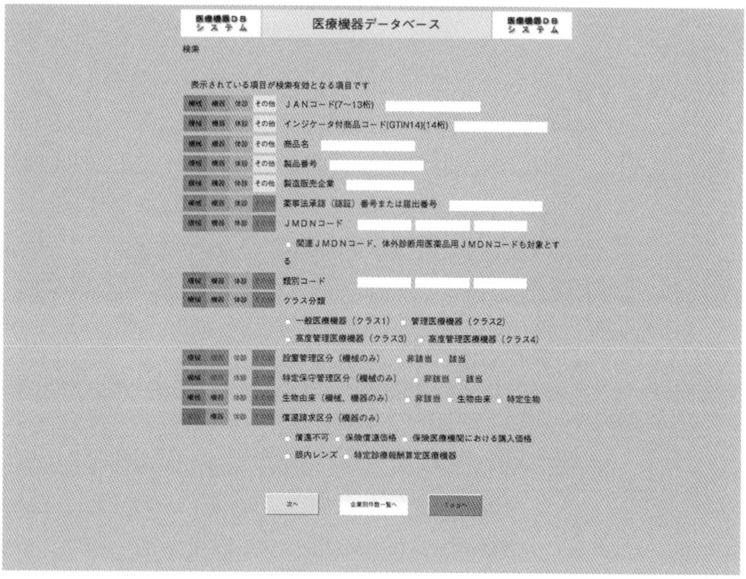

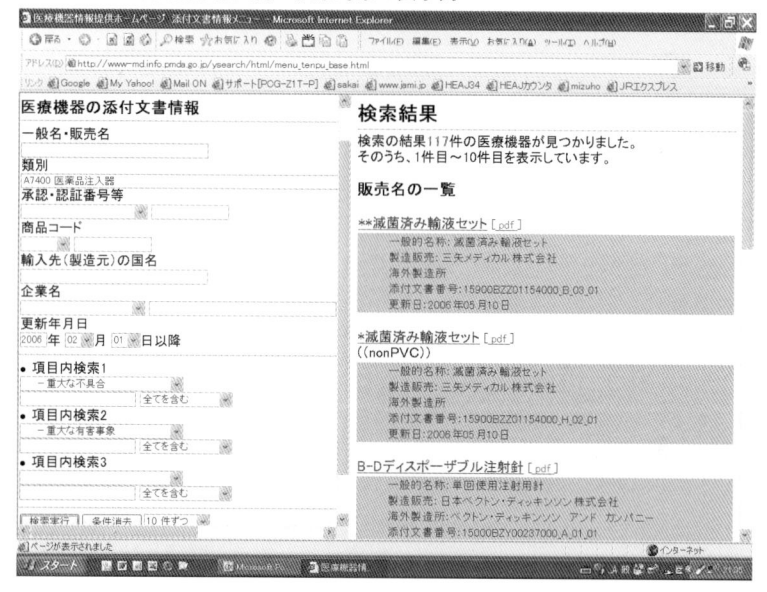

図 8-16　医療機器添付文書の検索対象の表示例

っていたが，独立行政法人医薬品医療機器総合機構は，2005年6月から新た
に医療機器の各企業の協力で，医療機器の添付文書を医療機器添付文書デー
タベースに登録し，医薬品と類似した電子検索で医療機器の添付文書をイン
ターネットで提供する医療機器添付文書情報提供システムの運用を開始し
た．

医療機器添付文書情報提供システム (**図 8-16**) の検索左画面には，一般名・販売名，類別，承認・認証番号，商品コード，輸入先（製造元）の国名，企業名などの項目の他，添付文書で規定されている項目部分にキーワードを入力することで，対象製品および一般名称，添付文書番号などが右画面に表示され，製品名をクリックすることで SGML の詳細画面が展開する．また，製品名の右に表示されている PDF 項目をクリックすると，PDF 形式の添付ファイルをダウンロードすることができる．

参考文献

1) W. C. McGee：Data Base Technology. *IBM J. RES. DEVELOP.*, **25**(5)：505〜519, 1981.
   http://www.research.ibm.com/journal/rd/255/ibmrd2505O.pdf
2) Codd, E.F.：A Relational Model of Data for Large Shared Data Banks. *Communications of the ACM*, **13**(6)：377〜387, 1970.
   http://www.seas.upenn.edu/~zives/03f/cis550/codd.pdf
3) 魚田勝臣, 小碇暉雄：シリーズ・経営情報システム（第 8 巻：データベース），日科技連出版社, 1995.
4) 日本ドクメンテーション協会編：ファクト・データベース，NIPDOK シリーズ (32), 1983.
5) Peter, P. C.：The entity-relationship model：towards a unified view of data, Proc. of National Computer Conference. 77〜84, AFIPS Press, 1977.
   http://bit.csc.lsu.edu/~chen/chen.html
6) William, H. I.：Building the Data Warehouse. John Wiley & Sons, 1992.
7) 高橋孝弦, 優菜芳宏：情報処理技術者テキスト，基本情報技術者プラスアルファ Ⅲ：データベースとアルゴリズム. 実教出版, 2003.
8) 大川泰典, 荒木祐二：FileMaker 実践データベースシステム. 秀和システム, 2008.
9) E-Trainer.jp：ビジネスに使える Excel & Access データ集計・分析. 毎日コミュニケーションズ.
10) 医療機器管理ソフトウェア【CEME】.
    http://www.nes-w.net/ceme/ceme-soft/ceme-soft01.htm
11) 一般財団法人医療情報システム開発センター：医療機器データベース, 2005.
    http://www.kikidb.jp/
12) 独立行政法人医薬品医療機器総合機構（2005）：「医薬品医療機器情報提供ホームページ」での医療機器添付文書情報掲載にかかる医療機器製造販売業者情報の登録の手続きについて（薬機発第 0317007 号），2005.

第9章 データ通信とネットワーク

1 データ通信の変遷とその守備範囲

通信の発展と歴史：「医用電子工学第2版 第15章 2 電気通信の手段と歴史」を参照.

アメリカでアレクサンダー・グラハム・ベル（Alexander Graham Bell）が1876年に電話を発明して以来，その技術は遠隔地に音声情報を伝える通信手段として世界各国に広まった．電話は，離れた2点間が電話回線で結ばれていれば，リアルタイムに情報交換が行えるため，距離と時間の解消という面で画期的な発明であった．日本では1880年に東京と横浜間で電話サービスが始まり，その後，音声以外にファクシミリ，データ通信など，あらゆる情報をディジタルに変換して64 kbpsを基本としたISDN（integrated service digital network）の利用へと発展した．

ISDNサービスは，高速・広帯域を目指した光ファイバでのアクセスを基本にしたB-ISDN（broad-band ISDN）への発展を契機に，メタル回線の高速化を目指すかたちでADSL（asymmetric digital subscriber line），FTTH（fiber to the home）などのブロードバンドサービスへと変遷した．

今日では，ネットワーク構築や通信コストをおさえるネットワーク構成が重視されるようになり，電話網からIP網への転換が進み，徐々にIP電話に移行する傾向にある．

IP網： internet protocol を用いたネットワークのことで，コンピュータを使ったデータの送受信が可能となる.

さらに，2001年に高度情報通信ネットワーク社会推進戦略本部が内閣に設置され，5年以内に世界最先端のIT国家を目指したe-Japan戦略が開始され，超高速ネットワークインフラ整備，先導的7分野による利活用促進，情報セキュリティ対策も並行して進展している．

ネットワーク自体も電話網からコンピュータネットワークを基本にし，音声をはじめさまざまなメディア情報をディジタル信号というかたちでネットワーク上を伝送する形態へと進展し，現在，IPv4（internet protocol version4）をベースにしたネットワークでの各種メディアサービスが普及している．

一方，グリエルモ・マルコーニが1895年に，1,700 m離れた場所に2.5 mのポールに導線を吊るしてモールス信号を電波で送受信することに成功したことにより，電話線が接続できない自動車電話，航空機や船舶などの移動体無線に活用された．1996年頃からは移動性を重視した携帯電話やPHSなど

図 9-1　電気通信サービスの加入契約数の推移

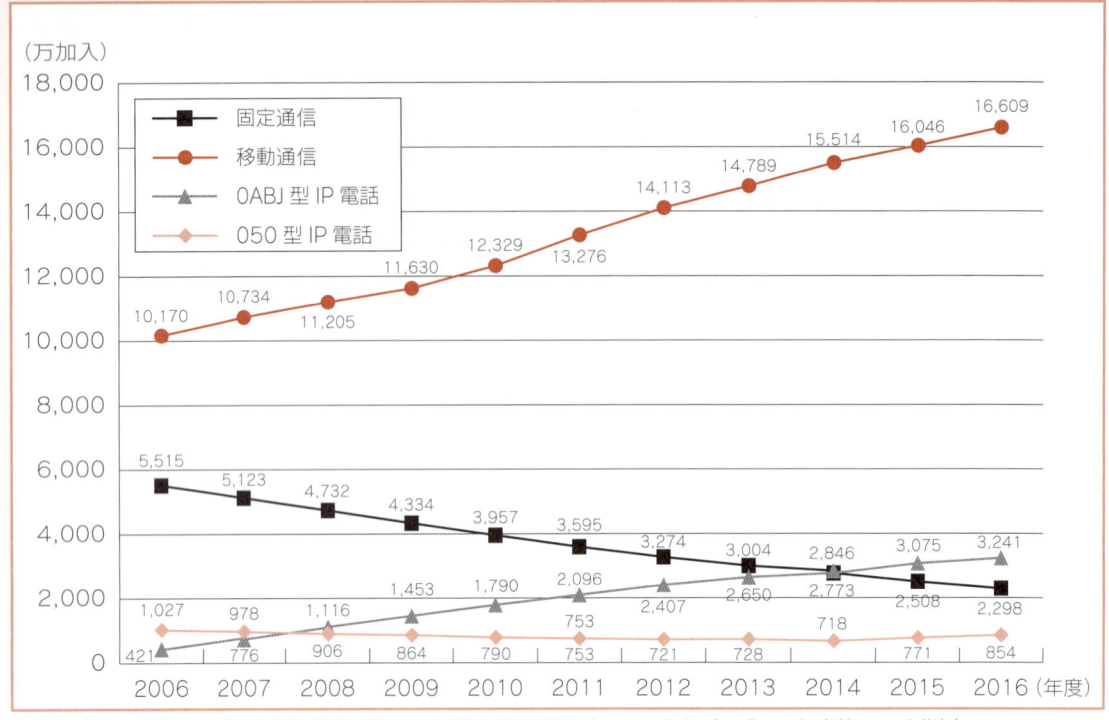

総務省「電気通信サービスの契約数及びシェアに関する四半期データの公表（平成 28 年度第 4 四半期）」

に波及し，急速な発展を遂げている．

　平成 29 年度情報通信白書によると，電気通信サービスの加入契約数は，2000 年度に移動通信（携帯電話および PHS）の加入者数が固定通信（NTT 東西加入電話，直収電話および CATV 電話）の加入者数と逆転し，2016 年度には固定通信の約 7.2 倍となっている（**図 9-1**）[1].

　また，これらの技術は，無線通信に留まらず，放送分野に活用され，AM，FM のラジオ放送や，VHS，UHF 帯の地上波アナログ放送に加えて，BS 衛星放送，CS 衛星放送，地上波ディジタル放送，ワンセグ放送などの無線放送に活用されるとともに，電波の難視聴地域における有線ケーブルを利用した CATV 放送へと進展している（**表 9-1**）.

　本章では，有線・無線の通信に使われている伝送路，通信方式，通信ネットワーク，通信プロトコルについて述べる．

表 9-1　電話，ラジオ放送，テレビ放送，データ通信に用いられる各種情報通信

用　途	有　線	無　線
電　話	一般加入電話 専用回線 ISDN ADSL IP 電話	自動車電話 第一世代携帯電話（TACS，HiCAP） 第二世代携帯電話（PDC，cdmaOne） 第三世代携帯電話（DMA2000，W-CDMA PHS） 衛星電話
ラジオ放送	有線放送	AM FM 短波
テレビ放送	ケーブルテレビ（CATV）	地上波アナログ TV　　VHF 地上波アナログ TV　　UHF BS アナログ TV BS ディジタル TV CS ディジタル TV 110 度 CS ディジタル TV 地上波ディジタル TV ワンセグ（1seg）
データ通信	一般加入電話 ISDN ADSL FTTH ケーブルテレビ（CATV）	無線 LAN　　IEEE 802.11b 無線 LAN　　IEEE 802.11a 無線 LAN　　IEEE 802.11g Bluetooth（IEEE 802.15.1） Ultra Wideband（UWB，IEEE 802.15.3a） ZigBee（IEEE 802.15.4）

2 情報理論

　クロード・シャノン（Claude Elwood Shannon）は，1948 年にベル研究所在勤中に論文「A Mathematical Theory of Communication（通信の数学的理論)」を発表した．それまで曖昧な概念だった情報（information）を数量的に扱える情報理論（information theory）を考えた．

　翌年，ウォーレン・ウィーバー（Warren Weaver）の解説をつけて出版された書籍『The Mathematical Theory of Communication』で，シャノンは通信におけるさまざまな基本問題を取り扱うために，情報の量（情報量）を事象の起こる確率によって定義し，連続して起こる確率事象の情報量の期待値（平均情報量）として「エントロピー」の概念を導入し，情報量の単位としてビット（bit）をはじめて使用した[2]．

　古典的情報理論における論点は，ノイズの多い伝送路上で情報を転送する際の技術的問題であった．シャノンは，この問題を解決するため，ノイズ（雑

音）がない伝送路で効率よく情報を送信するための符号化「情報源符号化定理」（シャノンの第一基本定理）と，ノイズがある伝送路で正確に情報を送信するための誤り訂正符号化「伝送路符号化定理」（シャノンの第二基本定理）を考案し，現在のデータ通信の基礎を確立した．シャノンは，「伝送路符号化定理」において，ノイズの多い伝送路でも信頼できる通信が行えることを示し，その際の転送レートの上限を「伝送路容量」と称した．

　すなわち，実際の通信速度を伝送路容量に近づけるには，適切な符号化が必要となるとした．

　符号化定理は，効率を上げ，エラー発生率をシャノンが定式化した伝送路容量のレベルに近づけることを研究するものであり，符号化はデータ圧縮（情報源符号化）と誤り訂正（伝送路符号化）が主要な技法となる[3]．後者については，シャノンの研究のとおりの方式が可能であると証明するまでに長い年月を要した．

　また，情報理論の符号に関する第3の技法は「暗号化アルゴリズム」である．符号化理論や情報理論の成果は，暗号理論や暗号解読に広く応用されている．

　これらの定理は，現在においても携帯電話などでの通信技術の基礎理論となっており，その後の情報革命とよばれる情報技術の急速な発展に結びついている．

3 有線における通信回線の種類と機能

ノード（node）：コンピュータ・ネットワークを木に例えると，幹にあたる幹線ケーブルがあって，そこから枝葉のようにパソコンやプリンタなどが接続されている．ノードとは，幹から枝に分岐している部分を指す．

伝送路：「医用電子工学 第2版　第15章 4 伝送路」参照．

　通信回線を介してデータ通信を行うためには，情報を伝送するためのネットワークが必要である．このネットワークは一般に，端末機器，端末とネットワークとを接続する機器，ノード機器間の伝送機器や伝送路（channel）からなる．

　伝送路とは，コンピュータ間のデータ通信において，データを伝送するための経路をいう．電話はもちろんであるが，コンピュータで情報の送受信を行うには，かならず何らかの媒体を介さなければならない．

　多くのコンピュータをネットワークに接続することで，お互いがデータのやり取りを行うだけでなく，分散処理や集中処理を実現し，情報の共有化という大きなメリットを生み出すことも可能となる．

図 9-2　伝送媒体の種類

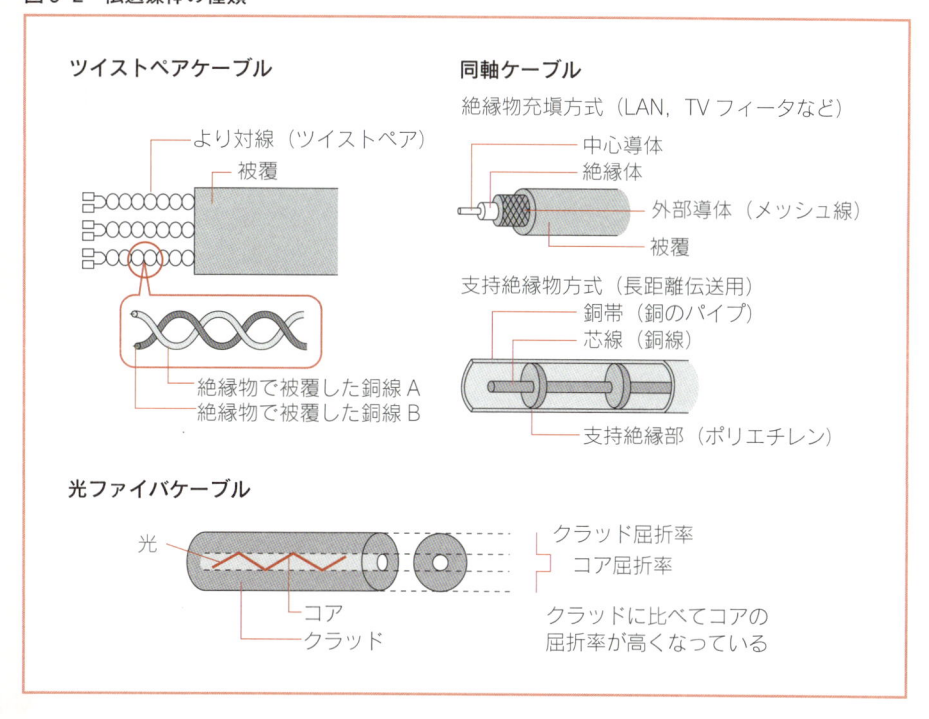

ツイストペアケーブル

- より対線（ツイストペア）
- 被覆
- 絶縁物で被覆した銅線 A
- 絶縁物で被覆した銅線 B

同軸ケーブル

絶縁物充填方式（LAN，TV フィータなど）
- 中心導体
- 絶縁体
- 外部導体（メッシュ線）
- 被覆

支持絶縁物方式（長距離伝送用）
- 銅帯（銅のパイプ）
- 芯線（銅線）
- 支持絶縁部（ポリエチレン）

光ファイバケーブル

光
- コア
- クラッド

- クラッド屈折率
- コア屈折率

クラッドに比べてコアの
屈折率が高くなっている

🟠1─伝送媒体の種類

　有線伝送路の伝送媒体としては，ツイストペアケーブル，同軸ケーブル，光ファイバケーブルがあり，その種類によって通信速度，伝送路容量，雑音の影響などに違いが生じる（**図 9-2**）．

(1) ツイストペアケーブル

　ツイストペアケーブル（twisted pair cable）は，絶縁物で被覆した銅線 2 本をより合わせることにより，外部からのノイズの影響を低減させることを目的にしたものである．ツイストペアケーブルには，シールドのない非シールドツイストペアケーブル（unshielded twisted pair cable：UTP）と，シールドしたシールドツイストペアケーブル（shielded twisted pair cable：STP）があり，UTP は LAN の回線として広く用いられている．

(2) 同軸ケーブル

LAN，WAN：本章第 5 節参照.

　同軸ケーブルは，UTP が主流となる以前に LAN で用いられていたものの，狭いスペースへの敷設に不向きなことから，現在では大規模な LAN の基幹部（バックボーン）や WAN の一部において利用されている．同軸ケーブルのなかでも支持絶縁物方式は，中央に太めの銅線を置き，それを支持絶縁部であるポリエチレンで支えるとともに，銅のパイプでこれをシールドするという構造をもっており，外部との電気的干渉がほとんどないため，1 Gbps 以上の

ディジタル伝送も可能にする.

(3) 光ファイバケーブル

現在,急速に普及しているのが光ファイバケーブル（optical fiber cable）である.

光ファイバケーブルは,屈折率の異なるコアとクラッドという石英ガラスからなり,中心となるコアに密着してクラッドがそれを取り囲む構造となっている.コアの屈折率はクラッドのそれよりも高いものを使用するが,この構造の光ファイバケーブルのコアに光を一定の角度で入射すると,光はコアとクラッドの境界面で全反射を繰り返しながら伝送される.

光ファイバは,銅線に比べて長い距離の伝送でも信号が弱くなりにくいとともに,高帯域（同時に多量の情報を送信できる）,雑音の影響を受けにくい,細くて軽いなどのすぐれた特徴をもっていることから,インターネットの構成要素となっている ISP（internet service provider）間の専用線によるバックボーンや WAN など,多くの伝送媒体として用いられている.

❋2 ─ アナログ伝送路とディジタル伝送路

長く,雑音を有する伝送路であっても,情報を正確に効率よく送受信するためには,アナログ信号に変換して情報を伝送するためのアナログ伝送路（analog channel）と,ディジタル信号に変換して情報を伝送するためのディジタル伝送路（digital channel）が存在する.

そのため,情報源から発生する情報は伝送路に適した符号化（encode）を行い,伝送路に流す必要がある（**図9-3**）.また,伝送路を介して受け手が情報を把握するには,符号化した内容を元に戻すため,復号化（decode）を行う必要がある.

(1) アナログ伝送路とモデム

アナログ伝送路の代表的なものに一般加入電話があり,受話器のマイクによって入力された音声が,アナログ信号へと変換されて伝送される.一方,相手側では,電話機に到達したアナログ信号を,スピーカによって空気振動に変換することで音声を再生している.

コンピュータは,その内部において,扱う情報のすべてがディジタル形式で処理されるため,コンピュータの情報をアナログ伝送路である電話回線を介して伝送するには,モデム（modem）という機器を用い,ディジタル信号をアナログ信号へ変換する必要がある（**図9-4(a)**）.また,受信時にはアナログ信号をディジタル信号へ変換する必要がある.

モデムは,modulator and demodulator を略した名称である.modulator とはディジタル信号をアナログ信号へと変換する変調を意味し,demodulator と

図9-3 情報通信モデル

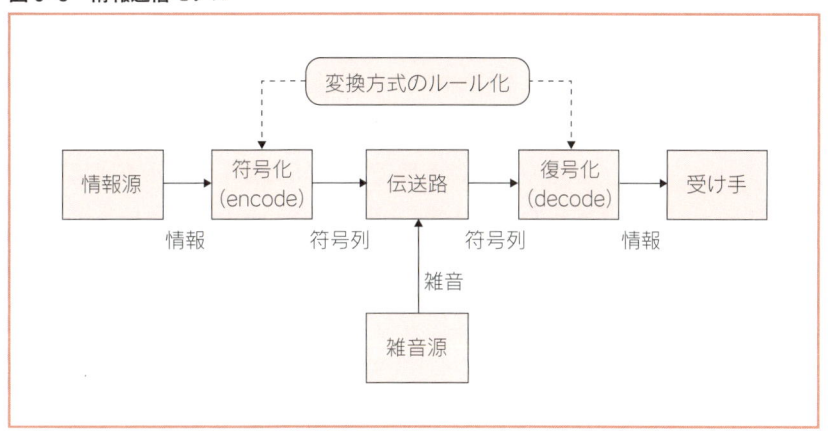

図9-4 アナログ伝送路とディジタル伝送路

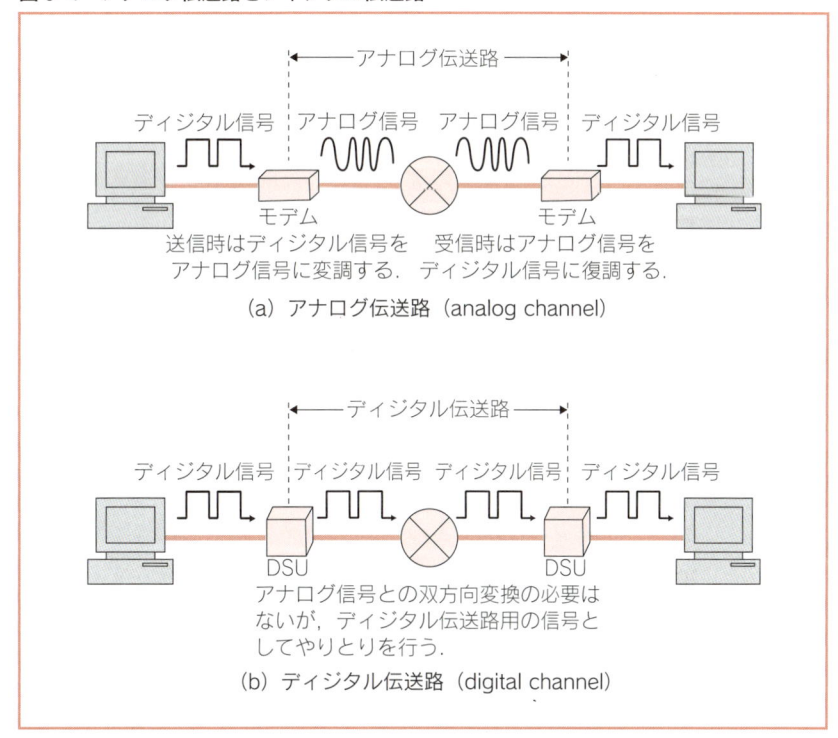

アナログ伝送路にはモデムが必要. ディジタル伝送路には DSU が必要.

は逆にアナログ信号をディジタル信号へと変換する復調を意味する. つまり, モデムとは変復調装置のことであり, 変調, 復調の双方の機能を備えた通信機器である.

　インターネットが普及し始めた当初は, 14.4〜56 kbps のモデムを介して, 一般加入電話にダイヤルアップ接続を行っており, モデムはディジタル信号

とアナログ信号の相互変換を行うために必要不可欠な機器であった.

(2) ディジタル伝送路とDSU

　当初のディジタル伝送路はISDNによるディジタルネットワークであり,コンピュータを接続する場合には,アナログ・ディジタル信号変換を行うモデムの接続は不要であるが,ISDNの伝送方式に則したディジタル信号へ変換するためのDSU（digital service unit）というディジタル回線接続装置を介する必要があった（**図9-4(b)**）.なお,現在ではDSUはターミナルアダプタ（terminal adapter）に内蔵されているため,単体で目にすることは少なくなった.

3 ─ ディジタル同期方式

　ディジタル信号は0・1の信号の組み合わせであるため,同期が大切であり,どこから始まってどこで終わるのかが明らかでないと,信号として伝送はできてもデータとしては意味をなさなくなる.

　同期方式は,ビット同期方式とブロック同期方式に大別できる.ビット同期方式はビット信号ごとに同期を取る方式であり,ブロック同期方式はあるひとかたまりのデータごとに同期を取る方式である.

▶ 1) ビット同期方式

　ビット同期方式には,同期通信方式と非同期通信方式の2種類がある.

(1) 同期通信方式

　同期通信方式は,伝送路のクロックに同期して送信側と受信側間にデータ信号を送る方式である（**図9-5**）.

　データのやり取りがない間も制御用の信号が流れるため,相手との同期を保つことができる.実データを送信したときはそれを受け取り,データがないときには待ち状態を示す信号をやり取りする.

　データの送受信にデータの始まりと終了を示す信号が存在しないので,データ転送速度は速くなる.

(2) 非同期通信方式（調歩同期方式, スタート・ストップ方式）

　非同期通信方式は,同期通信は行わない代わりに,データの先頭にその始まりを示すスタートビットと終わりの位置を示すストップビットをつけて同期を取る方法であり,調歩同期方式やスタート・ストップ方式ともよばれる（**図9-6**）.

　データがない状態では,スタートビットが判別できるように常にストレートビットの状態にしておく.受信側では,スタートビットを受信するとその時点から伝送速度で決まる受信タイミングにより,ビットを一定間隔で識別

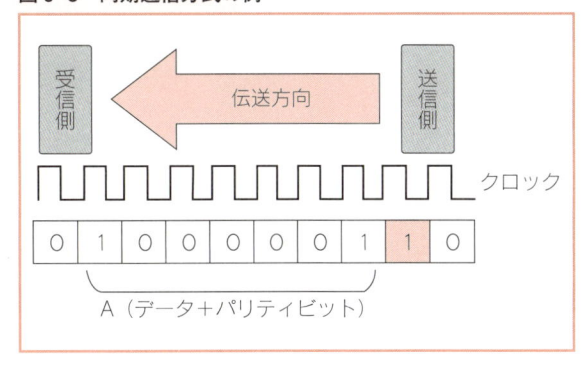
図9-5 同期通信方式の例

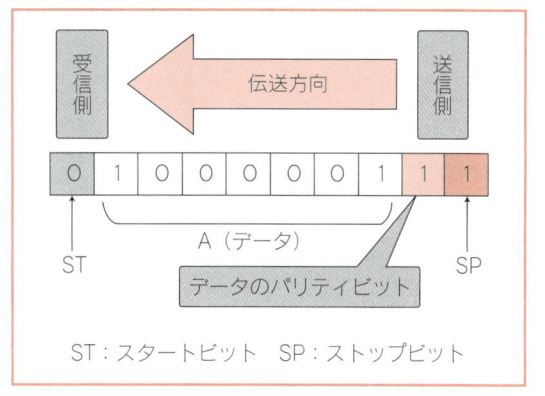
図9-6 非同期通信方式の例

ST：スタートビット　SP：ストップビット

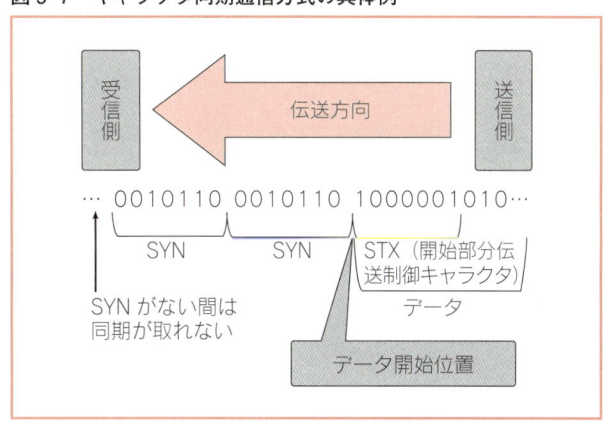
図9-7 キャラクタ同期通信方式の具体例

テレックス（telex）:
1930年代に確立し，2000年代前半頃までテレタイプ端末を使用し，不特定の相手との文字による商業通信手段として用いられた通信方式.

SYN符号: データの最初に送られる同期信号（synchronous idle）を指す.

キャラクタ: 同期通信方式では，SYN符号2個を送った後の連続したデータのこと.

（0・1の判定）する.

　1つの文字は通常7bitか8bitで表されるので，これにスタートビットとストップビットをそれぞれ1bitずつ付加することで，非同期通信は同期通信に比べデータ転送速度が遅くなるが，同期の取り方としてはもっとも簡単なので，テレックスなど低速なデータ伝送に使われた.

▶ 2）ブロック同期方式

（1）キャラクタ同期通信方式（SYN同期通信方式）

　データの先頭位置を知らせるための同期信号として，特定符号をデータの前につけて伝送する方式である．同期用の符号として，"0010110"で表されるSYN符号をデータの前につけて送信することから，SYN同期通信方式ともよばれている（**図9-7**）．受信側では，ビット列を常時監視しており，SYN符号を受信すると，その次から連続してデータが送られるものとして文字な

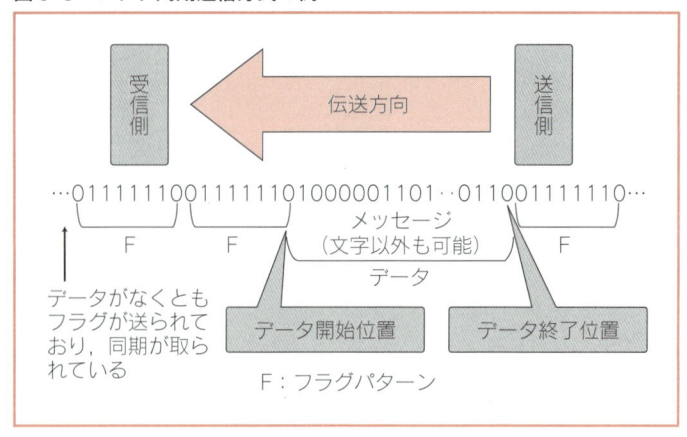

図 9-8　フラグ同期通信方式の例

受信側 ← 伝送方向 ← 送信側

…011111100111111010000001101…011001111110…

F　　F　　メッセージ（文字以外も可能）　　F

データ

データがなくともフラグが送られており，同期が取られている

データ開始位置　　データ終了位置

F：フラグパターン

どを組み立てる．この同期方式はキャラクタのみの送信に限定され，ブロック同期の特徴である経済性は，とくに長文のデータを送るときなどではビット同期に比べはるかに高くなる．

(2) フラグ同期通信方式

　フラグ同期通信方式は，キャラクタ同期通信方式と類似しているが，伝送するデータがない場合でも，伝送路に一定のビットを送っておくことによって送信側と受信側のタイミングを取り続ける方式である．この一定のパターンをフラグパターンといい，"01111110" が使われる（**図 9-8**）．

　送信したいデータがある場合は，フラグパターンの後ろにデータを送信し，終わるとふたたびフラグパターンを送信する．受信側では，フラグパターンを常に監視し，フラグパターン以外の信号を受信するとデータが送られてきたと判断する．そして，ふたたびフラグパターンが検出されるまで，その間のすべての信号をデータとして受信する．

4 ─ 無線における通信方式（変調・復調方式，分割多重方式）

変調・復調：「医用電子工学第 2 版　第 15 章　3　変調・復調とは」参照．

　無線を用いた電信・電話，放送，データ通信では，その用途によって，使われる周波数，送受信方法，出力に違いがある．

　通信方式は，変調・復調方式と分割多重方式によって以下のように分類することができる．

▶ 1）変調・復調方式による分類

(1) アナログ変調方式（AM，FM）

　アナログ変調方式には，振幅変調方式（amplitude modulation：AM）と周波数変調方式（frequency modulation：FM）がある．

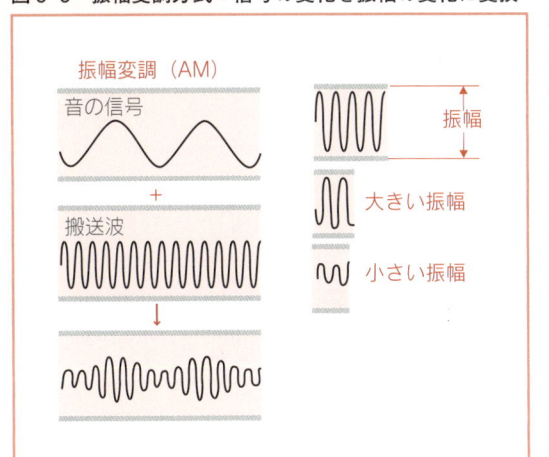

図9-9　振幅変調方式：信号の変化を振幅の変化に変換

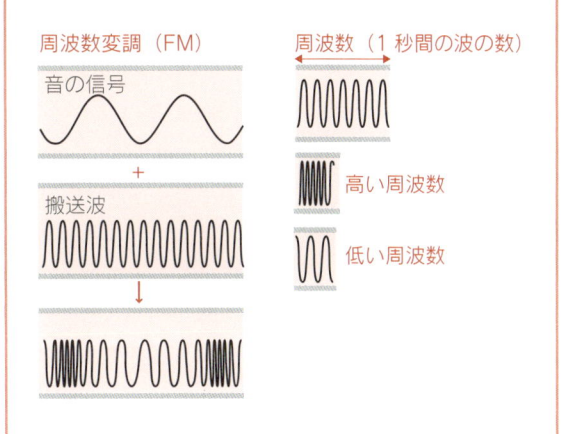

図9-10　周波数変調方式：信号の変化を周波数の変化に変換

①振幅変調方式（AM）

　AM は，入力波形（音声）と変調された搬送波の振幅を1対1（正確には相似）で対応させる方式であり，入力波形は振幅変調の波形の上下頂点を結んだ線（包絡線）に対応することになる（図9-9）．

　AM は，原理上，送受信の構成がシンプルにできることや，ある程度混信しても内容が聞き取れるメリットがある反面，音質は良くなく，ノイズに弱いという欠点がある．

　この方式は比較的歴史も古く，身近な利用として AM ラジオ放送がある．その他のものとしては，地上波アナログテレビの映像信号，VHF・UHF 航空無線が該当する．

②周波数変調方式（FM）

　FM は，入力信号に応じて搬送波の周波数を変化させる方式であり，振幅は一定で周波数の変化だけがわかれば元信号が取り出せる（図9-10）．もしノイズが乗ってもリミッターで振幅ノイズ成分は簡単に除去できるため，比較的雑音に強い特徴がある．さらに，変調に伴う周波数変化を大きめにとれば，ダイナミックレンジ（信号の強弱の幅）と S/N 比（signal to noise ratio）はよくなり，高音質の信号伝送が期待できる．このため，FM ラジオ放送やライブステージなどで使用されるワイヤレスマイクなどに使用されている．

(2) ディジタル変調方式（ASK, FSK, PSK, QAM）

　ディジタル変調方式は，ディジタル値をアナログ信号に変換する変調方式であり，振幅偏移変調方式（amplitude shift keying：ASK），周波数偏移変調方式（frequency shift keying：FSK），位相偏移変調方式（phase shift keying：PSK），直交振幅変調方式（quadrature amplitude moduration：QAM）がある．

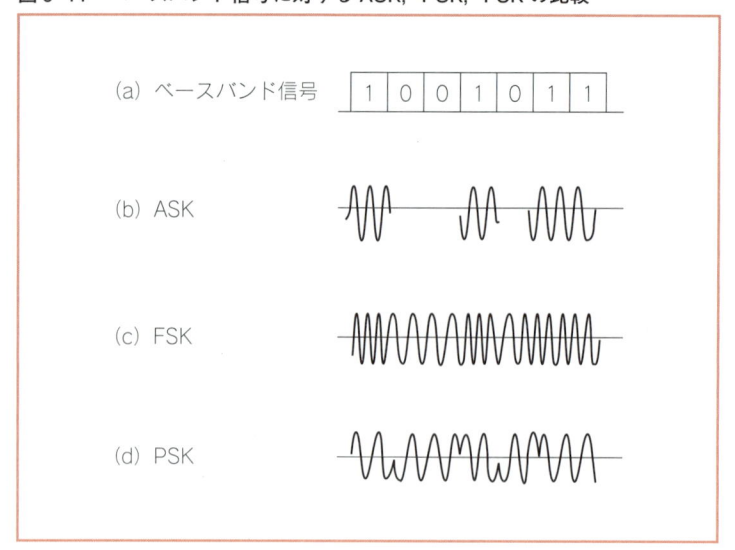

図9-11　ベースバンド信号に対する ASK，PSK，FSK の比較

(a) ベースバンド信号　| 1 | 0 | 0 | 1 | 0 | 1 | 1 |

(b) ASK

(c) FSK

(d) PSK

①振幅偏移変調方式（ASK）

　ASK で 0・1 のデータを伝送するものに電信がある．振幅の一定のものを 1，振幅がないものを 0 とすれば，これでコードが送れる（図 9-11 (b)）．アナログ通信では振幅変調方式（AM）に相当するが，振幅として，0・1 だけではなく，もっと多くの振幅を定めて多値化をすることが可能である．たとえば，振幅を 4 等分して，それぞれを<00>，<01>，<10>，<11>とすれば，4 ビットで伝送できる．

　多値化すればするほど伝送路としては広い帯域が要求されるが，ディジタルの場合には多少の波形の誤差は量子化誤差に吸収されてしまうため，アナログ伝送では問題となる歪みなどは伝送の質に影響しない特徴がある．

②周波数偏移変調方式（FSK）

　FSK は，ベースバンド波形（0 と 1）に応じて搬送波周波数を変化させる変調方式である（図 9-11 (d)）．アナログ変調方式の周波数変調方式（FM）にあたるディジタル変調方式が FSK と考えることもできる．

　FSK では，伝送速度が上がるにつれて占有帯域幅が広がってしまう特性があるため，高速通信には不向きであるが，比較的送受信機の構成はシンプルにできる．

　振幅変調方式（AM）と違い，周波数の変化として変調されているため振幅は一定であり，受信側での 0・1 の判定が波形の振幅に依存しないので，移動体通信にも容易に適用できる．さらに，被変調波の振幅が一定のため，電力増幅器の非直線性の影響が少なく，電力利用効率がよいメリットがある．

　FSK は，ポケットベルや，近距離ワイヤレス技術として Bluetooth や小電

力運用テレメータに利用されている.

③位相偏移変調方式（PSK）

PSK は，搬送波の位相をある決まった位置で変化させる変調方式であり，ベースバンド波形に応じて 0・1 の位相を変化させている（**図 9-11(c)**）.

具体的には，基準となる正弦波と位相のずれた波を使い，それぞれに別の値を割り当てることで一度に複数の値を送受信する. 多値変調により一度に多くの情報を伝送することができ，ノイズや信号の減衰に影響されにくく，必要となる周波数帯域も狭くてすむといった特徴がある.

位相をどの程度細かく分けるかによっていくつかの方式があり，細かく分けるほど一度に大量の情報を送れるが，ノイズの影響を受けやすくなる. 基準となる波と反転した（180°位相のずれた）波の2つの波を使う方式を BPSK（binary PSK），90°ずつずれた4つの波を使う方式を QPSK（quadrature PSK），45°ずつずれた8つの波を使う方式を 8 PSK という. なお，もともと PSK は基準信号からの絶対位相を用いるが，1つ前の波を基準に相対的にどのくらい位相がずれているかを識別する DPSK（differential PSK）という方式があり，単に PSK といった場合には DPSK である場合が多い.

BPSK の代表的な例として GPS があげられる. スペクトラム拡散方式を使用してはいるが，拡散前のデータ変調（一次変調）に低速の BPSK（50 bps）が用いられている. また，QPSK は，現行の PDC 方式携帯電話や PHS，CS ディジタル放送など非常に多くの伝送方式に使われている. 8PSK は，BS ディジタル放送に使用されている.

④直交振幅変調方式（QAM）

QAM は，多値の ASK を直交位相変調するため，位相変化と振幅変化を組み合わせることで複数の情報を一度に伝送できる変調方式である. 1 シンボルあたりに送れる情報量を多くできるため伝送効率が良いのが特徴であるが，反面シンボル間の振幅・位相距離が近くなるため，必要とする C/N 比は PSK などに比べると高い. シンボルあたりの情報量に応じて 16 QAM，64 QAM，256 QAM などとよばれる.

組み合わせ個数が多いことを利用し，通信線の状況に合わせて通信速度を変化させることにより，送信誤りでの再送信による速度低下の影響を少なくし，送信効率をあげることもできる.

移動体通信に適用する場合には，波形等化などが必須となり，代表的な 16 QAM では，ディジタル MCA（業務用無線）や 3 G 携帯電話の高速データ伝送方式である HDR や HSDPA の変調方式として利用されている. また，地上波ディジタルテレビ放送の固定受信用としても使われている（16 もしくは 64 QAM）. NTT など，固定対固定のマイクロ波多重中継にはさらに多値の

C/N 比（搬送波対雑音比）：搬送波の信号成分と雑音成分との量の比率. この値が大きいほど信号の品質がよい.

256 QAM が使用されている.

▶ 2) 分割多重方式による分類

　携帯電話や移動体通信では，複数のユーザが無線通信路を同時に共有して通信を行うため，限られた周波数資源を有効に活用する必要がある．このための技術として分割多重方式があり，周波数によって分離する周波数分割多重方式（frequency division multiple access：FDMA），時間によって分離する時間分割多重方式（time division multiple access：TDMA），スペクトラム拡散を使用し拡散コードによって分離する符号分割多重方式（code division multiple access：CDMA）の3つがある（**表9-2**）．

(1) 周波数分割多重方式（FDMA）

　FDMA とは，1本の回線で同時に複数の信号の送受信を行う際に，信号ごとに周波数帯域を変える方式である．

　FDMA は，携帯電話などにおける無線の多元接続方式の一種で，周波数帯域を分割してそれぞれのユーザに割り当てることで多元接続を実現する．

　FDMA では，個々のユーザがそれぞれの周波数帯域を占有して利用するので，データの同期をとる必要がないなど，技術的には比較的容易に実現できるというメリットがある．一方，細分化されて使用される周波数帯域の間には相互干渉を防ぐための空き帯域（ガードバンド）を設ける必要があるなど，帯域の利用効率は悪く，またセルを移る際にはハンドオーバーに時間がかかるなどの欠点がある．

　FDMA は，アナログ方式の第1世代携帯電話や，自動車電話などに利用されていた.

(2) 時間分割多重方式（TDMA）

　TDMA とは，通信に用いる周波数を一定時間ごとに分割して共有する多重化方式のことである．

　TDMA では，伝送に用いる搬送周波数をタイムスロットとよばれる単位で分割して，同一周波数において複数の通信を可能にする．同じ周波数を共有して，ごく短い間にデータ送信を行うため，複数のデータを同時に送信しているかのようにみせることができる．また，TDMA では，周波数帯域を分割するFDMAと併用することにより，多数のチャンネルを確保することができる．

　日本では，TDMA は，第2世代携帯電話で使われていた PDC 方式のディジタル携帯電話で採用されていた．

　TDMA は，帯域幅を有効に活用できるという利点があるが，フェージングを避けるために，伝送速度を高速にすることには限界があるといわれている.

フェージング（fading）：無線局の移動や時間経過により，無線局での電波の受信レベルが変動する現象.

表9-2　FDMA，TDMA，CDMA の多重方式の比較

正式名称	周波数分割多重方式	時間分割多重方式	符号分割多重方式
略称	FDMA	TDMA	CDMA
英文名称	frequency division multiple access	time division multiple access	code division multiple access
原理	周波数帯域を分割して割り当て	固定タイムスロットを割り当て	拡散符号を割り当てスペクトル拡散変調
周波数の使用法	同一周波数での干渉量に基づく繰り返し利用	同一周波数での干渉量に基づく繰り返し利用	同一周波数の使用
送信モード	連続送信	バースト送信（移動局）連続送信またはバースト送信（基地局）	連続送信
異なる伝送速度への対応	困難（マルチキャリア使用）	容易（マルチスロット使用/スロット長可変）	容易（マルチコード使用）
帯域利用効率	不良	中	大
無線局間同期	不要	要	任意
フェージング耐性	小	中	大
回路規模	小	中	大
適用例	アナログ携帯電話自動車電話	第2世代携帯電話	第3世代携帯電話
多重化のイメージ			

(3) 符号分割多重方式（CDMA）

　CDMA とは，無線通信方式の1つで，発信者の音声信号には符号がつけられ，他の発信者の音声信号と合成されて受信側に送る方式のことである．携帯電話などの無線通信に使われる．

　CDMA では，発信者にそれぞれ別個のディジタルコードを割り当て，合成して1つの信号として送る．コードを端末と基地局で共有し，合成した信号を再度分解する．こうした方式によって，通信システムの簡易化が可能になる．

4 ネットワーク

1 ─ ネットワークアーキテクチャ

コンピュータ間の通信を行う際に必要となる規約を通信プロトコルとよぶ．接続する側とされる側の通信に必要な手順や方式を確認するための約束事であり，両者で互いに理解しうる共通の規約でなければならない．言い換えれば，同じプロトコルを使用するコンピュータどうしのみ互いの通信が可能である．

従来のコンピュータシステムは，中央に巨大・高性能なホストコンピュータを設置し，それに対して数多くの端末装置が共通の通信プロトコルを満たす太いケーブルにて個々に接続され，端末で必要なすべての処理は，ホストコンピュータの時分割システム（time sharing operating system：TSS）にて一括処理を行った．

しかし，Unix OS（operating system）の出現とともに，中央一局集中型ではなく，個々の端末自身が高度な機能をもつワークステーション（workstation：WS）となり，それらを共有のバスで結合したネットワークを使用する分散指向の OS が実用化されるに至った．

このとき使用されたネットワークが，アメリカゼロックス社パロアルト研究所にて 1973 年に開発されたイーサネット（Ethernet）であり，バス型接続（10 BASE-5）の高速（10 Mbps）双方向ネットワークであった．使用された通信プロトコルは，TCP/IP（transmission control protocol/internet protocol）であった．

今日においても幅広く使用されている TCP/IP は，情報通信のための重要なプロトコルである．

通信プロトコルはたくさんあり，それを考慮してデータ通信を行うために，通信機能を階層化し体系化したものをネットワークアーキテクチャという．

2 ─ OSI 参照モデル

ネットワークアーキテクチャとして，国際標準化機構（International Organization for Standardization：ISO）によって制定され，異機種コンピュータ間のデータ通信を実現するための通信機能を 7 階層に分け，各層ごとに標準化しているものに OSI 参照モデルがある（**表 9-3**）．なお，OSI は Open System Interconnection の略であり，日本語では「開放型システム間相互接続」という．

表9-3　OSI 参照モデルによる階層区分と各層の役割

階層	名称	機能	Internet プロトコル	
第7層	アプリケーション層	アプリケーションの選択実行	Telnet（遠隔コンピュータ操作），HTTP，FTP（ファイル転送），POP，SMTP（電子メール）など	
第6層	プレゼンテーション層	アプリケーションの入出力表現形式の管理		
第5層	セッション層	第6層以上の接続切断の管理		
第4層	トランスポート層	第5層以上のデータの通信の確実性実現	TCP	UDP
第3層	ネットワーク層	各種通信手段の経路選択管理	IP	
第2層	データリンク層	第1層の物理手段に合わせた通信管理	Ethernet トークンリング FDDI	PPP
第1層	物理層	通信路の物理的条件管理		

　現在では，OSI 参照モデルは ISO 7498 として規格化されており，ITU-TS（国際電気通信連合・電気通信標準化セクタ）も X.200 という勧告で同じものを定義しており，以下の7階層に分けられる（**表9-3**）.

(1) 第1層（物理層）

　物理層では，ハードウェアやケーブルなどに用いられる Ethernet や FDDI（fiber-distributed data interface）など，物理的，電気的なインタフェースと基本的なデータの変調方法などが規定されている.

(2) 第2層（データリンク層）

　データリンク層では，たとえば2台のパソコンを接続してデータをリンクさせる場合のデータのパケット化や送受信プロトコルに関する規定，つまりデータの受け渡しの方法が定められている. データリンク層では，データに宛先やエラーチェックのための情報などが付加されたフレームを扱い，フレームをエラーなしで転送する機能が確保されている.

(3) 第3層（ネットワーク層）

　ネットワーク層では，ネットワークに接続された任意の2つの機器（パソコンやプリンタなど）でのデータ転送のプロトコルが定められている. おもにデータの経路制御やアドレス付けと検証など，データをどのように中継するかといったことが規定されている.

(4) 第4層（トランスポート層）

　トランスポート層では，受信したパケットを送信する順番に並べ直して上位層であるセッション層に受け渡すといった，転送に関する規定が定められている. データを発信元から受信先まで確実に伝送する機能と，ネットワーク上でのデータの流れを制御するフロー制御の機能を提供する.

(5) 第5層（セッション層）

　セッション層では，通信の開始から終了までの一連の手順であるセッショ

ンにおいて，通信経路の確保，データの同期，セキュリティなどが定められている．

(6) 第6層（プレゼンテーション層）

プレゼンテーション層では，データの符号化・変換，ファイルフォーマット，やり取りするデータの表現方法について規定されている．

(7) 第7層（アプリケーション層）

アプリケーション層では，ネットワークとアプリケーションが通信する際の通信方式が定められている．インターネットを利用しているとよく目にするHTTP（hyper text transfer protocol）やFTP（file transfer protocol），電子メールの送受信の際に利用するPOP（post office protocol）やSMTP（simple mail transfer protocol）などは，第5層（セッション層）以上の上位層のプロトコルである（**表9-3**）．

5 ローカルエリアネットワーク(LAN)

1 ― LAN と WAN

コンピュータを単体で使用するのではなく，複数のコンピュータと連携しながら業務をこなす手法をワークグループ（workgroup）とよぶ．ワークグループは通常，コンピュータ相互接続網（ネットワーク）を介してお互いのコンピュータの連携を保つが，LAN（local area network）とWAN（wide area network）に区分される（**表9-4**）．

米国電気電子技術者協会(Institute of Electrical and Electronics Engineers：IEEE）では，LANは多数の独立した装置が適度なデータ伝送速度をもつ物理的伝送路を通じて，適当な距離内で直接的に通信可能とするデータ通信システムと定義している．

LANとは，建物内（企業の本社ビルなど）や敷地内（いくつかの建物が並ぶ工場の構内や大学のキャンパス内など）で利用するネットワークシステムのことを指し，利用半径は十数mから数百mに及ぶ．LANは，通信経費が発生する公共電話回線や通信衛星などが不要なため，敷設する初期の経費さえ考慮すれば，通信経費はほとんど不要となるメリットがある．

一方，WANは，数多くのこうしたLANをネットワーク接続組織や業者の通信回線を経て相互に接続したもので，業種や組織をこえた広域接続網を指す．

表 9-4　LAN と WAN の比較

	LAN	WAN
通信エリア	同一構内	遠隔地
通信費	なし (設備維持費のみ)	有料 (公衆回線利用料)
セキュリティ	中 (閉域)	小 (第3者のアクセス)
通信速度	早い (FDDI で 100 Mbps)	遅い (モデム，ISDN)

　LAN と WAN の境界は明確ではないが，ユーザからの視点で区分できる．ユーザのコンピュータが直接接続されている会社や大学などのネットワークが LAN であり，ルータを経て，ネットワーク接続組織や業者の通信回線を経て接続したものが WAN である．

　さらに，世界全体のこうした LAN や WAN が TCP/IP という通信プロトコルで接続されたネットワークをインターネット（internet）とよぶ．

2 — LAN の接続形態(ネットワークトポロジ)の種類と特徴

　ネットワークトポロジ（network topology）とは，コンピュータネットワークの接続形態である．各端末や制御機器がどのような形態で接続されるかを表す用語であり，ネットワークの拡張性や投資経費などから，バス型ネットワーク，スター型ネットワーク，リング型ネットワークなどが用いられる．

(1) バス型ネットワーク（図 9-12）

　バス型は，1 本の基幹回線にすべての端末を接続する形態で，Ethernet の 10 BASE-2 や 10 BASE-5 がこの形態である．基幹回線の端には終端抵抗が取り付けてあり，信号が反射して雑音になるのを防いでいる．

　10 BASE-5 の場合，各端末は供給バス状に配置されたトランシーバ装置により分岐され，端末に内蔵されるネットワークカードに接続される．10 BASE-2 の場合は，共有バスは T 型 BNC（bayonet neill concelman）接栓とよばれるコネクタにて分岐され，端末のネットワークカードに接続される．

(2) スター型ネットワーク（図 9-13）

　スター型は，1 台の集線装置（ハブ）に複数の端末を放射（星）状に接続する形態であり，Ethernet の 10 BASE-T などで用いられる．

　1 本のケーブルにすべての端末を接続するリング型ネットワークやバス型ネットワークに比べ，配線の自由度が高いのが特徴である．

図9-12 バス型ネットワーク

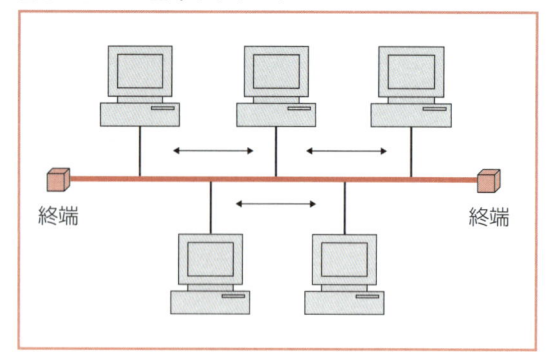

図9-13 スター型ネットワーク

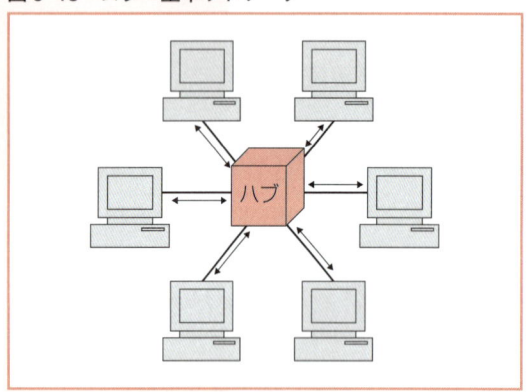

図9-14 リング型ネットワーク

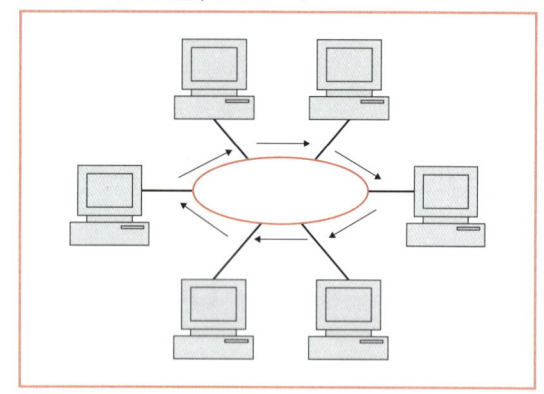

(3) リング型ネットワーク（図9-14）

リング型は各端末を環状に接続する形態で，1つの区間の障害時には逆向きの接続で伝送できるものもある．ただし，2カ所で断絶した場合，それ以上の通信が不可能になるため，ネットワーク構成としてこれ単体でそれほど障害耐性が高いわけではない．信号の伝送を1方向に限定し，多重化したものもある．代表例としては，トークンリング（Token Ring）がある．

3 ─ 代表的な LAN の種類

(1) イーサネット（Ethernet）

Ethernetは，1976年にゼロックス社が開発したCSMA/CD方式を使うLANで，ネットワーク構成が簡単であるためもっともよく使われている．最大伝送速度は当初は 10 Mbps であったが，LANの接続形態によって 100 Mbps, 1 Gbps, 10 Gbps まで高速化できる．最大セグメント長も規格によって 500 m, 180 m, 100 m, 1,000 m などがある．

表 9-5　Ethernet のおもな規格

おもな規格	伝送速度	規定	最長距離	使用ケーブル	ケーブル規格
10BASE-T	10 Mbps	IEEE802.3i	100 m	UTP/STP	CAT3 以上
100BASE-TX	100 Mbps	IEEE802.3u	100 m	UTP/STP	CAT5 以上
1000BASE-T	1 Gbps	IEEE802.3ab	100 m	UTP/STP	CAT5E 以上
1000BASE-TX	1 Gbps	TIA/EIA-854	100 m	UTP/STP	CAT6 以上
10GBASE-T	10 Gbps	IEEE802.3an	100 m	UTP/STP	CAT6A 以上
40GBASE-T	40 Gbps	IEEE802.3ba	30 m	UTP/STP	CAT8 以上
100BASE-FX	100 Mbps	IEEE802.3u	2 km	光ケーブル	マルチモード
			20 km		シングルモード
1000BASE-SX	1 Gbps	IEEE802.3z	550 m	光ケーブル	マルチモード
1000BASE-LX	1 Gbps	IEEE802.3z	550 m	光ケーブル	マルチモード
			5 km		シングルモード
10GBASE-SR	10 Gbps	IEEE802.3ae	300 m	光ケーブル	マルチモード
10GBASE-LR	10 Gbps	IEEE802.3ae	10 km	光ケーブル	シングルモード
10GBASE-ER	10 Gbps	IEEE802.3ae	40 km	光ケーブル	シングルモード
1000BASE-CX	1 Gbps	IEEE802.3z	25 m	同軸ケーブル	—
10GBASE-CX4	10 Gbps	IEEE802.3ak	15 m	同軸ケーブル	—

UTP（Unshielded Twisted Pair）：非シールドツイストペアケーブル.
STP（Shielded Twisted Pair）：シールドツイストペアケーブル.
CAT（Category）：カテゴリーの数字は，それ以下のカテゴリーに対応することを示す.

　たとえば，　○ BASE△の最初の○はデータ伝送速度で単位は bps，　次の BASE はベースバンド方式，最後の△は数字の場合は 1 ケーブルセグメントの長さを表し，ケーブルの種類は同軸ケーブルで，単位は 100 m である．　△がアルファベットの場合はケーブルの種類を表す（**表 9-5**）.

（2）トークンリング（Token Ring）方式

　トークンリング方式は IBM 社によって提唱され，IEEE 802.5 委員会によって標準化されたトークンパッシングを使う代表的な LAN である. 伝送速度は 4 Mbps または 16 Mbps で，通信を行う機器を環状に接続したリング型の LAN であり，ケーブルにはより対線（ツイストペアケーブル）を用いる.

（3）FDDI（fiber-distributed data interface）

　アクセス制御にトークンパッシング方式を採用し，マルチモード光ファイバもしくはシングルモード光ファイバを利用しており，最大伝送速度は 100 Mbps，　最大伝送距離は 2 km の通信が可能な LAN 規格の 1 つであり，

1987年にアメリカ規格協会（ANSI）で標準化され（X3T9.5），その後，ISOの規格となった．ネットワークトポロジはリング型にすることが多いが，スター型も選択できる．

　FDDIは，光ファイバを使うリング型高速LANで，EthernetやトークンリングLANなどの支線を結ぶ基幹LAN（バックボーンLAN）として利用されていたが，Ethernetに比べて機器の値段が高く，Ethernetの高速化に伴い使われなくなりつつある．

4 ─ LANの接続機器（リピータ，ブリッジ，ルータ，ゲートウェイ）

　スター型トポロジ，バス型トポロジ，リング型トポロジなどで構成する1つのネットワークを1セグメント（segment）といい，10 BASE-2の場合，1セグメントは最長185 mまで，10 BASE-5の場合，最長500 mまで延長することができるが，これよりネットワークを拡張したり，Webを介し他のネットワークと接続するためには，リピータ（repeater），ブリッジ（bridge），ルータ（router），ゲートウェイ（gateway）などの装置を使う必要がある．

　リピータ，ブリッジ，ルータ，ゲートウェイは，OSI参照モデルに規定される守備範囲で動作可能となる（図9-15）．

　リピータは信号分配とケーブル延長，ブリッジはMACアドレスによる選択，ルータはIPアドレスによるパケットの送出経路を選択，ゲートウェイは通信方式の違いを吸収し異機種間の接続を可能とする（図9-16）．

(1) リピータ（repeater）

　リピータは，OSI参照モデルの物理層においてセグメントを電気的に相互に中継するための装置である．ネットワークケーブルの最大延長は種類によって決められているので，その物理的な長さをこえるセグメントを構成する場合に使用する．

(2) ブリッジ（bridge）

　ブリッジは，リピータと違い，LANとLANは接続するものの，OSI参照モデルにおけるデータリンク層までのプロトコルに基づいてセグメント間を相互に中継するための装置である．それぞれのセグメントから送出されるデータの通信先番地（MACアドレス）を判断し，LAN間における不要なデータフレーム（frame）を通過させない機能をもち，相手側へ中継したり破棄したりする．これをフィルタリング機能という．

(3) ルータ（router）

　ルータは，ブリッジの機能をもつことに加え，OSI参照モデルのネットワーク層における異なるネットワークどうしをIPヘッダのIPアドレスで判断

図 9-15　OSI 参照モデルにおける接続機器

第 7 層	アプリケーション層
第 6 層	プレゼンテーション層
第 5 層	セッション層
第 4 層	トランスポート層
第 3 層	ネットワーク層
第 2 層	データリンク層
第 1 層	物理層

ゲートウェイ（第7層〜第1層）　ルータ（第3層〜第1層）　ブリッジ（第2層〜第1層）　リピータ（第1層）

図 9-16　リピータ，ブリッジ，ルータ，ゲートウェイの使用例

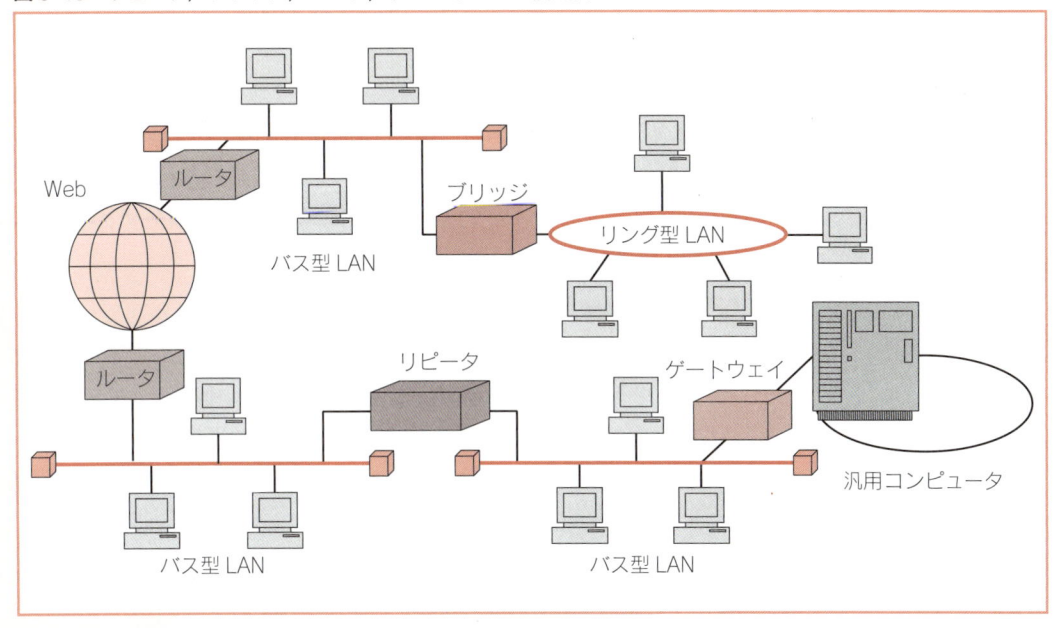

し，相互に接続するための装置である．データリンク層のブリッジのように隣接するセグメント間での制御だけではなく，データを IP アドレスから次のどの経路に対して橋渡しするかの判断をするルーティング機能をもつ．

(4) ゲートウェイ（gateway）

ゲートウェイは，OSI 参照モデルの全階層を認識し，ネットワーク上で媒体やプロトコルが異なるデータを相互に変換して通信を可能にする装置である．通信媒体や伝送方式の違いを吸収して，異機種間の接続を可能とする．

6 無線 LAN の概要

OSI 参照モデルのデータリンク層の IEEE 802.11 に規定された伝送プロトコルを使用し，物理層に無線バスを使用する方法である．

無線 LAN でネットワークを構築する場合，インフラストラクチャモードとアドホックモードという 2 種類の接続形態がある（**図 9-17**）．

1 — 無線 LAN のネットワーク形態

(1) インフラストラクチャモード

無線 LAN アクセスポイントを介して通信を行う方式をインフラストラクチャモードという．アドホックモードと違い，複数のパソコンが同時にインターネットへ接続できるので，一般的な LAN の利用形態となっている．インフラストラクチャモードでは，最初に無線 LAN アクセスポイントに有線 LAN で接続してファームウェア（ハードウェア制御のために組み込まれているソフトウェア）の設定を行わねばならず，有線 LAN アダプタや LAN ケーブルが必要となる．

(2) アドホックモード

無線 LAN アクセスポイントを介さずに，パソコンの LAN アダプタどうしでデータ通信を行う方式をアドホックモードという．無線 LAN アクセスポイントを必要としないので，ネットワークの構成は簡単にすむが，拡張性に乏しく，2 台のパソコン間で通信を行っている間は他のパソコンはそれらと通信ができない欠点がある．

図 9-17　無線 LAN のネットワークモードの比較

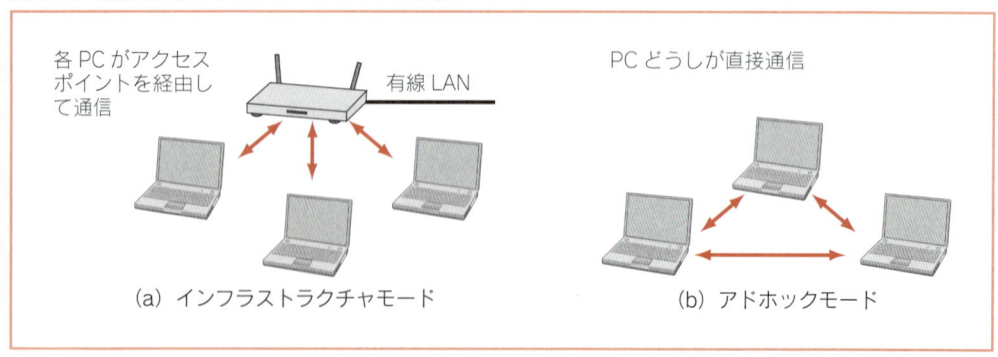

（a）インフラストラクチャモード　　　（b）アドホックモード

表 9-7 各種無線 LAN 方式の比較

	IEEE 802.11a	IEEE 802.11g	IEEE 802.11b	IEEE 802.11n Wi-Fi 4	IEEE 802.11ac Wi-Fi 5	IEEE 802.11ax Wi-Fi 6
使用周波数帯	5 GHz	2.4 GHz		2.4 G/5 GHz	5 GHz	2.4 GHz/ 5 GHz/6 GHz
最大通信速度	54 Mbps		11 Mbps	600 Mbps	6.9 Gbps	9.6 Gbps
規格策定年と主な特徴	1999 年規格化. 11b, 11g 規格の無線 LAN とは通信不可	2003 年規格化. 11b との下位互換性あり相互通信が可能	1999 年規格化. 5 つの規格でもっとも古い	2009 年規格化	2013 年規格化	2019 年規格化. 体感スピードは 11ac の 4 倍程度
他の無線製品との干渉	他の 2.4 GHz 帯無線, AV 家電などと電波干渉が少ない	Bluetooth や他の 2.4 GHz 帯の電波を使用する無線 AV 家電などと電波干渉がある			5 GHz 帯使用で AV 家電などと電波干渉が少ない	2.4 GHz 帯使用で電波干渉があるが, 5 GHz 帯使用で AV 家電などと電波干渉が少ない
変調方式	OFDM-64QAM注1, 3	OFDM-64QAM注1, 3	DSSS-CCK注4, 5	OFDM-64QAM注1, 3	OFDM-256QAM注1, 3	OFDMA-1024QAM (双方向)注2, 3
最大空間ストリーム数	1 ストリーム	1 ストリーム	1 ストリーム	4 ストリーム	8 ストリーム	8 ストリーム
マルチユーザ伝送技術	—	—	—	MIMO注6	MU-MIMO注7 (下りのみ)	MU-MIMO注7 (双方向)
規格上のメリット／デメリット	周波数が高いため, 障害物の影響を受けやすい	11b との互換性があり, 既存の環境を活かしてグレードアップ可能	導入コストが安い. 通信速度が遅い	通信の安定性が高い. カバーエリアが広がる	帯域幅拡大により高速化が実現	大量の無線 LAN 機器が密集する環境でのスループット改善が期待できる

注 1) ODFM：直交周波数分割多重方式（Orthogonal Frequency Division Multiplexing），注 2) OFDMA：直交周波数分割多元接続（Orthogonal Frequency-Division Multiple Access），注 3) QAM：直交位相振幅変調（Quadrature Amplitude Modulation），注 4) DSSS：直接拡散方式（Direct Sequence Spread Spectrum），注 5) CCK：相補型符号変調方式（Complementary Code Keying），注 6) MIMO：多入力・多出力システム（Multi-Input Multi-Output），注 7) MU-MIMO：マルチユーザ多入力・多出力システム（Multi-User MIMO）
（一般社団法人日本医療機器学会監修：医療機器安全実践必携ガイド 医療情報編. 第 7 版, エム・イー振興協会, 2024 より）

🔗 2 —無線 LAN の種類

　無線 LAN は，使用周波数，通信レート，多重化方式の違いにより，IEEE 802.11a, IEEE 802.11b, IEEE 802.11g, IEEE 802.11n, IEEE 802.11ac, IEEE 802.11ax などがある（表 9-7）.

　無線 LAN は空間的に信号が伝わり，不特定多数が傍受できるので，セキュリティに留意する必要がある.

　無線暗号化技術に WEP（wired equivalence privacy）があり，秘密鍵として 40 bit と 128 bit の長さのデータを使用することができる. 近年，WEP は秘密鍵が固定されていることから解読されやすいという脆弱性が発見され,

より高度の暗号化技術として WPA（Wi-Fi protected access）とその改良版 WPA2 が開発された.

WPA，WPA2 ともに無線 LAN 普及を目的とする業界団体である Wi-Fi Alliance が策定したもので，WEP の弱点を補強するため，システム運用中に秘密鍵を動的に変更するプロトコル TKIP（temporal key integrity protocol）を追加している．WPA には，IEEE 802.11X 認証サーバを使う Enterprise 方式とそれの不要な Personal 方式が存在するが，ともに WEP に比して高いセキュリティをもつ.

7 パケット通信

ある特定の 2 地点間のコンピュータ通信を高速かつ独立した通信にする方法として，専用回線による接続がある．この方法は，接続時間や他の通信使用状況に影響されることなく，情報通信を行えることが最大のメリットであるが，回線使用料が高額となるため，企業内の支社間のネットワーク接続やインターネットサーバの接続に限定されている.

一般 PC ユーザがホームページ検索や電子メールを効率的に使う方法として，専用回線ではなく，一般電話回線，ISDN，ADSL などを用い，パケット通信（packet communication）を活用することで，回線使用料も安く効率的な通信が可能となる.

パケット通信は，1961 年にレオナルド・クラインロック（Leonard Klein-rock）によって考案された「パケット交換理論」に基づいている．その後，1964 年にポール・バラン（Paul Baran）は，通信のデータを小さなまとまり（パケット；packet）に分割して送信し，中継する通信路が遮断されても他の通信路を迂回させ目的地までデータを伝達する分散型ネットワークの考え方を確立した（図 9-18）．アメリカ国防省の研究プロジェクトである ARPA-NET で採用された通信プロトコルはパケット通信の代表例であり，その後，インターネットの発展に寄与した[8].

パケット通信では，データの他に送信先アドレス，自分のアドレス，誤り訂正符号などの制御情報を付加することで，途中のアドレスに影響されることなく，2 地点間の通信回線を効率よく利用することができる．また，柔軟に経路選択が行えるため，一部に障害が出ても他の回線で代替できる利点もある.

図9-18　ポール・バランによる分散型ネットワークの考え方[8)]

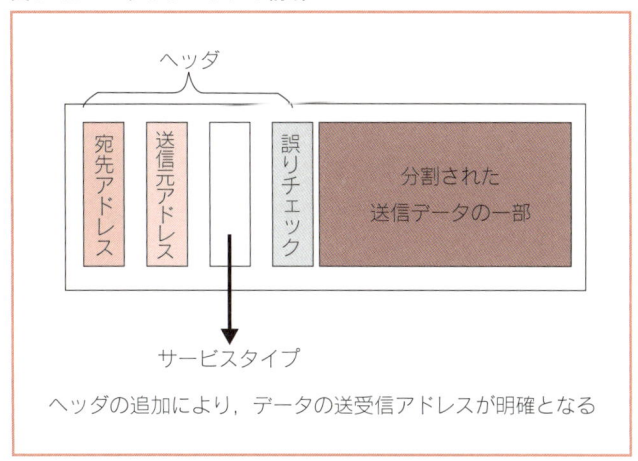

集中型　　　　　　非集中型　　　　　　分散型

http：//www.fcc.gov/omd/history/internet/something2share.html

図9-19　パケットヘッダの構成

ヘッダ

宛先アドレス　送信元アドレス　　　誤りチェック　分割された送信データの一部

サービスタイプ

ヘッダの追加により，データの送受信アドレスが明確となる

　LAN，WANにおいて複数の利用者がネットワークを効率的に使用するためには，

　①1つの回線を共有して利用することが必要となる．

　②送信データを誰から誰に送るかを指定することが必要となる．

　③そのため，データを連続的に送信するのではなく，いくつかのデータ片（送信元アドレスと情報内容で構成）を規定のデータ長に分割して伝送することで，その空き時間に他の利用者が利用することが可能となる．

　このようなデータ片を一般にパケット（小包）といい，送信データの他に，宛先アドレス，送信元アドレスや誤り検出チェック，サービスタイプなどの

ヘッダを付加データとして付ける．これはたとえば，郵便における封書の宛名や差出人（ヘッダ），封書の中身（送信データ）と考えると理解しやすい（図 9-19）.

8 誤り検出方式

ネットワークを介したデータ通信において，外部からの雑音や伝送時の波形の歪みなどの原因により，データが正しく伝達されない場合がある．

従来，専用回線で行われたデータ伝送は，インターネットを用いたパケット方式により，中継する通信路が遮断されても他の通信路を迂回させ目的地までデータを伝達することができるようになった．ここで，受信したデータの信頼性を保証するためには，データに誤り検出符号を付加したり，あるいは受信データをいったん送信側に返送し照合するなどさまざまな方法が必要である．

データの誤り検出には，垂直パリティチェック方式，水平パリティチェック方式，群計数チェック方式，巡回冗長検査方式，ハミング符号方式などが用いられ，データが保証されている．

1 ─ 正確な情報通信を阻む伝送路の電気雑音や波形歪み

LAN やインターネットなどのネットワークにおいて伝送異常が発生する確率は，1 万分の 1 から 10 兆分の 1 以下だといわれている．今日ではネットワーク自体の品質も飛躍的に向上しているため，その確率はかぎりなくゼロに近づきつつあるが，それでもなんらかの原因においてビット誤りが多く発生すれば，正常な情報通信は行えない[9].

ネットワークで誤りが生じる原因として，同軸ケーブルや光ファイバケーブルなどの通信路への外部からの電気雑音や，伝送時信号減衰による波形歪みなどがある．一般に，ディジタル情報はデータが「0」「1」の組み合わせで構成されるために，アナログ情報に比べて波形歪みに強いが，一部の「0」「1」の組み合わせに誤りが発生してしまうと，データそのものが誤ってしまう（図 9-20）.

2 ─ 誤り検出と誤り訂正

送受信のデータの信頼性を確保するには，データに誤り検出符号を付加し

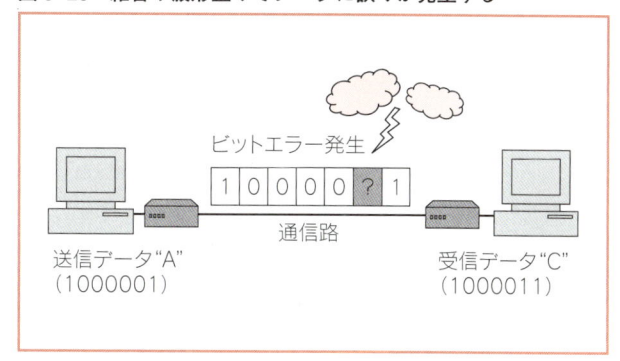

図9-20　雑音や波形歪みでデータに誤りが発生する

図9-21　誤り制御方式の内訳

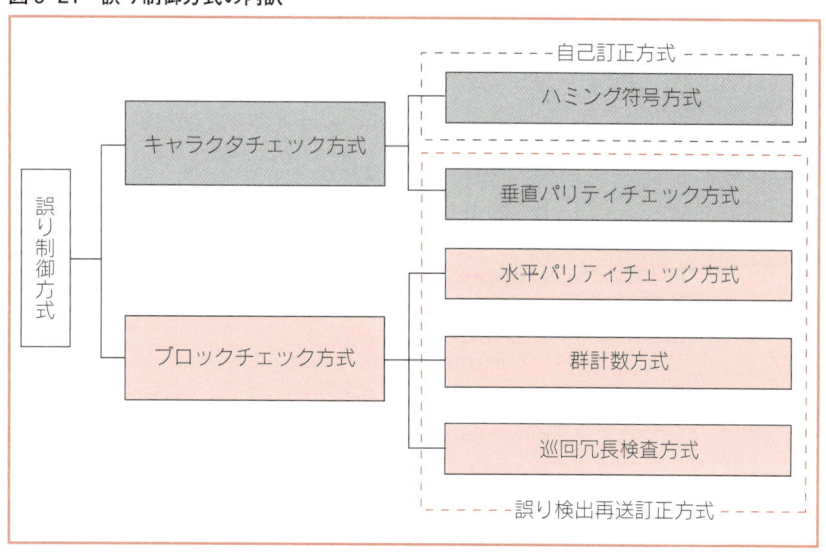

たり，あるいは受信データをいったん送信側に返送し照合するなどさまざまな方法が必要となる．

　データの誤りをチェックする方法には，複数のデータを適当なブロックとしてチェックするブロックチェック（block check）方式と，1文字単位でチェックするキャラクタチェック（character check）方式がある（**図9-21**）．また，誤りを訂正する方法として，受信データに誤りがあると再送信を要求する誤り検出再送訂正方式（automatic repeat request：ARQ）と，誤りがあると受信側自身で訂正する自己訂正方式（forward error correction：FEC）がある[10]．

　誤り検出（error detection）は，伝送すべきデータに一定の論理性をもたせ送信することで，受信側においてデータの論理性が乱れていることを検出する技術であり，データの信頼性を向上させることができる．受信側に送られ

てきたデータが正しいかどうかを簡単に検出するには，データに誤り検出のための符号を一緒に送る方法が用いられる．誤り検出のための符号は，送信するデータから論理的に計算して作られる．

　また，データの一部に誤りがあることが確認された場合に，データを補正する技術を誤り訂正（error correction）という．

参考文献

1) 総務省：「平成 29 年度情報通信白書」電気通信サービスの加入契約数の状況, 2017. http://www.soumu.go.jp/johotsusintokei/whitepaper/ja/h29/image/n6202010.png

2) Claude, E. S., Warren, W.：The Mathematical Theory of Communication, 1949. http://plan9.bell-labs.com/cm/ms/what/shannonday/shannon1948.pdf

3) 小川英一：マルチメディア時代の情報理論. コロナ社, 2003.

4) 保坂岩男, 石坂充弘：図解コンピュータシリーズ, データ通信システム入門（改訂2 版）. オーム社, 1988.

5) 中村義作, 村尾　洋, 阿邊恵一：電気・電子・情報・通信　基礎コース, 情報と通信の理論. 丸善, 1999.

6) 長坂康史：情報がひらく新しい世界 4, 情報通信ネットワークと LAN. 共立出版, 2001.

7) 今井秀樹：電子情報通信レクチャーシリーズ C1, 情報・符号・暗号化の理論. コロナ社, 2004.

8) Paul Baran：On Distributed Communications：I Introduction to Distributed Communications Networks, Memorandum RM-3240-PR, 1964. http://www.rand.org/pubs/research_memoranda/2006/RM3420.pdf

9) ビル・イーガー（オープンインターフェース翻訳）：インターネット徹底活用（電子メールから WWW まで, 広がるインターネットの世界）. ダイヤモンド社, 1995.

10) 北川盈雄：情報通信と雑音, 情報化時代のデータ通信. マグロウヒル, 1993.

11) 高橋　寛監修：絵解きでわかる情報通信. オーム社, 2002.

12) 小泉　修：図解でわかるネットワークのすべて. 日本実業出版社, 2004.

13) 谷口　功：通信プロトコルのことがわかる本. 日本実業出版社, 1997.

14) 日経ネットワーク編：絶対わかる！新・ネットワーク超入門. 日経 BP, 2004.

コンピュータの保守管理

1 コンピュータの保守管理

1 ―ハードウェアの保守管理

　コンピュータはその機能や使用目的，重要性によって，設置場所がもつべき環境や必要な保守内容が異なる．これはパソコンが高機能化したことに伴い，たとえば大規模病院の医療情報システムでは端末としてだけでなく，パソコンをサーバとして使用することが一部可能になってきたためである．ただし，サーバとして使用する場合は，ハードウェアはパソコンであっても OS をサーバ用に入れ替えることが多い．

　サーバとして使用されるコンピュータは，とくに大規模病院では，特別な事情がある場合を除いて 24 時間 365 日稼動可能である必要がある．したがって，停電対策（非常用電源の準備）や災害（地震，火災，雷，水害など）への備え，気温の管理（熱暴走の防止），データの定期的なバックアップが必要である．

　システムの端末もしくは個人用として使用されるパソコンの場合，ハードウェアの保守は行われないことが多くなっている．これは，集積度の向上により，回路に人間が触れることで実害（油脂や埃による短絡や絶縁，静電気による損傷など）が発生する可能性が大きく，なるべく回路基盤に触らせないように本体を組み立てるようになったためである．したがって，通常はデータのバックアップとともに，コネクタ，CD-ROM ドライブ内の埃を払う程度の保守を行えばよいであろう．使用環境としては，水への対策（コーヒーやジュースなどがかかること，および水中への落下の防止），雷への対策（サージ防止タップの使用など）をとるとともに，極端に温度や湿度が高い（または低い）部屋での使用を避けるといったことが考えられる．なお，パソコンの電源コードにアース端子がついていない場合は，本体からアースをとることが必要である．

　停電対策のひとつとして，UPS（uninterrupted power supply，無停電電源装置）がある．UPS の本体はバッテリーである．UPS の構造はいくつかに分

類できるが，大まかには2種類に分けられる．ひとつは，通常は入力をそのまま UPS の出力にしつつバッテリーを充電し，入力電圧が降下した場合に出力のスイッチを切り替えてバッテリーからの出力を UPS の出力とする．もうひとつは，入力される交流の商用電源を常にインバータを通して直流化してバッテリーへの入力とし，バッテリーの直流出力をインバータにより交流として UPS の出力とする．後者の場合，常にバッテリーからの出力を用いることになるので，瞬間的な電圧降下（ディップ）の影響を受けにくい．前者の構造では，電圧降下の際の切り替えに，数ミリ秒間の出力電圧低下が起きる可能性がある．また，落雷などに伴う瞬間的な電圧上昇（サージ）へはどちらの構造も直接の対策にならない．そこで，別にサージ対策を施した UPS が販売されている．

　UPS は近年価格が下がったので，家庭用としても導入が容易になった．しかし，ほとんどの市販 UPS は単独で医療機器に用いてはいけない．医療機器には専用の UPS を用いるべきである．

　UPS では，商用電源の電圧降下発生後のバッテリーからの電源供給時間に限りがある．したがって，サーバに用いる場合には，自家発電装置等からの電源供給がない場合，UPS からの供給時間の範囲内でシステムを安全に停止するしくみが必要である．また，バッテリーには寿命がある．使用環境（とくに温度）によるが，最長でも3年程度がバッテリー寿命の目安であり，定期的な点検と交換が必要である．

　基本的にノート型パソコンは，メモリ（内部メモリ）の追加を除き，本体内部に機器を追加したり分解したりはできない．必要な機能を追加する場合は，USB などのインターフェースを介して機器を接続することになる．

　一方，デスクトップ型は，キーボードと本体は別になっており，コードや無線通信で結ばれている．ディスプレイは別になっているものと本体の一部になっているものがある．別になっている場合は専用コードで接続する必要がある．本体にバッテリをもつものはほとんどないので，停電になると停止する．デスクトップ型パソコンは多くの場合，本体の箱（筐体，casing）を開けることができる（図 10-1）．また，筐体にさまざまなコネクタがあり，入出力装置や外部記憶装置の接続が容易である（図 10-2）．本体内部には回路基盤があってさまざまなコネクタがついており，これを利用することでメモリや機器の追加も比較的容易である．

　いずれの形態のパソコンでも，メモリ追加や筐体を開ける際は電源を切っておくべきであり，ノート型の場合はバッテリも外しておくことが望ましい．また，身体の表面に溜まっているおそれがある静電気をあらかじめ除去してから作業を行うべきである．これは，回路に異常電流が流れることによる機

図10-1　デスクトップパソコンの筐体を開けた状態

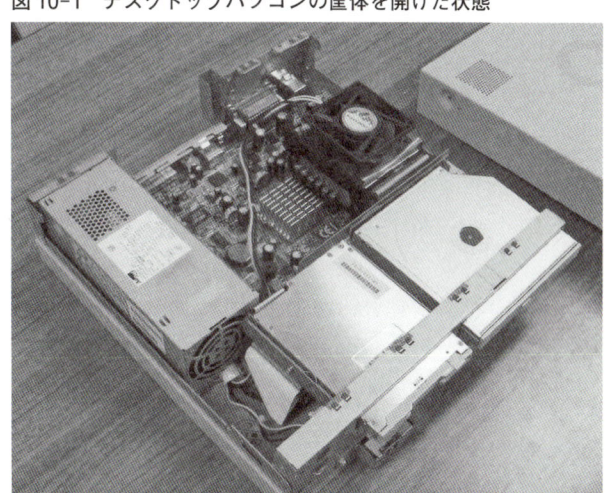

図10-2　デスクトップパソコン筐体のコネクタ

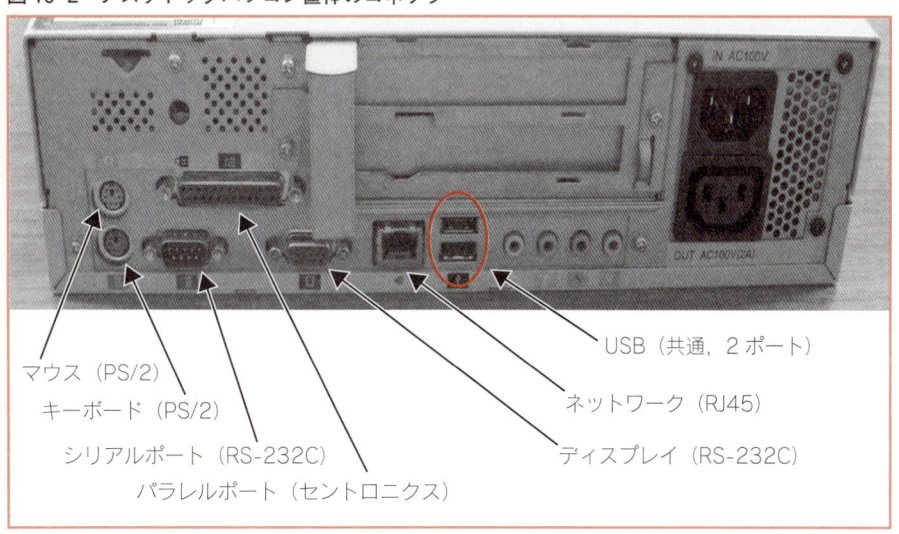

USB（共通，2ポート）

マウス（PS/2）

キーボード（PS/2）

ネットワーク（RJ45）

シリアルポート（RS-232C）

ディスプレイ（RS-232C）

パラレルポート（セントロニクス）

器（部品）の損傷を防ぐためであり，電気製品を扱うためには必須の事項である．

◦◦◦2─ソフトウェアの保守管理

　ソフトウェアは，常に最新の版（バージョン，version）を用いることが原則である．とくにOSは，セキュリティ対策などでパッチ（patch）とよばれる部分的修正プログラムが定期的に作成される．パソコン用のソフトウェアの最新版（最新バージョン）およびパッチは，ほとんどの場合インターネッ

トを介してパソコンにダウンロードし，適用（インストール，install）することができる．ただし，パソコンに接続されている入出力装置のドライバや，一部の動画再生ソフトウェアなどでは，OS最新版への対応が遅れることもある．その場合は，OSなどの最新版の適用を一時的に待たなければならない場合もありうる．

なお，これらとは別に，コンピュータウイルス対策ソフトウェアの導入が必要である．パソコンがインターネットに接続されている場合はかならず，接続されていなくてもできるだけ導入するべきである．近年のWindowsパソコンでは，通信内容を監視して不適切な場合に遮断するファイヤウォールとよばれる機能がついていることが多く，これを起動させることも重要といえる．しかしこれとは別に，ダウンロードしたソフトウェアやファイルの内容を確認するためには，ウイルス対策ソフトウェアが必要である．なお，ウイルス対策ソフトウェアは，導入後のウイルス情報ファイル（定義ファイルもしくはパターンファイルとよばれる）を更新することも必要である．これは，コンピュータウイルスが日々新たに作られるため，対応情報もまた日々作られているためである．また，導入したウイルス対策ソフトウェアを用いたチェック動作（スキャン）を定期的に行い，パソコン内にコンピュータウイルスが潜んでいないかを確認することが重要である．さらに，電子メールなどでファイルやプログラムがパソコンに届いた際は，ファイルを開く前やプログラムを動作させる前にかならずスキャンを行う習慣を身につけるべきである．

3 ─ 動作異常時の保守

パソコンの動作が不安定もしくは遅くなった場合には，次のような点について疑い，調査のうえで対策をとる必要がある．たとえば，新しいソフトウェアの導入もしくは最新版の適用（バージョンアップ，version-up）を行った後に動作が遅くなった場合は，まずメモリとCPUを疑う必要がある．新しいソフトウェアや最新版の適用によって，適用前に使用していたメモリ量を上回る需要が発生し，内蔵メモリを使い切ることが考えられるためである．この他，ミドルウェアやファームウェア，デバイスなどが最新版に対応していない場合もある．内蔵メモリを使い切った場合は，OSにもよるが，足りない分を外部記憶装置で代用すること（仮想メモリの使用）があらかじめ設定されているOSが多い．しかし，CPUとのデータ転送速度は内蔵メモリと仮想メモリでは数千倍以上の差があるため，仮想メモリを使用し始めるとパソコンの動作速度が遅くなったようにみえることが多い．Windowsの場合は，タスクマネージャとよばれる機能によりメモリの使用量の表示が可能なので，確認する必要があるであろう．もしメモリが不足している場合は，可能であ

図 10-3　タスクマネージャ（左）とリソースモニタ（右）の例（Windows10）

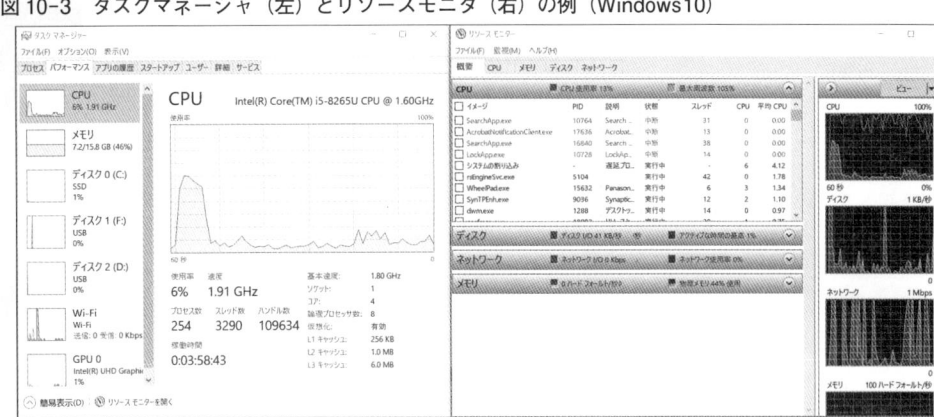

れば増設を行うことで解決することが多い．一方，近年は CPU の性能が高い
ため，CPU が能力不足となることはほとんどない．しかし念のため，タスク
マネージャとリソースモニタを利用して確認することは必要であろう．万一
CPU の能力が不足した場合は，パソコンを変えるのがもっとも早い解決方法
である．

　また，新しい機器を接続した後に動作が不安定になった場合は，機器と本
体の通信がうまく行われない場合や，機器を操作するために追加されたデバ
イスドライバが OS などとうまく連動できずにコンピュータの動作を遅くし
たことが考えられる．この場合，OS の種類と版（バージョン）を正確に認識
し，正しいドライバを再度インストールすることで，多くの場合は解決する．

　メモリやディスクの一部が破損した場合には，プログラムが頻繁に停止す
ることがある．メモリを増設している場合は，増設メモリを外したうえで再
度起動することでうまく動作する場合もある（メモリは交換が必要）．ディス
クが破損している場合，ユーティリティソフトウェアを用いることで，破損
している箇所を使わないようにすることもできるが，破損箇所を使用してい
たプログラムやデータは再構築もしくは再入力しなければならないこともあ
る．

　また，コンピュータウイルスによる動作の異常や，動作停止もありうる．万
一コンピュータウイルスが発見された場合，そのパソコンはただちにネット
ワークから切り離し，対策ソフトウエアを用いて確認およびウイルスの駆除
を行わなければならない．さらに，コンピュータウイルスには自らを他のコ
ンピュータにコピーする（感染という）ように作られているものが多いので，
同一機関内の他のコンピュータにコンピュータウイルスがコピーされていな
いかを急いで確認することが必要である．また，コンピュータウイルスのな

IPA : Information Technology Promotion Agency, Japan

かにはパソコンに記録されている情報をインターネット経由でばらまくものもあるため，個人情報が流出していないかを確認することも必要である．そのうえで，どのような手段・方法でコンピュータウイルスがもたらされたか，そのコンピュータウイルスの種類などを把握し，場合によってはIPA（独立行政法人 情報処理推進機構）へ報告を行う必要もある．

章末 exercise （解答は247頁）

問題1

　デスクトップパソコンを保守するために筐体を開ける際の注意事項を記せ．

問題2

　パソコンのソフトウェアに関する保守管理の具体的内容を記せ．

第11章 コンピュータによる制御

1 制御の基本

制御（control）とは，「ある目的に適合するように対象のものに操作を加えること」と定義される．制御には何らかの目的があって，対象となる装置やシステムに対して，その目的を達成するために何らかの操作が行われる．制御には人の手によって行われる手動制御（manual control）と，制御装置により自動的に行われる自動制御（automatic control）がある．

コンピュータはこの自動制御を行うための制御装置として利用されている．

2 医療機器におけるコンピュータ制御の概要

今日では，各種の医療機器でコンピュータを利用した制御技術が広く取り入れられている．生体電気現象測定器や生化学分析装置では，操作パネルや内部機構の制御にシーケンス制御（あらかじめ定められた一定の順序（シーケンス），または条件によって制御の各段階を逐次進めていく制御）が行われ，人工心肺装置，人工呼吸器，血液浄化装置などにもシーケンス制御やプロセス制御（目標値を一定に保つ制御）が導入されている．

1 ─ 血液浄化装置 （図11-1）

コンピュータを利用した自動制御技術は，血液浄化装置にも導入されており，透析液作製機構，各種安全監視機構，除水制御機構などの制御に応用され，安全性や信頼性の向上により的確な治療の実施を可能にしている．

LSI : large scale integrated circuit.

VLSI : very large scale integrated circuit.

▶ 1) マイコンとシーケンス制御 （図11-2）

マイコン（1個あるいは数個のLSIとVLSIで構成されたコンピュータのこ

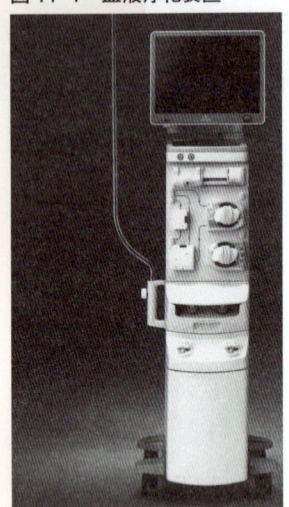

図 11-1　血液浄化装置

（ニプロ社製　NCV-3）

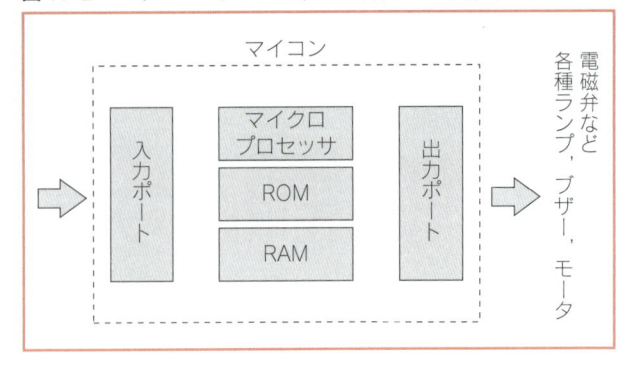

図 11-2　マイコンによるシーケンス制御の基本構成

とで，演算機能，制御機能，記憶機能，入力機能，出力機能をもっている）を用いたシーケンス制御（血液浄化装置を構成する各部の機構を連動させるとともに各種の安全機構が組み込まれており，治療を安全かつ確実に実施できるように設計されている）は，ソフトウェアで構成するプログラマブルロジック（シーケンスコントロール方式）で行われる．シーケンスの制御プログラムはマイコンの RAM に記憶され，入力ポートである各種スイッチ，センサからの信号をプログラム処理して，出力装置に制御信号（ディジタル信号）を出力し，各種のランプ，リレーなどを駆動する．

　マイコンによるシーケンス制御は，あらかじめ定められた命令にしたがって制御を順序正しく進めていくためのプログラムが組みやすいことや，シーケンス制御設定後もロジック（論理）の変更が容易で，信頼性も高く，各種のシーケンスとの複雑な制御も可能としている．

2 ─ 人工呼吸器

　人工呼吸器もコンピュータ制御に関して複雑な機構を有している．ここでは，フクダ電子社製の SERVO-air を例にあげてその概要を示す．

　SERVO-air はコントロール部，エレクトロニクス部，ニューマチック部の3つから構成されている（**図11-3**）．これらはそれぞれ MPU（micro processing unit）をもち，個々のプログラムで動作し，CAN（controller area network）という通信方式で結ばれている（**図11-3**）．以下にそれぞれの構成の役割を示す．

図 11-3　人工呼吸器の外観（左）と機構図（右）

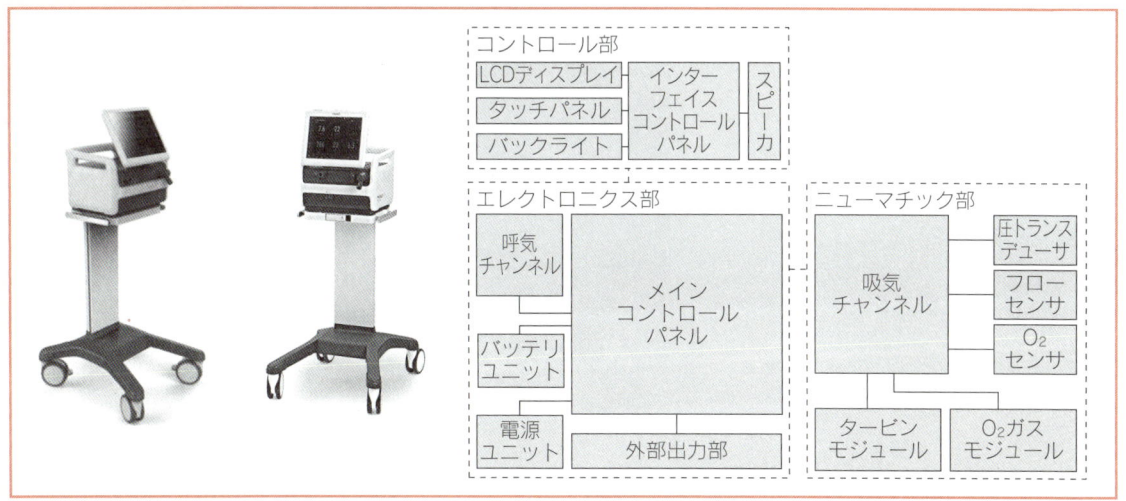

（フクダ電子社製　SERVO-air）

(1) コントロール部

　コントロール部は，機械と操作者とのインターフェイスの部分となる．ここで設定の変更，計測値の表示，アラームの設定が行われる．

(2) エレクトロニクス部

　エレクトロニクス部はSERVO-airのメインともいえる部分である．中央監視装置であるエレクトロニクス部は，CANでコントロール部とニューマチック部を常時監視・制御している．

(3) ニューマチック部

　ニューマチック部は供給ガスを制御する部分であり，供給ガス圧の測定，気道内圧やフローの測定，PEEPバルブのコントロールなどが行われている．

3─循環関連装置

▶ 1) 人工心肺装置（図11-4）

(1) 全体システム（図11-5）

　モニタは，表示部（表示パネル）と制御部（ポンプベースR内に収納された機能ボード）より構成され，各機能（温度，圧力，レベルディティクタ，ビデオなど，入力信号のあるもの）ごとにボード化してある．

　モニタの表示部と制御部間，ローラポンプと制御部間は光通信によって接続され，電磁的ノイズによる外乱を防止している．

(2) ローラポンプ部（図11-6）

　ポンプリモコンのフローレイト調節ツマミで設定された流量の設定値は，

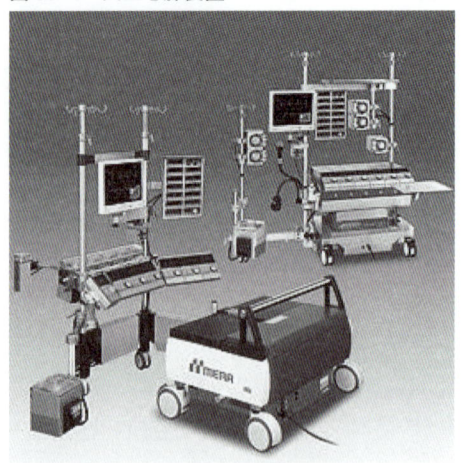

図 11-4 人工心肺装置

（泉工医科工業，HAS型）

図 11-5 人工心肺装置システム

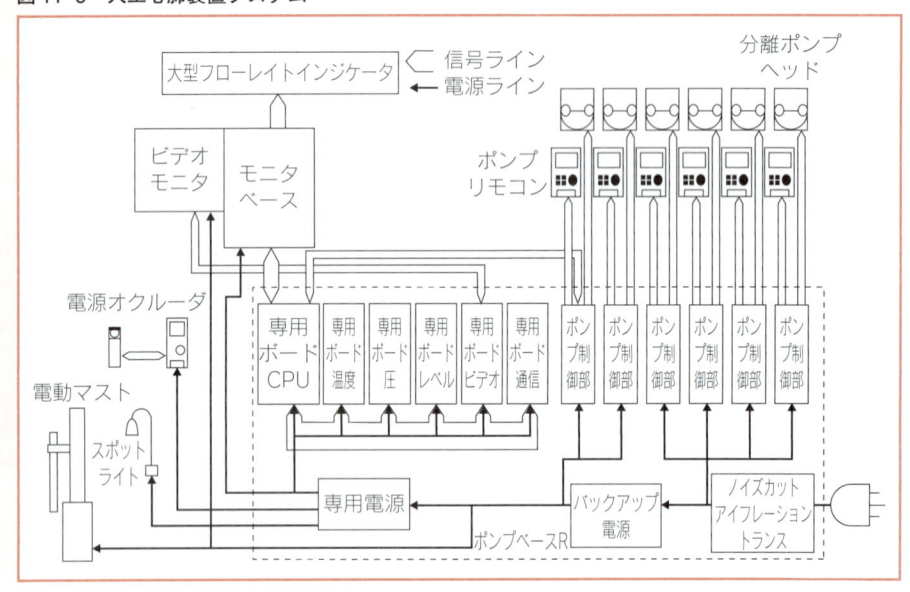

　ポンプ制御部内の制御基板を通してサーボパック（モータ回転制御部の総称）に送られ，サーボパックはこれによりモータを駆動させる．

　モータの回転は，減速機構により適正な回転数に減速され，分離ポンプヘッドのローラユニットを回転させ，ローラでポンプチューブをしごく．

　モータの回転数はエンコーダにより検知され，ポンプ制御部内のサーボパックへ回転情報をフィードバックする．

　マスタースレーブ制御などに必要となるデータの通信は，ポンプ制御部内

図 11-6　ローラーポンプ部制御システム

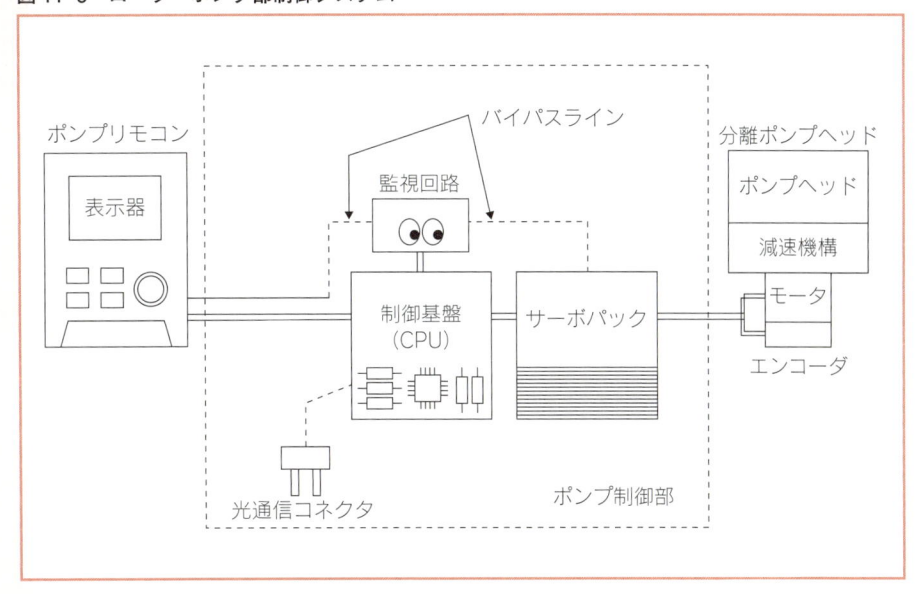

ポンプリモコン
表示器
バイパスライン
監視回路
制御基盤（CPU）
サーボパック
光通信コネクタ
ポンプ制御部
分離ポンプヘッド
ポンプヘッド
減速機構
モータ
エンコーダ

図 11-7　IABP 装置

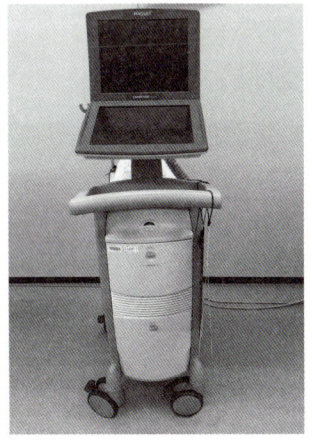

（MAQUET 社製　CARDIOSAVE hybrid）

の制御基板から光通信コネクタを介して光通信ケーブルにより行われ，制御信号をノイズの影響のない光信号にして通信する．

▶ 2）IABP 駆動に関する制御システム（図 11-7）

（1）駆動システム

　IABP は駆動方法におもに 2 種類の方法を用いている．1 つは，コンプレッサによって発生させた陽圧および陰圧リザーバにそれぞれ取り付けられた電

IABP（intraaortic balloon pumping）:
大動脈内バルーンパンピング．

磁バルブの高速開閉でダイアフラムポンプを拡張・収縮させ，バルーンを駆動させるコンプレッサ方式である．もう1つは，モータの力によってアコーディオン状のベローズを拡張・収縮させ，バルーンを駆動させる電気ベローズ方式である．どちらの方式においても，ポンプ内のヘリウムガスの内圧を管理し，容量を一定に保ち，またバルーンの破損などによる容量減少を感知するための安全システムが採用されている．

(2) コントロールシステム

IABP は心電図または動脈圧波形をもとに患者の心周期を解析し，大動脈弁閉鎖と同時にバルーンをインフレートさせ，大動脈弁開放直前にはバルーンのデフレートが完了していなくてはならない．この両者のタイミングが正常に行われないとアフターロードの増大となり，逆効果となる．とくに，適正タイミングよりインフレートが早まることとデフレートが遅れてしまうことのないようプログラムされている．

プログラム上，もっとも重要なのは心周期を判断する材料となる生体信号の解析である．一般的には，動脈圧波形より心電図のほうが早く情報を得ることができるため，多くのメーカーが心電図優先の解析を行い，調整として動脈圧波形を使用している．体表面から直接，あるいは外部モニタから間接入力された心電図はアンプ内でフィルタリングされ，ノイズやT波を除去してR波のみを抽出し，その間隔から心周期を判断して機械を駆動させることとなる．

不整脈がない場合は先行するR波の間隔から脈拍の変化を解析し，次に予測されるR波の出現の前にバルーンのデフレートを開始し，収縮期開始前にバルーンのデフレートを完了させる．その後，その心拍数に見合った収縮期間後にバルーンをインフレートさせる．この際の解析には，R波の入力ディレー（トリガディレー），pre ejection period（R波出現からA弁開放までの期間），機器の駆動ディレー，バルーンの駆動ディレーなどを加味する必要があるが，pre ejection period とバルーン駆動ディレーは一定とはかぎらないため，動脈圧波形をみてタイミング調整が必要である．また，近年ではこの動脈圧波形によるタイミング調整を自動で行う機能をもつ機種も登場している．

また，不整脈が発生した場合には予測したタイミングより早くR波が発生することとなるため，R波を感知した時点でただちにバルーンをデフレートさせるようプログラムされている機種が多い．

4 — 生体情報モニタ関連装置 （図11-8）

生体情報には，①心電図などの生体電気現象を計測するもの，②心電図, 血

図 11-8　生体情報モニタ装置

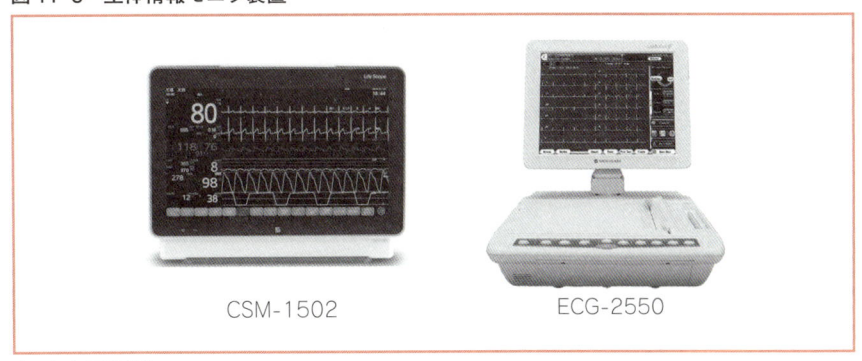

CSM-1502　　　　　ECG-2550

（日本光電社製）

圧，血流などの生体物理現象を計測するもの，などがある．すべての生体計測情報は電極や変換器によってかならず電気信号に変換され，増幅器（多くは差動増幅器が使用されている）によって，次のディジタル信号処理を容易にするために，種々のアナログ信号を前処理した後，目的とする生体信号に適した AD 変換が行われる．現在用いられている種々の生体情報モニタでは，アナログ信号である生体電気信号を離散的な時系列データであるディジタル信号に変換し，コンピュータによるデータ処理が行われた後に波形や画像をプリントアウトする方法が用いられている．

AD 変換： アナログ信号をディジタル信号に変換すること．

文献

1) 阿岸鉄三，他編：透析機器メインテナンスハンドブック（Clinical Engineering　別冊 2）．秀潤社，1992.
2) 小野哲章，他編集：臨床工学技士標準テキスト．第 3 版，金原出版，2016.

第12章 コンピュータによる医療機器への応用

19世紀中頃までの医療は，医師の問診・聴診・触診などから診断・治療方法を決定し，医薬品の投与や外科手術による治療が中心であった．

しかし，19世紀末から20世紀初頭にかけて，ドイツの物理学者レントゲン（Wilhelm Conrad Röntogen）によるX線の発見，ロシアの外科医コロトコフ（Nicolai Sergeivich Korotkov）による血圧計の開発，オランダの生理学者アイントーフェン（Willem Einthoven）による心電計の開発などの技術革新により，それまでの検査・治療・手術とは比較にならないほどの成果をもたらした．

20世紀になると電子工学・情報工学が急速に発展し，CT・MRIの開発，ヒトゲノム計画，コンピュータ手術支援システム，医療材料バーコード安全確認システムなど，さまざまな医療分野で情報技術が大きな役割を果たすようになった．

このように近年では，医療機器にコンピュータやネットワーク技術の支援なくして語れない時代となっている．本章では，医療の歴史を変えた医療機器について紹介する．

1 医療診断を変革した CT, MRI[1]

これまで医療が発展してきた側面にはコンピュータ技術の貢献がある．

従来，多くの手間と時間をかけて行われてきた臨床検査は，生化学自動分析装置などの開発によって，正確かつ迅速に検査結果を知ることができるようになった．この装置により，多くの検査結果が来院日に判明するようになり，患者は1日だけの来院で診療を完結することも可能になった．

放射線検査分野では，X線コンピュータ断層撮影装置（computer tomography：CT），磁気共鳴画像装置（magnetic resonance imaging：MRI），陽電子放出断層撮影装置（positron emission tomography：PET）などが登場し，従来のX線単純撮影検査では不可能であった病気の診断も，コンピュータによ

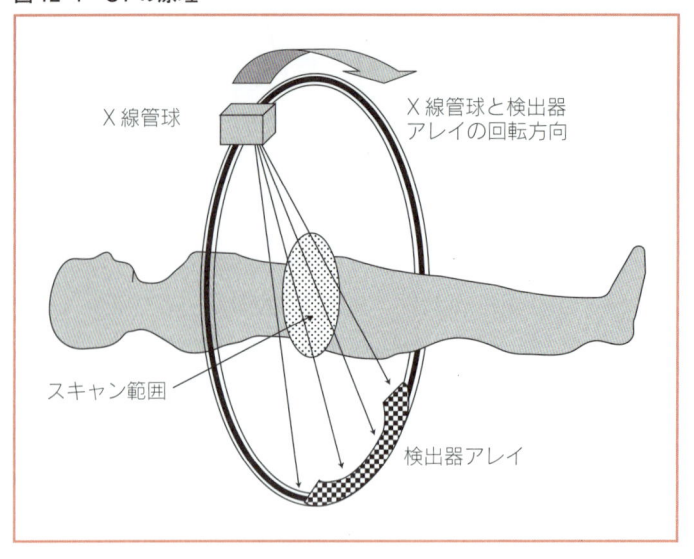

図 12-1　CTの原理

X線管球

X線管球と検出器
アレイの回転方向

スキャン範囲

検出器アレイ

CT： 1960年，南アフリカのコーマック(Allan Cormack)によって発明され，イギリスの電子工学者ハンスフィールド（Hounsfield）によって実用化された．コーマックとハンスフィールドには，放射線医学への貢献に対して，1979年にノーベル生理学・医学賞が授与された．

る医療画像解析により可能となった．

　CTは，複数方向から人体にX線を照射し，透過したX線量の差をデータとして集め，コンピュータで処理することにより身体の横断（輪切り）像を再構成する装置である（**図12-1**）．

　その後，1990年にヘリカル（螺旋式）CTが実用化され，1999年にマルチスライスCTなどが開発された．初期のX線CTは，1回転する間に1列（1断面）を撮影していたが，マルチスライスCT装置では，人体を移動させながら複数列の断面撮影が可能となり，腫瘍はもちろん，結石，外傷，出血，梗塞，奇形などのほとんどの疾患の診断に適応されるようになった．

　MRIは，1945年，アメリカの物理学者ブロッホ（Felix Bloch）とパーセル（Edward Mills Purcell）により発見された核磁気共鳴（NMR）現象を利用した装置である．体の各細胞に含まれる水素原子核（プロトン＝陽子）が首振り運動を起こす性質を利用し，静磁場と高周波（約64 MHz）磁場を加える際，プロトンが放出するエネルギーの微弱なデータをコンピュータ処理し，断層画像を作るものである（**図12-2**）．

　さらに，これらのディジタル医療画像は，画像処理技術とネットワーク技術の融合により，画像保管管理システム（picture archiving and communication system：PACS），電子カルテシステム，遠隔地における放射線画像読影診断にも応用されている．

　また，放射線画像は，2次元画像にとどまらず，コンピュータ処理により3次元画像や動画画像などが可能となり，多面的映像からの診断精度も向上す

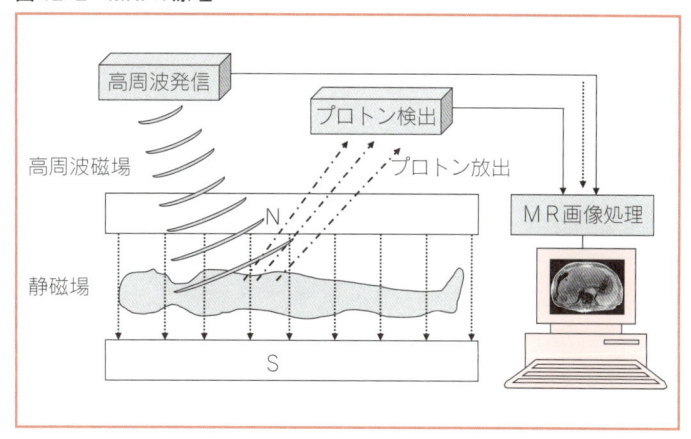

図12-2　MRI の原理

るようになった.

2 内視鏡

1 ─内視鏡

　内視鏡（endoscopy）は，体内の深部を直接接眼レンズで覗くか，ビデオカメラを接続してモニタに映して観察する検査や手術に用いる.

　内視鏡を構造により大別すると，筒の両端にレンズがついたシンプルな硬性鏡と，光ファイバや CCD を用いた軟性鏡がある. 硬性鏡は，現在では膀胱鏡，胸腔鏡，腹腔鏡として活用されている. また，胃や大腸の検査には軟性鏡に属するファイバスコープが一般に用いられている. これらの内視鏡は，手元の操作で先端の向きを自在に変えて視野を変更することができる他，光学系とは別の経路（チャネル）を備えており，局所の洗浄，気体や液体の注入，組織の生検が可能である. また，最近では，光ファイバの外径をさらに細くし，鼻腔から胃に挿入できるファイバスコープも開発され，臨床で利用されるようになった.

2 ─カプセル内視鏡

　また，新しい技術として，ファイバスコープが届かない小腸などの検査を目的としたカプセル内視鏡（capsule endoscopy）があり，平成 19（2007）年

図12-3　第1世代カプセル型内視鏡 NORIKA® の構造

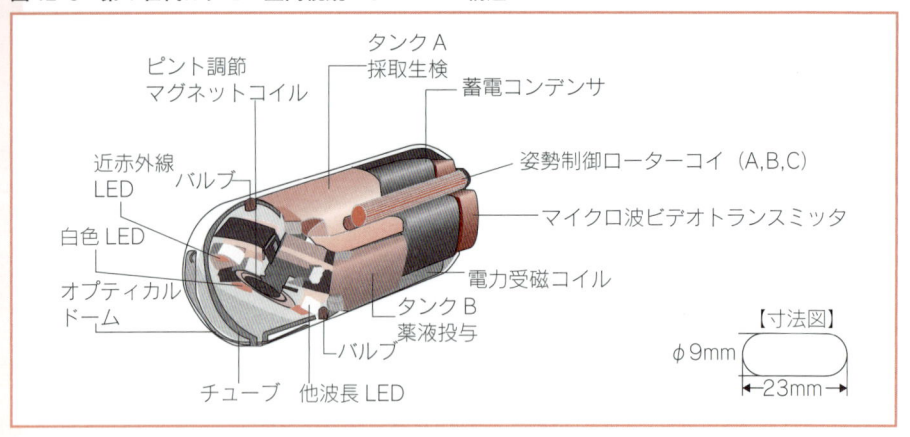

図12-4　次世代カプセル内視鏡 Sayaka®

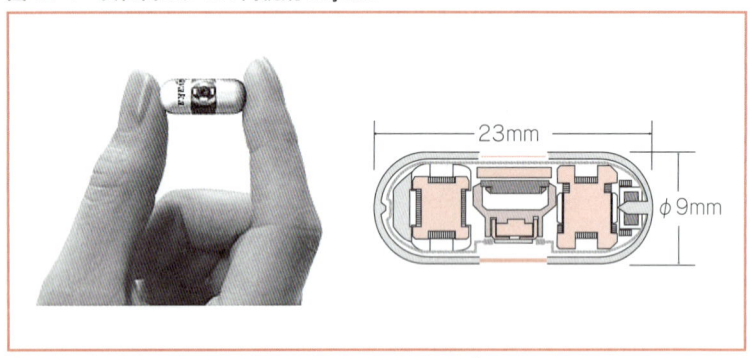

（http：//www.rfsystemlab.com/sayaka/index.html）

に保険適用となった．

　カプセル内視鏡のさきがけはイスラエルのギブン・イメージング社の PillCam® であるが，わが国ではアールエフ社の NORIKA® がその代表例である．NORIKA® は直径約 10 mm，長さ約 25 mm のカプセルに超小型カメラと照明を搭載しており，これを口から飲み込み，胃や腸を流れていく間に患部を撮影し，無線でモニタに伝送するものである（**図 12-3**）．また，オリンパスメディカルシステムズ社は，カプセル内視鏡 Endo Capsule® について，2008 年に製造販売承認を受けるに至っている．これらは電力を無線で伝送し，危険な電池も不要であるが，撮影箇所が進行方向を中心とするため，消化管の側壁を鮮明にとらえるには限界があった．

　この問題点を解決して開発が進められている次世代カプセル内視鏡 Sayaka® はさらに形状を小さくしたもので，6～8 m に及ぶ消化管全体を回転しながら超接写で消化管の側壁を撮影しながら進む（**図 12-4**）[2]．取得された映像

はコンピュータにより1枚につながった長い壁面映像として記録され，体内マップを作ることや，経過時刻とともに目盛りが振られ患部の寸法や面積などを測ることができる．

3 ビジュアル化に貢献するコンピュータ手術支援システム

　従来，メスや鉗子を用いて開腹・開胸を行う直視下外科手術が一般的であったが，近年では患者の生活の質（quality of life）を考慮し，入院期間が少なく，低侵襲な内視鏡下手術が選択されるようになった．内視鏡下手術は機器の操作範囲や視野が限定されるため，手術手技の熟練度は直視下手術よりきわめて高く，内視鏡下手術による医療事故例も急増している．

　しかし，近年ではコンピュータ技術を駆使したロボット式手術装置 da Vinci® が開発され，内視鏡下手術がきわめて効果的に利用できるようになった[3]．

1 —ロボット手術

　アメリカのベンチャー企業が開発したロボット式手術装置 da Vinci® は，3本のアームをもち，1本は内視鏡，残り2本に電気メス，超音波装置，鉗子など6種類の器具を付け替えて使用でき，術者は術野の鮮明な3次元画像をみながら，2本のアームを操作して，患部の細かい手術手技であっても手ぶれし

図 12-5　ロボット式手術装置

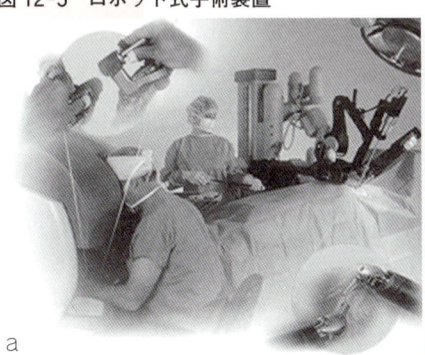 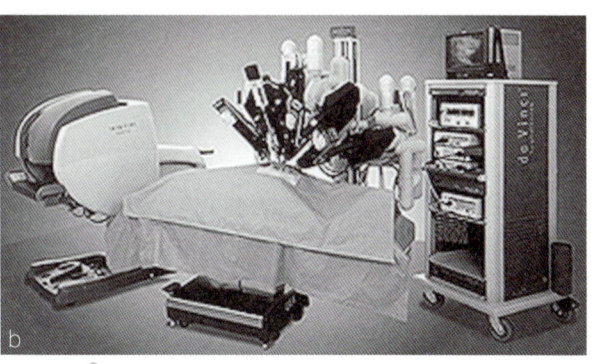

a：低侵襲手術を可能にしたロボット式手術装置 da Vinci®.
b：3D/2D 映像システムを組み込んだ da Vinci® Surgical System.
（http：//www.olympus.co.jp/jp/news/2003b/nr031021isij.cfm）

図 12-6　新たに開発された術中 MRI 専用コイル

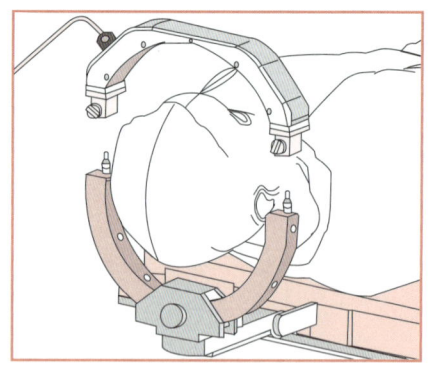

(http://tzklabo.met.nagoya-u.ac.jp/OPE-MRI/index.html)

ない切除や縫合が可能である（図 12-5）．また，カメラの移動，ズームなどの操作は外科医の言葉による指示でスムーズに行われ，長時間の手術でも疲れないことも特徴である．

　ロボット式手術装置は，2001 年，パリ・ニューヨーク間でロボットによる胆嚢摘出術の成功もあり，専門医のいる病院と専門医のいない病院を通信回線で結び，高度な遠隔手術ができる可能性を検証したが，安定した高速通信回線の確保や通信回線不通の場合の手術進行の継続など，今後検討しなければならない問題点も多く残されている．

2 ― 画像支援ナビゲーション手術

　画像支援ナビゲーション手術は，病変部と周辺組織の立体的位置を正確に表示する装置を用いて行うものである．

　とくに，周辺組織を大きく切除できない脳外科領域では，病変部の的確な切除を目的に広く使われるようになった．従来は，患者頭部に 8 個のマーカーを貼り付けた状態で，CT あるいは MRI で 1mm 間隔の断層撮影を行い，同時に撮影したマーカーと画像データの位置関係をニューロナビゲータで計算することで，3 方向の断面画像（水平断，矢状断，前額断）と立体画像を描き出していた．近年では，手術で使用する頭部固定器に受信コイル機能をもたせた頭部固定一体型 MRI 受信コイル（図 12-6）と，ナビゲーション装置（図 12-7）を組み合わせたリアルタイムアップデートナビゲーションにより，病変部の広がり，重要な神経や血管の位置，さらには脳偏位などの術中情報を的確に術者に伝えることができるため，病変部の確認が容易となり，安全で最適な手術が可能となっている[4,5]．

図12-7　手術用ナビゲーション装置（左）と3次元画像（右）

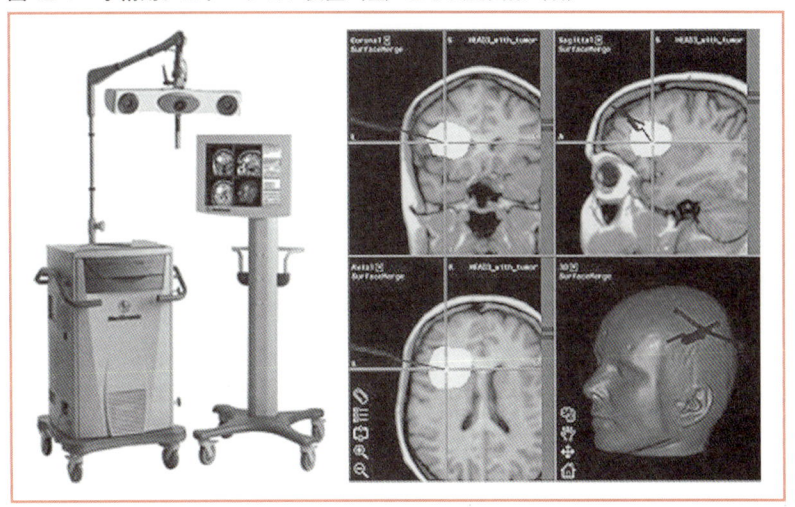

4 医療安全・トレーサビリティに役立つ医療機器標準バーコードとネットワーク

　従来は，病院が保有する医療機器を管理するため，機器ごとに個体識別ができるように備品番号や機番ラベルを貼付するとともに，医療機器カルテを作成し，保守点検・修理の履歴を保存していた．しかし，備品番号や機番ラベルでは機器貸出や保守点検の作業が煩雑となるため，今日，機器ごとに個体識別ができるバーコードを貼付した機器管理システムが，比較的大きな病院では一般化している．

　病院ではこれらのインフラを活用し，安全かつ的確な医療を実践するために，臨床現場の医師・看護師などのネームプレートに医療スタッフの個人識別番号を示すバーコード表示を行うとともに，患者のリストバンドと医療機器に表示されたバーコードを携帯情報端末（personal digital assistance：PDA）で読み取ることで，「いつ（実施時刻）」，「誰（医療スタッフ）が」，「誰（患者）に」，「何（医療資材）を」，「どう（使用/破棄）した」という情報が迅速かつ正確に把握できるようになった．また，オーダ情報と実施前情報の照合による患者の取り違えや医薬品や医療機器の誤使用，有効期限/滅菌期限のチェック，ロット番号・シリアル番号によるトレーサビリティ管理などが可能となった[6]．

　さらに，これらのデータが電子カルテシステムのデータベースに記録・保

トレーサビリティ（traceability）: 患者の安全確保，不具合再発防止の観点から，医薬品・医療機器を記録・追跡する手法．

存され分析されることで，従来の経験や勘に頼っていた医療（診断，検査，手術）から脱却し，根拠に基づく医療（evidence-based medicine：EBM）の実践も可能になった.

しかし，多くの場合，それらは病院独自に付した機器番号であり，厚生労働省や製造販売業者と情報連携を取るためには，グローバルに単品識別できるIDが必要であった.

このようななか，厚生労働省は医療スタッフの目視による安全確認だけでなく，バーコードリーダなどでオーダ情報と照合することで医薬品・医療機器の取り違えによる医療事故防止と，製造から患者までの流れを記録することによるトレーサビリティの確保を推進するため，医療用医薬品を対象に，医薬食品局安全対策課長名で「医療用医薬品へのバーコード表示の実施について」を2007年9月15日に通知し，2008年9月以降の錠剤のPTPシート，注射薬のアンプルなど調剤包装単位でのRSSバーコード（現在のGS1 Databar）表示する方向性を示した[7]. 医療機器の標準バーコード表示について，厚生労働省は2008年3月に「医療機器等へのバーコード表示について」（医政経発第0328001号）のなかで，国際整合性を図ったGTIN（JANコードの先頭に1桁の梱包インジケータをつけたもの. グローバル・トレード・アイテム・ナンバー）の利用を推奨し，標準バーコード表示をGS1-128と規定した[8].

この通知によると，医療機器の個装表示については，高度管理医療機器等（特定保守管理医療機器を含む），特定保険医療材料，上記以外の医療機器などに類別してその必須表示項目と出荷表示時期を明確にしている（**表12-1，表12-2**）. なお，表中の「◎」は必須表示，「○」は企業の自主的な判断を示す.

すでに，日本医療機器産業連合会は，（一財）医療情報システム開発センターと（一財）流通システム開発センターと合同で2008年4月に策定した「医療機器等の標準コード運用マニュアル」のなかで，医療機器の製造販売業者が医療機器に表示するバーコード仕様の世界的整合性を考慮して，商品コードとシリアル番号を標準バーコードGS1-128で表示し，医療機器本体裏に表示された銘板に代わって，医療機器本体の上部や横に標準バーコードを表示する仕様について提示している（**図12-8**）[9].

一方，アメリカでは医療機器の不具合報告や製品回収が毎年増加し，医療機関や使用者からリコールが発生している. 2007年にFDAが受け取った不具合レポートは66,000件もあり，そのなかに型式番号あるいは型ロゴ番号の表示のないものが15％，ロット番号あるいは他の属性情報の表示がないものが50％，前述の2点の表示のないものは10％もあった[10].

FDA：Food and Drug Administration, アメリカ食品医薬品局.

表12-1　医療機器等の個装におけるバーコード表示項目

医療機器等の種類	商品コード	有効・使用期限	ロット番号またはシリアル番号	対象となる出荷表示時期
高度管理医療機器等（特定保守管理医療機器を含む）	◎	◎	◎	2010年3月〜
特定保険医療材料	◎	◎	◎	2009年3月〜
上記以外の医療機器	◎	○	○	2011年3月〜
体外診断用医薬品	◎	◎	◎	2009年3月〜

表12-2　医療機器等の中箱・外箱におけるバーコード表示項目

医療機器等の種類	商品コード	有効・使用期限	ロット番号またはシリアル番号	対象となる出荷表示時期
高度管理医療機器等（特定保守管理医療機器を含む）	◎	◎	◎	2010年3月〜
特定保険医療材料	◎	◎	◎	2009年3月〜
上記以外の医療機器	◎	◎	◎	2011年3月〜
体外診断用医薬品	◎	◎	◎	2009年3月〜

図12-8　医療機器の標準バーコード表示例（日本医療機器関係団体協議会）[9]

販　売　名：輸液ポンプ　○○-○○
商品コード：04977766654302
シリアル番号：42345B-2
GS1-128

(01) 04977766654302 (21) 42345B-2

　このような情報からFDAは，リコールの発生，回収，代替品補充というメーカ側の製品識別自体に重大な欠陥と不整備があるとして，2013年9月に医

図 12-9　FDA 医療機器 UDI 規制施行スケジュール

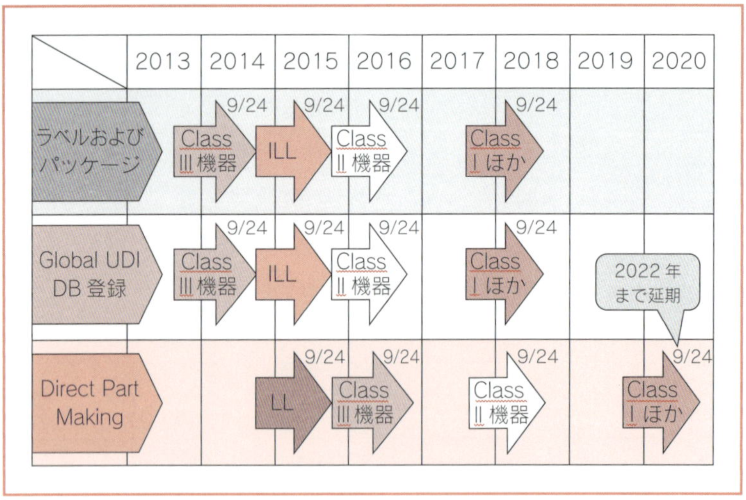

ILL：埋込機器，生命維持装置，延命装置，LL：生命維持装置，延命装置.

療機器に GS1-128 などの標準バーコードを表示することを義務付ける UDI ルール（Unique Device Identification System）を法制化した[11].

　UDI ルールによると，製造販売業者は出荷する医療機器本体（医療材料, 鋼製器具を含む）に商品識別を示す GTIN とロット番号／シリアル番号を決め，Global UDI データベースに登録するとともに，その荷姿に応じて機器本体にバーコード表示（DPM：Direct Part Marking）するもので, 遅くとも 2022 年までに完結する（**図 12-9**）.

　この UDI 標準化の動きは欧州連合（EU）でも同様である．2017 年 4 月に欧州議会で UDI 規則が承認され, 2020 年から UDI の設定, EUDAMED の登録が開始されることが確定したため，これが実現すると世界規模で医療機器本体へのバーコード GS1-128 表示が急速に推進することが予想される．わが国に輸入される医療機器にも本体に直接バーコード GS1-128 が表示されることになる.

　厚生労働省は医薬品医療機器等法の 2019 年改正により, 医療用医薬品, 医療機器等の製造販売業者に対して改正法の施行日となる 2021 年 8 月 1 日までに, 対象製品の添付文書情報を（独）医薬品医療機器総合機構（PMDA）のホームページに電子的添付文書（電子添文）で公表するとともに, 2022 年 12 月 1 日からは医療用医薬品, 医療機器等の容器または被包に, GS1 バーコードを表示することも義務化した（**表 12-3**）. なお, 医療機器の区分によって, 個装, 販売包装, 元梱包装単位で商品コード（GTIN）と製造識別子（使用期限及びロット番号またはシリアル番号等の製造固有可変情報）の必須表示,

表 12-3　トレーサビリティ向上に向けた医療機器のバーコード表示

医療機器等の区分 （2022 年 12 月 1 日以降）	個装（販売包装）		販売包装		元梱包装	
	商品コード	製造識別子	商品コード	製造識別子	商品コード	製造識別子
特定保険医療材料	◎（●）	◎（●）	●	●	◎	◎
高度管理医療機器 （特定保守管理医療機器を含む）	○（●）	○（●）	●	●	◎	◎
上記以外の医療機器	○（●）	○（●）	●	●	◎	◎
医療機器以外の消耗材料	○（◎）	○（○）	◎	○	◎	○
体外診断用医薬品	○（●）	○（●）	●	●	◎	◎

●：必須（法に基づく）, ◎：必須（通知に基づく）, ○：任意,（ ）は個装が販売単位の場合.
注）製造識別子は有効・使用期限及びロット番号またはシリアル番号等の製造固有の可変情報.

任意表示が異なるが，現時点で医療機器本体へのバーコード表示まで踏み組んで義務付けしたものになっていない.

　また，2023 年 7 月 31 日までの経過措置期間内に，PMDA のホームページに掲載した添付文書が GS1 バーコードと紐づけできるよう，医療機器の容器または被包に記載された GS1 バーコードを「添文ナビ」等のアプリで読み取った場合，電子化された最新の添付文書が医療現場で閲覧できるようにすることも義務付けされた.

　添文ナビは，日本製薬団体連合会，医療機器産業連合会，GS1 Japan が，改正医薬品医療機器等法 による添付文書電子化の施行に合わせて共同で開発した医療従事者用のアプリであり，製品包装上の GS1 バーコードを Android や iOS のスマートフォンで読み取ることで，PMDA のホームページの添付文書情報を閲覧することができる.

　今後，病院において標準バーコードの利活用とネットワーク化が進展するにつれ，医療機器の保守管理だけでなく，医療機器の使われ方が履歴として保存できるようになると，不適正な使い方や不具合発生時のトレーサビリティに役立てることができる.

参考文献

1）久保田博南：医療機器の歴史—最先端技術のルーツを探る. 真興交易医書出版部, 2003.
2）アールエフ：次世代カプセル内視鏡 Sayaka®.
http://www.rfsystemlab.com/sayaka/index.html
3）オリンパス：ニュースリリース：3D/2D 映像システムを組み込んだ da Vinci® Surgical System（ダ・ビンチ・サージカルシステム）.

http://www.olympus.co.jp/jp/news/2003b/nr031021isij.cfm

4）村垣善浩，伊関　洋，丸山隆志，他：脳腫瘍完全摘出システムの開発，新エネルギ
　　ー・産業技術総合開発機構（NEDO）産業技術研究助成事業（A45003a）．
　　http://www.business-i.jp/sentan/jusyou/2004/sankei_tokyo_jyoshi.pdf

5）名古屋大学医学部附属病院：術中 MRI 画像コンピューター支援手術 Brain THE-
　　ATER．
　　http://tzklabo.met.nagoya-u.ac.jp/OPE-MRI/index.html

6）酒井順哉：特集：社会環境・先端技術の最新動向（病院が抱えるバーコード利用
　　の問題と今後の展望）．月刊バーコード，**16**（10）：49〜54，2003．

7）厚生労働省：医療用医薬品へのバーコード表示の実施について（薬食安発第
　　0915001 号）．2006．
　　http://www.info.pmda.go.jp/iryoujiko/file/20060915.pdf

8）厚生労働省：医療機器等への標準コード付与（バーコード表示）の実施要項（医政
　　経発第 0328004 号）．2008．
　　http://www.jacet.or.jp/00osirase/pdf/080401barcode2.pdf

9）日本医療機器産業連合会，（財）流通システム開発センター，（財）医療情報システ
　　ム開発センター：医療機器等の標準コード運用マニュアル．2008．

10）Jay Crowley：Unique Device Identification.
　　https://www.gs1.org/docs/healthcare/events/170309/7_Vienna09_Crowley_
　　FDA_UDI.pdf

11）FDA（2012）：Unique Device Identifier Proposed Rule（40737）．
　　http://www.fda.gov/MedicalDevices/DeviceRegulationandGuidance/Unique
　　DeviceIdentification/default.htm.

第13章 医療情報システム

1 医療情報システムとは

医療情報システムとは，医療現場もしくは医療に関連する現場で使用される情報処理システムである．しかし，医療情報システムという言葉にはさまざまな意味がある．現代医療は高度化が進み，その結果，治療の難易度によって経費（費用）面も設備面も必要なものに大きな差が生じてきた．高度医療が行われる医療機関の多くは大規模であり，多くの職種が働いている．一方，おもに初期医療（プライマリケア）を担当する医療機関（おもに診療所）では，医師と看護師が1名ずつという場合もある．

しかし，そのいずれにも，患者情報を正確に把握し，患者に対する投薬や処置，手術などの指示を行い，適切な診療報酬を得るためのコンピュータシステム導入が進みつつある．医療機関が連携して1人の患者の治療にあたるケースも増えているため，患者の情報を共有することも必要である．ここでは，さまざまな機能と形態をもつ医療情報システムについて解説する．

2 病院情報システム

現在，とくに大規模な医療機関に導入されているコンピュータシステムは，ネットワークも含む総合的なシステムである．ここでは，おもに大規模な病院で用いられる病院情報システム（hospital information system：HIS）について解説する．

1─病院情報システムの起源（医事会計システム）

医療機関へのコンピュータ導入は1970年代に始まった．その目的は診療報酬（料金）の計算と請求であった．患者負担分以外の診療報酬は，前月分について定まった様式の請求書（診療報酬明細書，いわゆるレセプト）を毎月

診療報酬： 1961年の国民皆保険制度の確立により，日本の医療費支払いは，原則としてその一部（現在は3割）を患者が負担し，残りを国民全体が負担する保険料と補助で賄う．医療費は医療機関にかかる部分（ホスピタル・フィー）と医師の技術料にあたる部分（ドクター・フィー），薬品代や使用した医療材料費がそれぞれ定められ，医療機関で実施した項目ごとに算出し合算したものとなる．ただし実際は，かなり複雑なルールがあり，単純な合算ではない．近年これに加え「包括支払い制度」による入院費の計算が加わり，さらに複雑になった．病院の規模が大きいほど，計算量は膨大になる．

10日までに作成し提出しなければならない．したがって，毎月初旬は患者数に応じた膨大な計算を行うことになる．この計算および明細書作成，提出などの業務を医療事務とよぶ．医療事務のうち計算と明細書作成をコンピュータにさせるために作られたのが医事会計システムである．医事会計システムは毎年の医療費改定に対応するとともに発達し，未払い料金を管理する債権管理機能や，経営指標を出力するためのデータベース（もしくはデータウェアハウス，DWH）を備えたものも現れている．また，インターネットなどの通信網の普及により，医療機関からのオンラインでのレセプトデータの送信が2008年度から始まり，2011年度からはオンラインでの送信が原則となっている．2024年度からは新規に開設する医療機関ではオンラインでの送信が義務化された．

データウェアハウス：
p.130 参照

2 — 病院情報システムの進展（オーダエントリシステムと部門システム）

医事会計システムに次いで医師の前に登場したコンピュータは，医師の指示（オーダ）を入力し，会計および指示先部門に伝えるシステムである．すなわち，薬剤の処方や検査といった医師の指示によって行われるべき業務の内容をコンピュータに入力して迅速かつ正確に各部門に伝え，コメディカルと情報を共有することが目的である．このシステムは指示を行うことが目的なので，オーダエントリシステム（一部では「オーダリングシステム」）とよばれる（**図13-1**）．

オーダエントリシステムは，院内の端末から入力された指示情報をサーバ

コメディカル（co-medical）： 医療機関で働く医師以外の職種を指す．看護師をはじめ薬剤師，臨床検査技師，診療放射線技師，作業療法士などを指し，臨床工学技士も含まれる（なお，「コメディカル」という単語は和製英語である）．

図 13-1　オーダエントリシステムの画面例

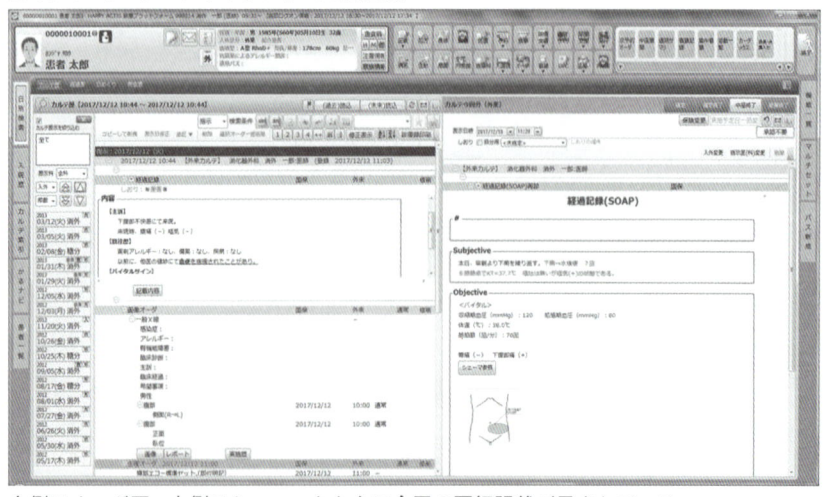

左側にオーダ歴，右側にシェーマとともに今回の医師記載が示されている．
（協力：キヤノンメディカルシステムズ株式会社）

に蓄積する. 蓄積された指示内容は各部門が参照して業務を行う. ただし, 医療において指示の間違いは患者の生命の危険に直結することがあるので, 入力時に内容を確認する機能が求められるようになった.

初期のオーダエントリシステムでは指示のみが入力され, 実際に行われた内容の記録は行われなかった. これは, 指示は医師にしかできないが, 実施はコメディカルでも可能な業務（たとえば投薬, リハビリテーション）が多いことと, 紙のカルテに記録を記載していたためである. 現在では, システムの機能向上とシステム間の連携の推進により, 実施記録も電子的に可能となった.

また, コメディカルのみが使用するコンピュータシステムの導入も進んできた. 代表的な部門システムについて, いくつか解説する.

▶ 1) 看護システム：患者管理, 看護師の勤務管理など

看護師は看護日誌や看護計画を, また看護師長は病棟管理日誌や勤務計画などを作成するが, これらはこれまでは紙または冊子体であった. また, 以前は医師からの口頭による指示を受けてもよかったが, 医療安全推進のため, 現在は緊急時を除き, 伝票などの書面で受けることが常識である. これらのことは現在ではすべて電子化が可能である. 医師からの多種多様な指示も『だれが』『いつ』どんな内容の指示をしたか（受けたか）をコンピュータのIDやコンピュータがもつ時計を用いて自動的に付加して記録することが可能である. また, 看護計画や勤務計画も, 業務内容や用語の規格化, 統一化などが進みつつあり, ソフトウェアの柔軟性が高まったことも含め, 電子化しやすくなっている.

▶ 2) 薬剤システム：医師の指示による薬剤の調製など

薬剤師は医師の指示のもとに調剤を行うが, その種類や用法, 用量などに疑問がある場合, 薬剤師は処方を行った医師に疑義照会を行う法的義務がある（薬剤師法第24条）. 医師の処方に指示医のIDを記録することで, 誰に聞けばよいかがすぐわかるようになる. また, 医師の処方記録や薬剤に添付される注意書（添付文書）などの情報を蓄えることで, 医師が処方する際に禁忌や用法, 用量上の制限などについてチェックし警告するシステムを付け加えることも可能である. ただし, 医師の権限は絶対なため, コンピュータが処方を拒否することはできない. なお, 法的には処方箋は紙として発行し監査者が押印する必要があるが, 紙の処方箋は医師の手元ではなく薬剤師の手元で発行すればよいので, 処方オーダシステムの導入と薬剤部門システムの進化により, 医師の指示があった後, ただちに調剤にとりかかることが可能

となった.

▶ 3) 検査システム：検体検査, 生理機能検査, 放射線検査, 病理検査 など

臨床検査部門や診療放射線部門, 病理検査部門は, 医師からの指示により検体もしくは患者の到着を待って検査を開始する. 検査オーダシステムでは入力画面の工夫により, 必要かつ漏れのない指示内容を迅速に検査部門に届けることが可能となるので, 検体や患者の到着を待たずに準備を開始できる. また, 検査機器・撮影機器自体の電子化も進んでいるので, 検査結果や撮影済み画像を各部門が独自に導入したコンピュータに蓄え, 医師がコンピュータとネットワークを通して結果を参照することが可能となった. このことは, 検査結果伝票やフィルムの削減といった効果も生んでいる.

なお, 放射線画像は, そのデータ量が多いことからデータベース化がいち早く進んでいる. 撮影機器と接続されるデータの蓄積・参照システムは, PACS（picture archiving and communication system）とよばれている.

▶ 4) 給食システム：個別の食事管理と患者ごとの栄養管理など

栄養士などが働く給食部門でも, 入院患者の容態や検査, 手術の内容などによって変化すべき食事内容について医師が指示を出すことで, 患者に最適な食事を準備することができ, 食材の無駄を省くことが可能である.

3 ─ 形態としての病院情報システム

これまで述べたように, 病院内の情報処理システムはそれぞれの業務内容に沿ってシステムが作られてきたが, 病院情報システムは, 他の業種のシステムと同じく, コンピュータと端末それぞれの機能向上やネットワーク（通信）機能の向上に伴って形態が変化してきた.

図13-2にその代表例を示す. 当初は汎用機ともよばれた大型コンピュータに直接接続された端末から指示する形であった（図13-2 (a)）. この場合, 機能の管理部門ごとに異なるコンピュータとなる場合があり, その場合コンピュータごとに端末が必要であった. これでは不便なため, 端末機能を強化し, 通信技術を取り入れ, ネットワークを通して1つの端末から各システムに指示を出せるようにした（図13-2 (b)）. さらに, システムの種類と取り扱う情報量が増え, 各システムが個別にデータを管理するのでは無駄が増えてきたため, 各システムが用いる基本データをデータベースとして共有し, 各サーバはこれを参照し連携する形態になりつつある（図13-2 (c)）. この形態では, 各サーバの機能だけでなく, データベースの処理能力や通信能力もシ

図 13-2 病院情報システムの形態の変化

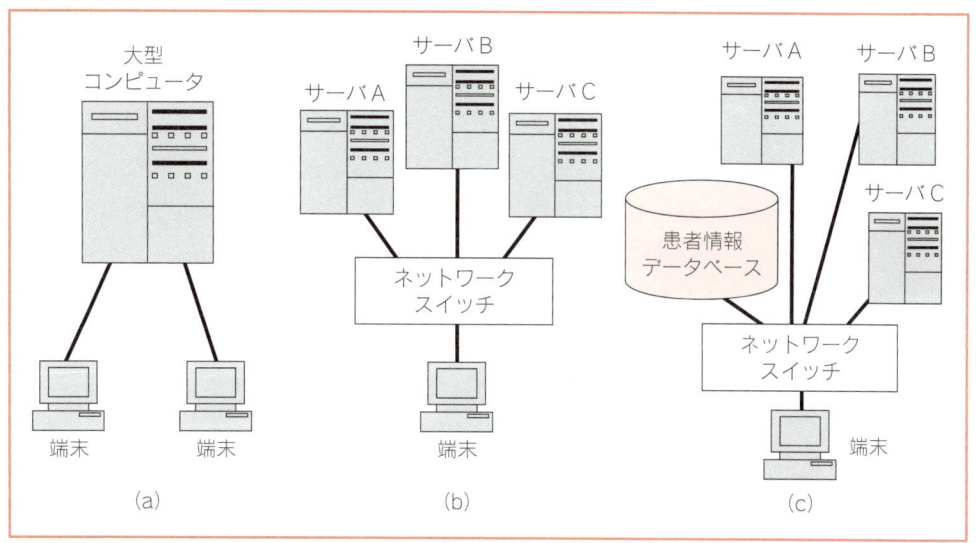

a：大型汎用機時代，b：共通端末化後，c：統合システム化後．

図 13-3 大学病院規模の病院情報システム機能構成

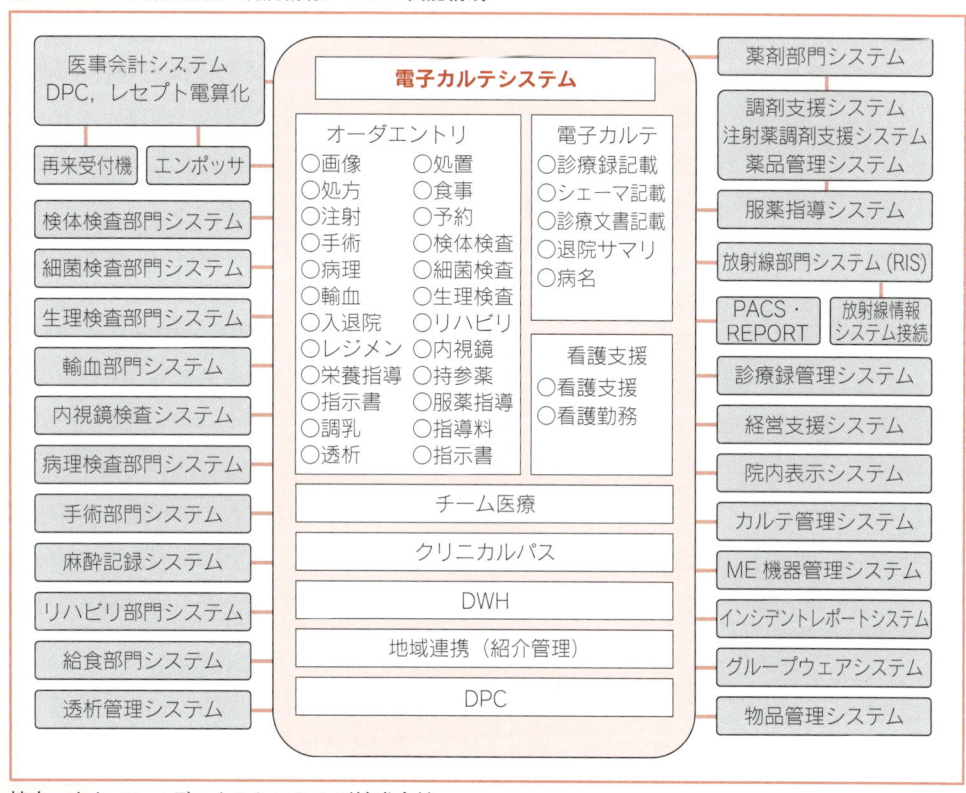

協力：キヤノンメディカルシステムズ株式会社．

ステム全体の能力を左右する.

　図 13-3 は，大学病院規模（600 床以上）における病院情報システムの機能構成である．この規模の病院では，医療にかかわるほぼすべての職種が行う業務のオーダエントリシステムが稼動し，さらに医師の記載に関する電子カルテおよび看護師の記載に関する看護記録システムなども稼動しており，ペーパーレス（伝票を使用しない）環境がほぼ整っている．ある国立大学病院では，これらを実現するために 1,500 台以上のパーソナルコンピュータが端末として稼動している．また，すべての一般病棟には無線 LAN が導入され，250 台以上のノート型パーソナルコンピュータ（ノート PC）が，ナースステーションや病室を移動しながらサーバへのアクセスが可能である．

4 —電子化時代の医療情報システム（電子カルテ）

　ここまでは医師の指示（オーダ）の電子化を中心に述べてきたが，カルテ（診療録，もしくは医師の記載）の電子化はまだ発展途上である．

　電子カルテという言葉の定義には，狭義のものと広義のものがある．医師の指示や記録を紙面に残さず，すべてコンピュータへ入力・記録（電子化）し，これを原本としている場合が狭義の電子カルテであるが，最近は電子カルテといえばこのことを指すことが多くなった．

　電子カルテを狭義のものとしてとらえた場合，医師がこれまで紙のカルテに手書きやスタンプを用いて記載してきた事項をコンピュータに入力することになる．その画面構成はシステム提供会社（ベンダー）により，また医療機関の方針によりそれぞれ異なるが，大きく分けると文章をキーボードから打ち込む形式（自由入力）と，できるだけ選択式にしてマウス操作などでも入力を可能とするもの（テンプレート）がある（**図 13-4**）．また，図を多用する診療科（とくに眼科，整形外科など）では手書きに近い絵を入力する方法も求められる．

　いずれにしても，これまで紙に書いてきたものを入力する必要がある．したがって，多くの種類のオーダエントリシステムが整った中規模以上の医療機関，または規模が小さな医療機関で医師をはじめとする職員がコンピュータに慣れ親しんでいる場合には，狭義の電子カルテを導入する素地が整っているということができるであろう．

　狭義の電子カルテを導入した場合，病院情報システムはどのように変わるのであろうか．**図 13-5** は，**図 13-3** に示した規模の病院における病院情報システムの，各機能間の概念図である．

　電子カルテには，患者の主訴や検査結果に基づく医師の診断や指示が入力され，データベースに蓄えられる．そしてその内容に基づいて各部門が動き，

図 13-4 電子カルテの入力画面（右側，テンプレート方式）

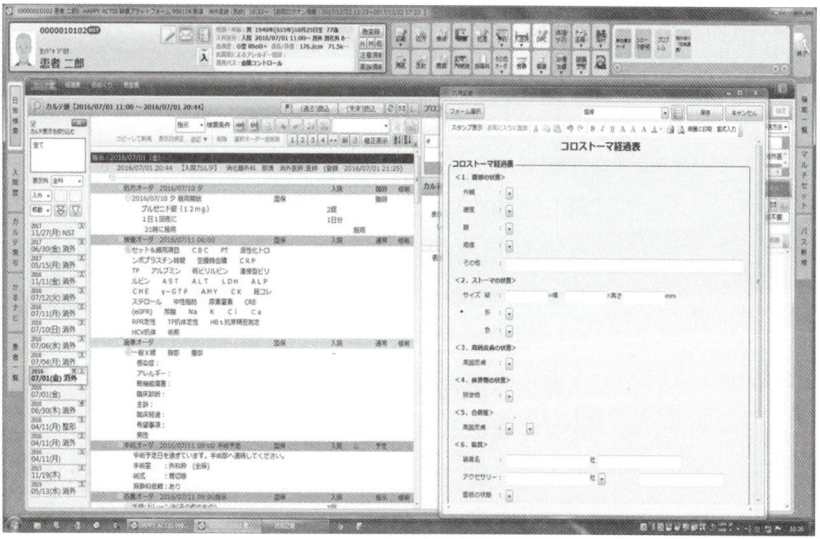

協力：キヤノンメディカルシステムズ株式会社.

図 13-5 電子カルテを中心とした各部門およびシステムの連携概念

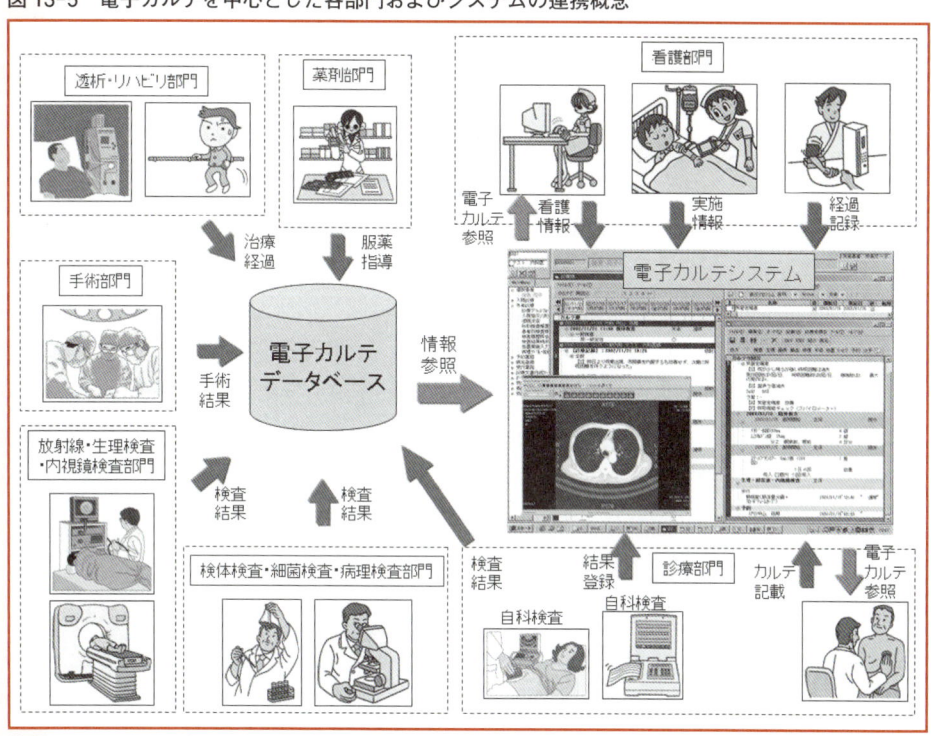

協力：キヤノンメディカルシステムズ株式会社.

それぞれの結果もまた電子カルテデータベースに集約されることになる．したがって，狭義の電子カルテを導入するためには，主要部門の電子化が終了している必要があるといえる．

しかし，捺印が必要な公的書類など，紙面での保存が義務づけられている書類もある．これらの書類はスキャンすることで電子化し，必要なときに表示して参照することを可能にすることができる．厚生労働省が示したシステム電子化に係るガイドラインでも，一定の条件のもとでスキャンによる電子化が許容されている．ただし，スキャンしても法的な原本として署名もしくは捺印された紙は保存しておかなければならない．

厚生労働省は2007年に，診療報酬請求書（通称レセプト）をオンラインで送付することを認めた．病院情報システムの基本的機能である会計機能を用いることで，オンラインでの送付は簡単に行える．このことは，診療報酬請求の基となるオーダエントリや実施記録入力の普及を進め，結果として電子カルテの普及が進展してきた．

3 地域医療情報システム

❀1 ─ 連携時代の医療情報システム

ここまでは，1つの医療機関（病院）のなかで動作する情報システムを中心に解説してきた．しかし，厚生労働省は政策として「地域包括ケア」の名のもとに，医療の機能分担と連携を進めている．具体的には，医療機関（病院，診療所，訪問看護ステーション，調剤薬局など）がそれぞれの役目を分担したうえで連携し，患者情報を共有して診療することが望まれている．さらに，高齢化が進んでいることから，介護（施設介護，在宅介護）と医療の連携も求められている．

これらの目的を果たすためには，通信やデータベース共有により，連携機関が患者情報をお互いに参照し利用できる必要がある．こういった機能をもつシステムは，地域医療情報システムもしくは地域医療連携システムとよばれる．日本全国の各地域でこのようなシステムが作られ，いくつかの地域では有効に活用されている．

図13-6は，島根県で運用されている地域医療連携システム（通称「まめネット」）の概要図である．

図 13-6　しまね医療情報ネットワーク（通称「まめネット」）の機能概要

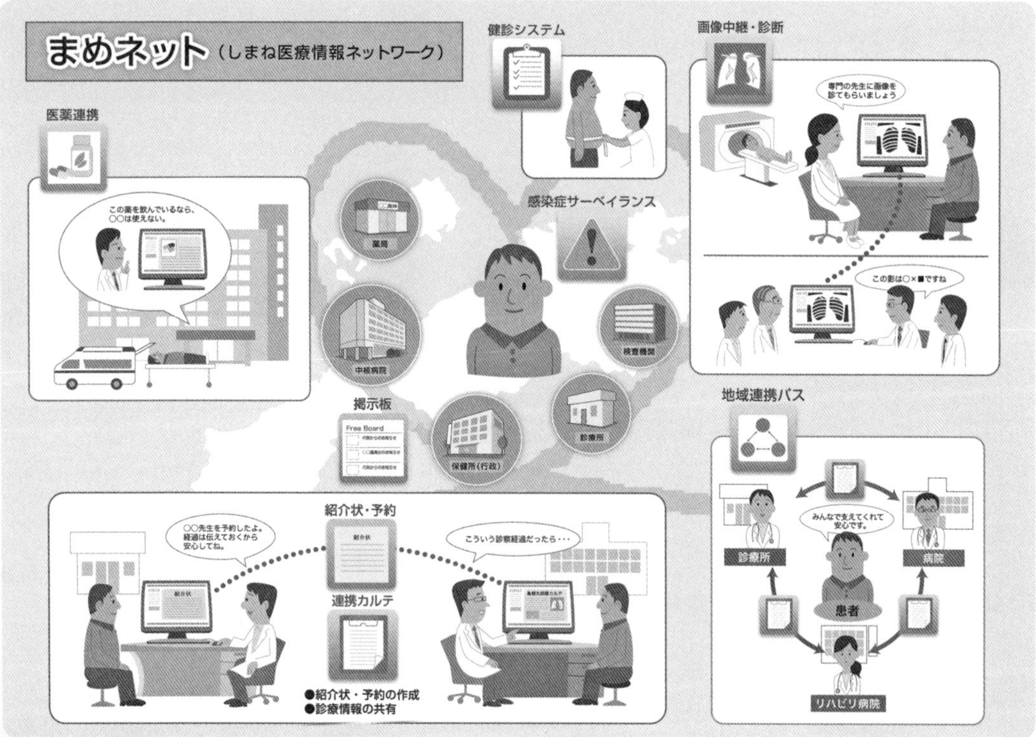

協力：しまね医療情報ネットワーク協会.

　図 13-6 に書かれた機能のうち，多くの地域に共通して存在するのが連携カルテとよばれる機能である．ここではこの機能について説明する．連携カルテとは，複数の医療機関に存在し，それぞれが提供可能としている診療情報から，患者 ID をキーとして当該患者の情報を収集し，一覧的に提示する機能である．

　図 13-7 は連携カルテの画面例である．**図 13-7** では，横軸が日付，縦軸が情報の種類となっている．日付欄の上にあるバーの色の濃さは，図の左側に示されたそれぞれの医療機関の情報であることを示す．また，表中にアイコンがある場合，その日付に当該情報がアイコンの下の数字の数だけ存在することを示している．アイコンや情報名はクリックすることで具体的な個別の情報が表示される．**図 13-7** では「SOA」（医師記載情報）の 9 月 27 日のところにあるアイコンを選択しており，図の右側にその概要が示されている．また，表の上に複数タブがあり，それぞれ表示する情報の内容は異なる．病名（既往歴を含む）やアレルギーの情報は，初診時に患者が申告しないこともあるため，連携先にとっては有益な情報となる．

　各医療機関がそれぞれのシステムにもつ情報の形式や記述方法はそれぞれ

図 13-7 連携カルテの画面例

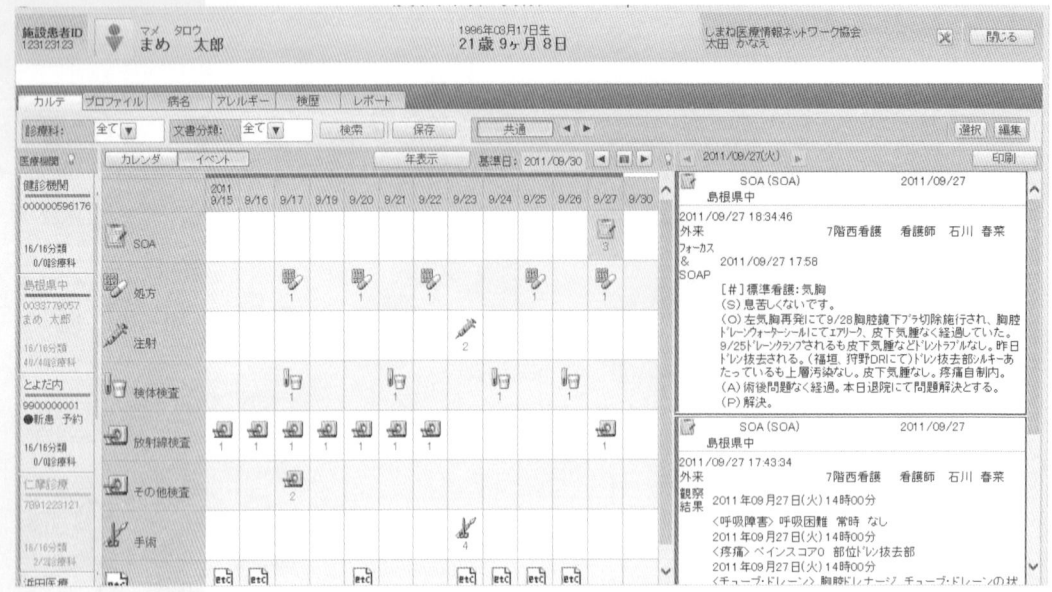

協力：しまね医療情報ネットワーク協会.

異なるので，このような表示機能を実現するためにはデータの表現を統一する必要がある．これまでも，HL7 や MML などのデータ記述が提案され用いられてきた．これに対し厚生労働省は，2013 年度から，すべての医療機関を対象とした医療情報の交換・共有による医療の質の向上を目的とした厚生労働省電子的診療情報交換推進事業（SS-MIX：Standardized Structured Medical Information eXchange）を開始した．この事業の進展により，現在では SS-MIX 普及推進コンソーシアムから仕様書，ガイドライン，コードマスタなどが提供され，SS-MIX2 という診療情報データ形式がわが国の標準として用いられている．

　また，地域医療情報システムでは，数多くの機関が連携するとともにさまざまな機能が求められるため，患者の情報を参照できる範囲を規定しておく必要もある．現在は個人情報保護法に基づき，患者情報の公開範囲は患者自身がコントロールでき，情報をもつ機関は患者の意思に沿った取り扱いをしなければならない．そこで，前述のまめネットに接続しているある病院（情報提供側）は，**図 13-8** のような工夫をしている．

　この病院は，電子カルテシステムに納められている情報をすべて SS-MIX2 形式に変換して別サーバに納め，そのなかから公開に同意した患者の情報のみを抽出して，公開サーバとよばれるサーバに取り込んでいる．公開サーバは院内ネットワークとはファイヤーウォールで区分されている．この情報は

図 13-8　ある医療機関における情報提供の仕組み

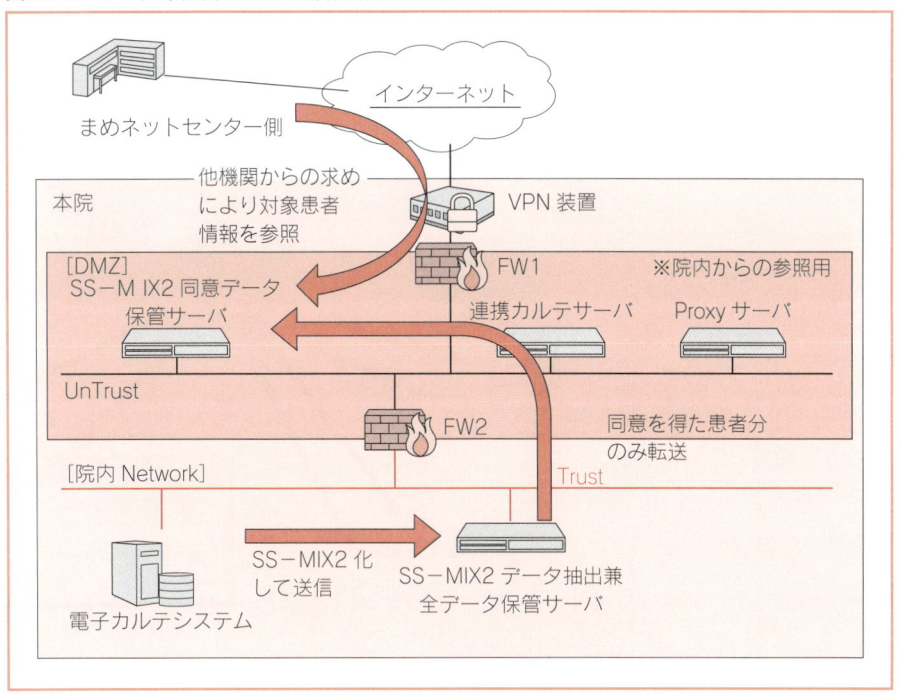

地域医療連携システムの専用ネットワークから参照されるが，専用ネットワークと公開サーバの間もファイヤーウォールで区分されている．この区分により，外部から院内ネットワークに侵入することも，院内ネットワークから直接に地域医療連携システムネットワークに通信することもできないようにしている．

　こうした各医療機関の公開サーバからある特定の患者の情報を抜き出して表示する手順を，**図 13-9** に示す．

　3 つの医療機関が連携しており，いずれの医療機関に対しても患者は診療情報の公開に同意しているとする．そこで，A 診療所の医師が当院での患者 ID が 001 の患者の連携カルテ参照を求めたとする．その際，A 診療所の医師が連携カルテ画面に要求を出すと，自院 ID と要求内容がデータセンターに送られる．データセンターは ID の関係づけ（紐づけとよばれる）の情報だけをもっており，当該患者が共通 ID では 3412111 であること，A 診療所以外に B 病院と C 病院で自身の診療情報の公開に同意しているので，それぞれの病院名とその病院での ID が患者 ID 変換テーブルに記載されている．そこで，それぞれの病院に対して，それぞれの病院の公開サーバに収録されているそれぞれの患者 ID の情報を要求し，集まってきた情報を 1 つの表の形に整えて，A 診療所の端末画面に表示する．

図13-9 連携カルテ表示の流れ

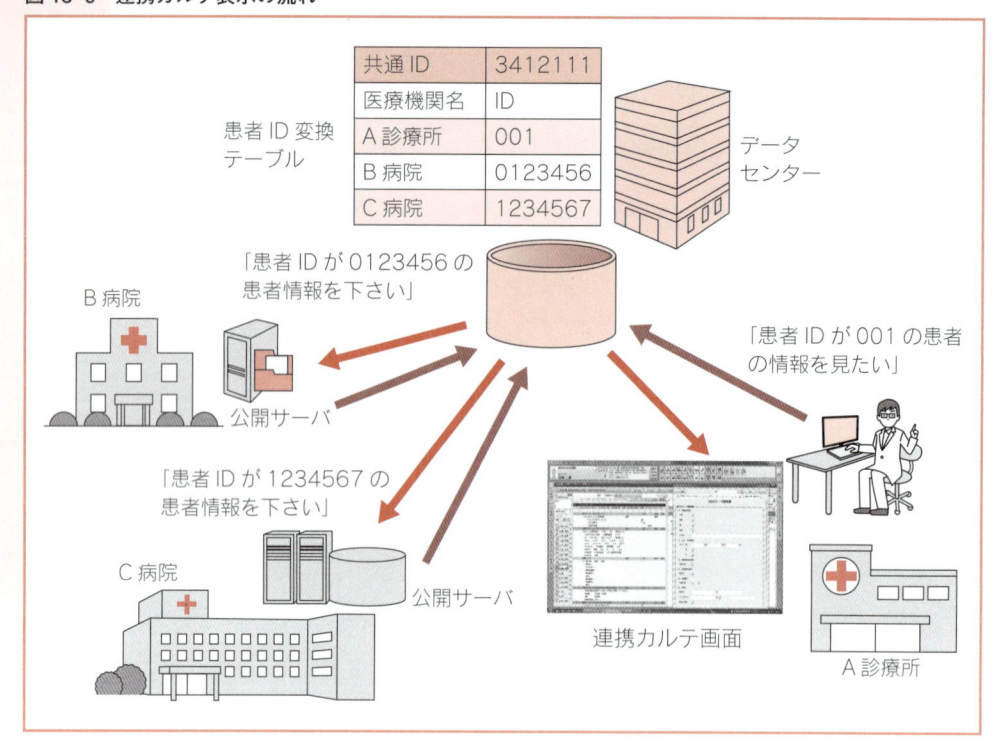

なお，上記と異なり，各医療機関から公開に同意した患者の情報をあらかじめデータセンターに集約して運用している地域医療連携システムもある．

4 情報通信技術(ICT) の活用による医療情報システムの進化

　医療情報システムは，コンピュータシステムの観点からは情報工学の成果といえる．しかし前述したように，システムの規模が大きくなるとともに通信が必要になり，通信工学の成果も取り入れられている．また，システムに入力すべき情報の一部は人間からセンサなどによって取り出され，近年は発生源入力においてシステムに即時入力されることが望まれている．すなわち，センサ技術や取り出された情報の解析といった情報処理技術の融合による成果も大きく，発生源入力のためには無線通信技術も必要となっている．このように，情報通信技術（information and communication technology：ICT）を用いて医療情報システムの機能を向上させることが必要である．ここでは，

医療に活かされている技術をいくつか紹介する.

1 —センサネットワークと無線通信技術

生体情報を取り出すためのセンサ技術は急速に発達し，たとえば心電計は小型化されるとともに，取り出した波形をその場で解析し，心電波形の異常を知らせる機能をもたせることも可能となった. 患者モニタも，心電波形と脈拍，呼吸数などの基本的情報だけでなく，動脈血酸素飽和度（SpO_2）などの情報も容易に取得できるようになっている.

おもに重篤な患者の容態を観察するモニタ類を数多く使用する医療機関や病棟では，情報を1カ所に集約し集中的に把握・監視するための通信網を整備している. 当初は有線での通信であったが，420〜450 MHz の周波数が割り当てられ，無線化が早くから進んでいる.

これとは別に，大規模な医療機関ほどコンピュータシステムやネットワークもまた大規模となり，システムの構築費用も増える. そこで，無線 LAN を活用し端末数削減や労働効率向上を図る医療機関が増えている.

無線LAN は規格化が進み，製品価格が下がったことで導入がしやすくなった. IEEE 802.11 シリーズや Bluetooth などの規格があるが，屋内用の製品では日本の電波法にしたがって電波出力がおさえられているため，医療機器が誤動作する可能性は小さい. したがって，特殊な環境を除けば，病院内でもほぼ安心して使用可能である.

2 —医療における IoT

近年，さまざまな分野で IoT（internet of things，モノのインターネット）という概念を用いることがさかんであり，医療にも取り入れられるようになってきた. 先に述べた患者モニタも，概念的には IoT といえる. 医療現場におけるさまざまな情報をセンサ技術とネットワークを用いて収集蓄積し，膨大な量かつさまざまな内容のデータ（ビッグデータ）のなかから必要な情報を取り出し，情報を組み合わせることで新たな情報を作り出すことが可能である.

医療における病状経過とその結果は，医学の進歩に向けた貴重なデータとなる. そこで，多くの大学病院などでは患者に対して行われた医療行為やその結果をデータベース化し，新しい医療の開発や医療安全の向上に活用している. その際，単に医療行為だけでなく，検査結果や撮影された映像など多種多様なデータが求められ，収められるようになった. 収められたデータは数年から数十年という長期にわたり，キーワードや条件に応じて検索可能にできる. ただし，収められた情報は個人情報なので，誰でも自由に検索させ

ることはできない.

　IoT を支える技術として，RFID（<u>r</u>adio <u>f</u>requency <u>id</u>entifier）技術を活用した RF タグ（IC タグ）がある．RF タグは，電磁波を用いてタグの存在やタグに蓄積された情報を発信する．RF タグには，電池をもつタイプ（アクティブタグ）と電池をもたないタイプ（パッシブタグ）がある．

　アクティブタグは自ら情報を発信することができ，センサなどと接続して種々の情報をサーバに対して送信できる．したがって，患者の生体情報（バイタルサイン）を自動的に収集する目的などでの使用が試みられている．しかし，電池はいつか切れるため，交換が必要である．

　一方，パッシブタグはタグリーダから届く電磁エネルギーを用いて，自らに記録された情報（基本的には ID）を返す能力しかない．パッシブタグが発信できる情報量は少ないが，これと時刻情報，データベースなどに蓄積した情報，さらに無線 LAN，GPS（global positioning system，全地球測位システム）などによるタグの位置検索機能などを連動させることで，さまざまな用途への拡張性が高まっている．現在，パッシブタグの利用が検討されているおもな目的は，入院患者に対する点滴や輸血時の患者および薬品の確認，徘徊癖や容態急変により捜索対象となった患者の位置把握，医療機器の位置把握や貸し出し管理による散逸防止などである．

　なお，RFID では複数のタグを同時にリーダに読み込ませることが可能なため，個体識別の分野でもバーコードに代わるものとしても注目されている．

3 ― ナースコールシステムの ICT 化

　入院患者と看護師を結ぶナースコールシステムは，看護師室でしか連絡を受けられなかった時代から，構内 PHS を用いて受け持ち看護師がどこにいても患者と直接会話可能な時代へと変化した．また，PHS やスマートフォン，PDA，タブレット端末を病院情報システムの端末として利用することで，点滴時の患者と薬剤の確認を可能にしたり，医療機器やモニタが発する警告を自動で PHS 等の画面に表示したりする機能が開発されており，看護師業務はより安全に，より効率的になりつつある．

PHS：構内 PHS は公衆 PHS と同じ技術を用いて内線専用としたシステムである．公衆 PHS のサービスは 2023 年 3 月末で終了したが，構内 PHS はその後も継続して使用可能である．

　医療機関内での無線利用は電磁波の利用であるので，医療機器の誤動作のおそれなど安全面での危惧があった．しかし，おもに出力と距離の関係が危険性の要因であることが明らかとなり，安全な導入と使用が進みつつある．

5 医療情報システムの基盤

　ここまで紹介した医療情報システムは，ほぼすべてがコンピュータやネットワーク機器を用いて構成されている．すなわち，すべてが電気製品であり，停電などによって医療情報システムが停止してしまうと，検査や治療が一切行えなくなるおそれがある．そこでここでは，医療情報システムを安定稼動させるために必要な基盤について説明する．

1 —サーバ室の管理基盤

　医療情報システムのサーバには，患者の情報として経過や過去の検査結果などが含まれている．これらは厳重に保護すべき個人情報である．したがって，基盤として整備すべき目標は，できるだけ停止を防ぐことと，データの改ざん・消去を防ぐことである．

　システムが停止する原因には次のようなものがある．

①外的な要因：停電，過度の振動，温度異常（過度の高温・低温），湿度異常，過度の塵埃，災害（火災，水害など）や破壊活動による建物の倒壊・破損など

②ハードウェアに起因する内部要因：コンピュータ自体（電源装置，メモリ，ハードディスクなどの外部記憶装置）の故障

③ソフトウェアに起因する内部要因：プログラム異常やコンピュータウイルス，過剰負荷など

　これらのうち外的な要因に対しては前に述べたが，水害が起きやすい地域では2階以上にサーバ室を設置するなどの対策も必要である．内部要因のうち，ハードウェアに関するものについては定期的な点検とデータのバックアップが対策としてあげられる．重要なシステムは二重化することも検討対象である．ソフトウェアに関するもののうち，とくにコンピュータウイルスに対しては十分な対策が必要である．システムがインターネットと接続されているか否か，端末でUSBメモリなどの媒体を使用可能かどうか，などの状況を整理して，適切なウイルス対策ソフトウェアを導入し，常にパターンファイルを最新のものに保つことが必要である．サーバ室への不審者侵入防止策も考えなければならない．

　病院内で稼動している病院情報システムでは，サーバとクライアント（端末）の間の通信が停止した場合，現場ユーザにはシステム全体が停止しているようにみえる．しかし，この現象はサーバと端末の間にあるルータやハブなどのネットワーク機器の停止でも発生しうる．したがって，稼働中のシステムの監視対象にネットワーク機器を加えておくことが重要である．

　インターネット技術を用いて医療機関同士や医療機関と患者宅などを結んだ通信を行う医療情報システムの場合，相手がどのようなコンピュータとネットワークを使用しているか把握しにくい場合もあるので，当初の設計時点からさまざまな状況を想定し，運用に臨む必要がある．

6 今後の医療情報システム

　情報通信技術（ICT）の医療への適用が進んだことにより，データの共有と，迅速かつ正確な伝達が可能となった．チーム医療が推進され，また複数の医療機関が連携して1人の患者の治療を行う現代医療ではとくに，迅速かつ正確な情報の共有は必須となっている．

　また，近年注目を浴びている人工知能（artificial intelligence：AI）の活用も考えられる．データを入力するだけで回答を引き出す人工知能は，医療分野においても診断の支援や現場での質問に回答するシステムとして今後導入が試みられるであろう．

　しかし，通信技術や情報処理技術の進歩により生体信号が精密に取り出せるようになったとしても，診断の最終責任が医師（主治医）にあることは昔も今も変わらない．医師には，コンピュータや診断機器，処方チェックシステムなどが発する情報や警告を排除して診断や治療方針を立て，実施する権限がある．したがって，医療情報システムやAIが医師の代わりをすべて担うことはできない．

　また，生体情報を取り出す機器を患者自身もしくは家族が扱う場合，取り出された結果とその精度を医師が信用するかどうか，現状では個人によって評価が異なる．今後さらに在宅医療が推進されると，この点はより大きな問題になってくると考えられる．

チーム医療：医師が指示をし，看護師や薬剤師，検査技師などのコメディカルがその指示を正確に受け，実施する体制を指す．最終責任は医師にあるが，コメディカルも応分の責任をもつ体制である．医療の高度化に伴って，医師一人では対応できなくなった医療現場において必要とされ，とくに大規模な病院で体制構築が進んでいる．

章末 exercise（解答は 247 頁）

問題 1

　地域医療連携システムの機能を 2 つあげ，具体的に説明せよ．

問題 2

　病院情報システムのサーバ室がもつべき設備について述べよ．

第14章 IT社会におけるセキュリティと医療現場でのセキュリティ対策

1 ネットワークにおけるセキュリティ対策

1—インターネット・ITに潜む危険

インターネットは，世界中に張り巡らされたネットワークを介して誰でも簡単に情報がやり取りできるという利点を有する半面，悪意をもった相手から攻撃を受けたり，思いがけず重要な情報が外部に漏れたりするリスクをあわせもつ．紙に手書きで情報処理をしていた時代とは違い，ITが進展した現代ではコンピュータを利用して多くの情報を処理しているため，いったん情報漏洩が起きると，多くの情報が瞬時に漏れるため甚大な被害が生じうるので，注意が必要である．

インターネットに潜む危険の代表的なものとして，不正アクセス，プライバシー漏洩，ウイルス，中傷，詐欺などがある．いずれも犯罪として処罰されうる行為であるが，インターネットの匿名性を悪用して行われるため，現実社会における犯罪に比べ取り締まりが困難とされる．また，近年サイバー攻撃は多様化・高度化しており，その脅威が増している．サイバー攻撃はインターネットを介して他のコンピュータにアクセスし，相手にダメージを与える行為で，政治的意図をもって国家機関を狙うものもあれば，怨恨や金銭目的に企業や個人がターゲットになるケースもある．

政府主導の情報セキュリティ対策は，省庁ホームページの改ざんが社会問題となったことを背景に，2000年2月，内閣官房に情報セキュリティ対策推進室が設置されたことに始まる．その後，2005年4月には情報セキュリティセンター（NISC）として強化・発展してきた．2014年11月にサイバーセキュリティ基本法が成立し，同法に基づき，2015年1月，内閣にサイバーセキュリティ戦略本部が設置され，内閣官房に内閣サイバーセキュリティセンター（NISC）が改組・設置された．基本戦略は，2006年の第1次情報セキュリティ計画として示され，現在のサイバーセキュリティ戦略に至る（図14-1）．また，一般に向けた情報提供や人材育成は，独立行政法人情報処理推進機構（IPA）が担っている．

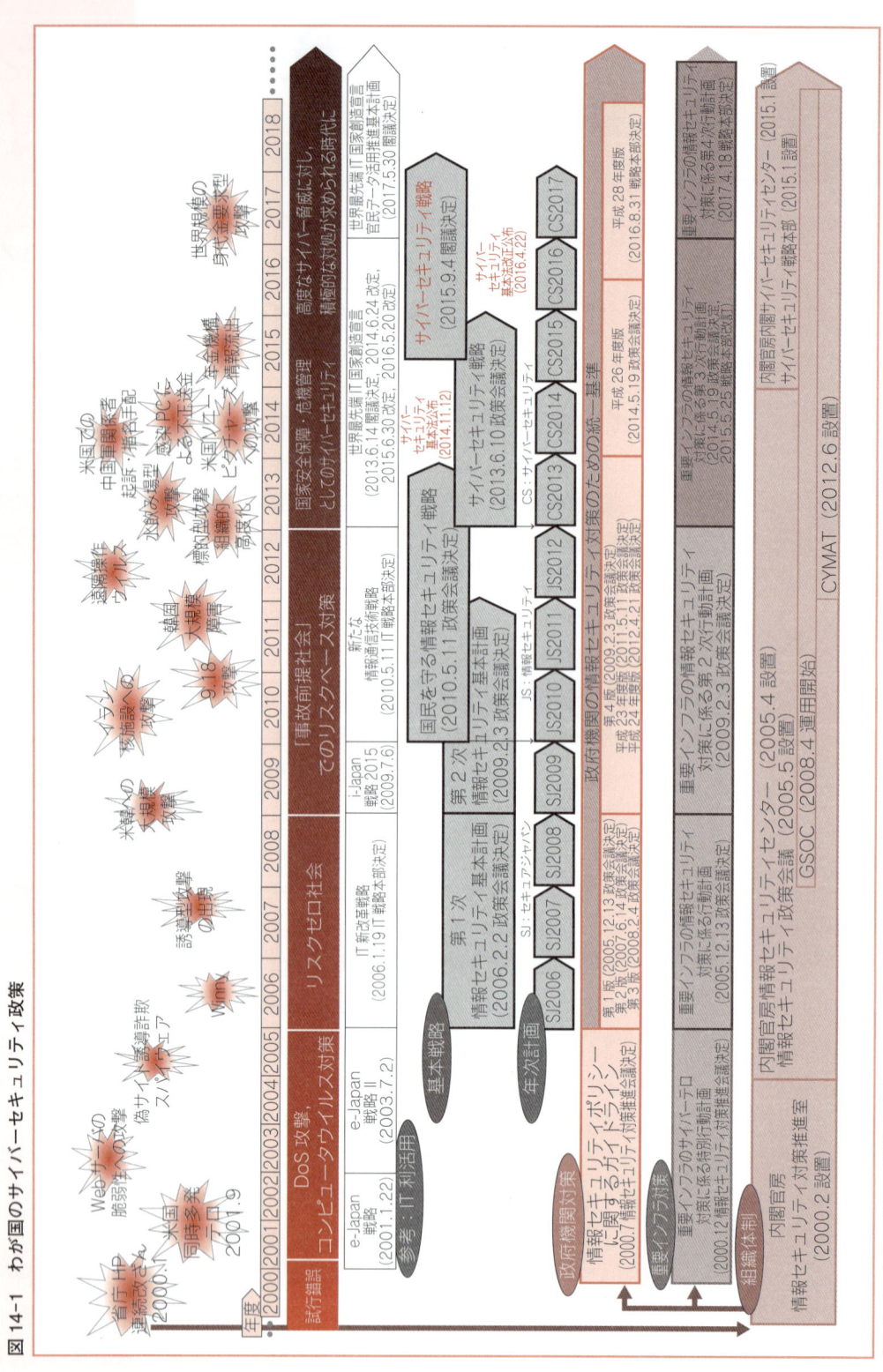

図14-1　わが国のサイバーセキュリティ政策

（サイバーセキュリティ戦略本部ホームページ：http://www.nisc.go.jp/conference/cs/）

❃2─情報セキュリティの基本概念

情報セキュリティは,「情報の機密性,完全性,可用性を維持すること」と定義される.機密性,完全性,可用性は,英語ではそれぞれ confidentiality, integrity, availability で,その頭文字を並べると CIA となり,情報セキュリティの 3 要素とよばれる.情報セキュリティ対策では,これら 3 要素をバランスよく検討することが重要である.

▶ 1) 機密性(confidentiality)

情報の機密性とは,「認可された者だけが情報にアクセスできることを確実にすること」であり,情報をみる権限のない人にみられないような対策をとることと言い換えることができる.機密性に対する脅威には,なりすましや情報漏洩などがある.対策として,アクセス制御,暗号化,データ消去・廃棄などが行われる.

▶ 2) 完全性(integrity)

完全性は,「情報の正確性や完全性が維持されること」で,権限のない者による変更や改ざんからデータを守ることを指す.ネットワークを介して情報伝送する場合は,途中で情報が改ざんされたり,失われたりする可能性がある.情報の完全性を確保するため,暗号化や電子署名,タイムスタンプを利用して情報の正確性や完全性を高める対策が取られる.完全性に対する脅威

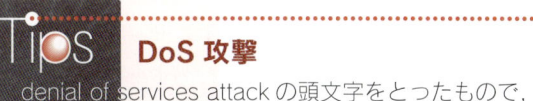 **DoS 攻撃**

denial of services attack の頭文字をとったもので,「サービス拒否攻撃」とも訳される.標的のシステムに多量のデータを送って過大な負荷をかけ,システムの正常なサービス提供を妨害する攻撃である.単一の通信相手からの攻撃ではなく,ネット上の多数のコンピュータを踏み台にした DDoS 攻撃(分散(distributed) DoS 攻撃)が増加している.管理者の怠慢や技術知識不足のためセキュリティ対策に不備があるコンピュータが踏み台にされる.攻撃されたサーバは,特定の相手をアクセス拒否するという防御策が取りにくいのが特徴である.

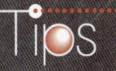 **電子保存の 3 基準**

診療録などの医療情報を電子的に保存する場合に,記録の真正性,見読性および保存性の確保の基準を満たすことが求められている.この真正性,見読性,保存性がいわゆる電子保存の 3 基準とよばれるもので,情報セキュリティの 3 要素(機密性,完全性,可用性)とは異なるので注意を要する.なお,e-文書法(民間事業者等が行う書面の保存等における情報通信の技術の利用に関する法律)では,電子データの作成・保存で満たすべき基本要件として見読性,完全性,機密性,検索性の 4 つがあげられているが,これらのうち見読性と検索性を可用性と解釈すれば,情報セキュリティの 3 つの基本概念と同様とみることができる.

には，不正アクセスや誤動作などがある．

▶ 3）可用性（availability）

情報の可用性は,「認可された利用者が必要なときに情報にアクセスできることを確実にすること」で，いつでも必要な情報を探し出して確認できることが求められる．そのためには，システム障害が発生しにくいことや，障害発生時に復旧が速やかに行えることが重要である．可用性に対する脅威には，DoS攻撃やウイルス，天災などがあげられる．

3 ― 情報システムの脆弱性（セキュリティホール）

情報システムの脆弱性は，脅威に狙われるセキュリティ上の弱点で，セキュリティホールともよばれる．脆弱性の具体例として，ソフトウェアの欠陥（バグ）などがある．これを放置すれば，悪意のある第三者によってコンピュータが不正に使用され，情報資産が失われてしまう可能性があるため，適切な対策を取る必要がある．このような不正を働く無法者は，クラッカー（破壊者）とよばれる．クラッカーには，イタズラ程度の愉快犯から，高度な技術を駆使して重大な犯罪を犯すプロのクラッカーまで，さまざまな者がいる．

脆弱性は，ソフトウェア・メーカーのホームページなどで情報が得られる．このことは逆に，システムの弱点を公表していることを意味するので，一緒に公開されているセキュリティパッチとよばれる修正プログラムをただちに適用して，システムの脆弱性を修正しなくてはならない．修正プログラムを自動的にダウンロードする機能や，電子メールによる情報提供サービスを利用することが有用である．また，脆弱性を定期的に検査するサービスやソフトウェア（セキュリティソフトウェア）もあり，システムの重要性とのバランスを考えてセキュリティ対策を講じるべきである．

4 ― ウイルス被害とその対策

情報システムの外的脅威として，コンピュータウイルスがあげられる．コンピュータウイルスは，細胞に感染するウイルスが生体に悪影響を及ぼすの

Tips　ハッカー

ハックは英語で「切り刻む，切り開く」の意味で，ハッカーは元来，コンピュータの高度な知識と技術をもつ天才プログラマーの敬称として用いられた．一方，その知識を悪用して他人のコンピュータに侵入し，データを盗み破壊する人物についてはクラッカー（クラック＝こじ開ける，ひびを入れる）とよんで区別することが多かった．しかし，わが国ではひとくくりにハッカーとよばれることもある．

と同様に，意図せずにコンピュータに取り込まれて不正なプログラムを実行し，何らかの被害を起こす．

　古くはフロッピーディスクを介して感染するタイプのものが多くみられたが，インターネットの普及に伴い電子メールやホームページ閲覧により感染するものが大半を占めるようになってきた．また，USB メモリを利用した情報の受け渡しが日常的に行われるようになってきたことを背景に，USB メモリが媒介するウイルスも蔓延している．USB メモリをコンピュータに挿入した際に自動実行されるプログラムを悪用したウイルスであり，コンピュータの動作不具合などの被害が報告されている．

　有害な動作をさせる意図で作成された不正な悪意のあるソフトウェアはマルウェアと総称され，広義のコンピュータウイルスである．マルウェアには狭義のコンピュータウイルス（宿主プログラムに感染して動作する），ワーム（単体で複製・感染を繰り返す），スパイウェア（ユーザに関する情報を収集し外部に自動的に送信する），ランサムウェア（コンピュータをロックしたりファイルを暗号化したりして復元することと引き換えに身代金を要求する）などがある．

　コンピュータがマルウェアに感染すると，コンピュータが予期せぬ動作をしたりエラーが発生したりする，パフォーマンスが低下する，メモリやディスクの容量が減少する，データが書き換えられたり消去されたりする，外部にデータを送信する，動作しなくなる（フリーズする）などの被害が生じることがある．

　ウイルスへの一般的な対策として，知らない相手から届いた電子メールの添付ファイルを不用意に開かない，不審なサイトを閲覧する際には Java，JavaScript，ActiveX などのコンピュータを制御する機能は無効にするなどの注意をする必要がある．しかし，このような手作業の対応だけでは日々進化するウイルスへの対策としては不十分といえ，以下に述べるセキュリティ対策を講じる必要がある．

5─個人レベルのセキュリティ対策

　現代社会では，個人レベルで IT 機器を取り扱うことが一般的となった．インターネットに接続されたパソコンはもちろんのこと，携帯電話やスマートフォンなどにも秘匿すべきデータが保存されており，不用意な取り扱いにより情報漏洩を起こすリスクがある．医療従事者の場合，患者情報や医療情報を個人のパソコンで取り扱うことが禁じられている場合も多いが，個人的な電子メールのやり取りのなかに，不用意に患者データが入り込む可能性もあり，個人レベルでも情報セキュリティに関心をもち，十分な対策を取る必要

がある．本項では，個人所有のパソコンを中心に，セキュリティ対策について概説する．

個人所有のパソコンでもっとも重要なことは，患者情報などの秘匿性の高い情報をインターネットに接続した機器に置かないことである．仮にデータを利用する必要がある場合も，個人情報の匿名化やデータの暗号化などを行うべきである．

違法な映像データや音楽ファイル，ゲームデータなどには，ウイルスが仕込まれていることが多いので，不用意なダウンロードは厳に慎まなければならない．Winny に代表される P2P ファイル共有ソフト（あるいはファイル交換ソフト）の利用でウイルス感染し，官公庁や企業の秘匿性の高いデータが次々に漏洩し社会問題となった．P2P ファイル共有ソフトそのものがウイルスではないが，情報漏洩のリスクが高く，万一，医療従事者が取り扱う情報が流出した場合にはその社会的影響が大きい．個人的な目的であるとしても利用は厳に慎むべきである．また，家族が P2P ファイル共有ソフトを利用していることを知らずに，感染した自宅のパソコンから情報が漏洩した事例も報告されているので注意を要する．

ウイルス感染や第三者の侵入を防ぐうえで，セキュリティ対策ソフトの導入は重要である．コンピュータを購入した時点でインストールされている場合もあるが，自分で別途購入しなければならない場合も少なくない．数千円の費用を要するが，かならず導入すべきである．多くの対策ソフトは最新のデータを自動更新する機能があり，新たな情報セキュリティ上のリスクに対応するが，契約期限の切れたソフトでは更新されないので，製品のバージョンアップや有効期限の更新には注意を払わなければならない．

オペレーティングシステム（OS）の Microsoft® Windows®（マイクロソフト®）や macOS®（アップル®）は，セキュリティを自動で最新の状態に更新する機能があり，設定を変更しないかぎり安全な状態になっている．しかし，古い機種や特殊な設定になっている場合には，手動で更新しなければならな

Tips　守秘義務

2008 年 11 月の新聞報道によると，医学部 6 年の男子学生が，実習先の病院で見学した患者の治療の様子など，患者情報をインターネットの会員制サイト「ミクシィ」に書き込んでいたことが判明した．大学は個人情報保護と守秘義務に問題があるとして，学生を停学 3 カ月の処分にした．守秘義務は刑法第 134 条において「医師，薬剤師，医薬品販売業者，助産師，弁護士，弁護人，公証人又はこれらの職にあった者」に対して罰則が規定されている．また，看護師など他の医療職については，保健師助産師看護師法などその資格を規定する法律で守秘義務が求められている．医学生には法的義務はないが，実習に先立ち誓約書を提出させるなどの運用を各大学で行っており，学生であっても患者情報に対して慎重な取り扱いが求められることはいうまでもない．

いこともある．また，すでにサポートを終了した古い OS はきわめて危険な状態にあるため使用すべきではない．OS 以外でも，パソコンや周辺機器のメーカーは，サポート情報をメーカーのホームページ上で公開している．また，購入時にユーザ登録することで重要なサポート情報を電子メールで受け取るサービスも広く行われている．個人所有のパソコンでは，所有者各自がセキュリティホールに対するパッチを適用するなどして，製品を最新の状態に保つように注意を払う必要がある．

ネットショッピングやネットバンキングを行う場合は特別の注意を要する．銀行の暗証番号やクレジットカード番号などの重要な情報がネットワーク上にデータとして流れていることのリスクを認識し，SSL などの暗号化を行ったうえで情報を伝送することに注意を払う必要がある．また，ネットオークションやネットショッピングでは，非対面取引きや匿名性を悪用して詐欺を働く人や組織がある他，実在する会社のホームページに似せて作ったところからアクセス情報を不正に取得するフィッシングとよばれるものもある．

個人情報の取り扱いについても注意を払う必要がある．個人のホームページやブログ，ソーシャルネットワーキングサービス（SNS）では，容易に情報発信が可能であることから，自分自身や他人の知られたくない情報が流出し，思わぬ被害が生じることがある．プライバシー権や肖像権など，個人の尊厳にかかわる権利にも配慮する必要があり，インターネットに情報を発信する場合には慎重な配慮が求められる．患者情報は匿名化することは当然であるが，公開する場合は事前に患者本人の承諾を得るべきである．医療関係者の行動としてモラルを問われることもある．悪ふざけや，他人に不快な思いをさせる行動をインターネット上に掲載することは控えなければならない．

6 ─企業レベルのセキュリティ対策

企業レベルの情報セキュリティでは，経営者の管理責任が問われる．会社法や金融商品取引法では，情報セキュリティについても管理責任の追及がな

される点で，企業は進んで対策を取る必要が出てきた．組織のトップや管理者がリーダーシップをとってセキュリティ対策を講じる必要がある．

　企業の重要な情報はサーバで管理されることが多いため，サーバの適切な管理がとくに重要である．サーバとは，ネットワークにおいて，クライアントコンピュータに対し自身のもっている機能やデータを提供するコンピュータで，インターネットでウェブページの情報を提供する WWW サーバやメールのやり取りを行うメールサーバなどがある．個人情報を取り扱う企業や組織においては，専属の情報管理担当者が情報セキュリティ対策を行うことが一般的である．情報管理担当者は，法令や官庁のガイドラインなどにしたがって情報システム全体を管理する．しかしながら，多くの情報漏洩事故やシステム障害は，現場でのルール違反や不適切なルールの運用により起こっており，担当者任せのセキュリティ対策では不十分である．利用者一人ひとりが情報セキュリティに対する適切な知識をもつことが求められる．

　「2　情報セキュリティの基本概念」の項で触れたように，セキュリティ対策は，機密性，完全性，可用性の 3 つの観点から行われる．なかでも，業務上重要なデータについては，機器に対する停電や落雷・地震などの天災への物理的な対策も求められ，データを定期的にバックアップしたり，システムを二重化したりして，万一の障害に備えるべきである．さらに，情報管理担当者は，情報セキュリティポリシーの策定，ユーザ認証の管理，ユーザへの情報セキュリティ教育の実施，不正侵入やハッキングの監視など，さまざまな情報セキュリティリスクに対して組織的な対応を行うことが求められる．

　企業を狙った攻撃には，出入りの業者や元社員も含めた内部関係者が関与する内的脅威もあるため，注意を要する．

7 ─ 認証方式の種類と特徴

　情報の機密性を保ち，なりすましを防ぐために，情報システムへのアクセスには何らかの認証が行われる．認証方式を大きく 3 つに分類すると，知識による認証，所持による認証，身体的特徴による認証となる．

▶ 1）知識による認証

　知識による認証は，導入の容易さから広く採用されており，ID とパスワードによる認証がこれに相当する．この場合，パスワードの長さが安全性とかかわる．たとえば，銀行のキャッシュカードの暗証番号は 4 桁の数字で 1 万通りのバリエーションしかなく，総当たり攻撃により有限時間内に不正アクセスが可能であるが，実際の運用において，数回間違えるとカードが使用できなくなるなどの対策を組み合わせることで堅牢性を保っている．パスワー

ドを定期的に変更することも，不正アクセスを防ぐ有用な手立てである．パスワードが誕生日などの本人の属性から推察されるものは割り出される可能性があるため，使用すべきではない．パスワードは入力時に盗み見られてしまうリスクがあるため注意を要する．本人しか知りえない秘密の質問と答えを登録する方法もある．たとえば，出生時の体重や初恋の相手の好物など，他人が容易に類推できず，忘れない質問が用いられる．また，ワンタイムパスワード生成器を利用したワンタイムパスワードも，パスワード漏洩対策に有効な手段である．

▶ 2）所持による認証

　所持による認証には，磁気ストライプカード，非接触式 IC カード，USB キーなどがある．後二者は偽造が困難とされ，近年多くの場面で利用されている．しかし，紛失や盗難の危険性は避けられず，所持認証単独では十分な安全性は担保できない．

▶ 3）身体的特徴による認証

　身体的特徴による認証は，バイオメトリクス（生体）認証ともよばれ，なりすましを防ぐ有効な手段として広く用いられるようになった．代表的なものは指紋で，生体認証のなかでは比較的安価に導入できるため，ATM や，パソコンの起動，入国管理など，すでに生活の多くの場面に取り入れられている．医療機関では，感染症の伝搬の問題や，手袋装着時に使用できないことなどが普及の障害になっている．また，指紋は複製が可能であるとされるため，堅牢性はかならずしも高くない．他に，静脈，虹彩，顔，声紋などが用いられる．それぞれに，一般性（各個人が特性をもつこと），固有性（他の人と違うこと），永久性（生涯不変で変更できないこと），収集性（定量的に測れること），性能（同一人でバラつきが少なく再現性があること），受容性（容易に認証を受けられること），偽造（なりすまし）の観点で優劣がある．個人の不変的な生体情報を保存したマスター情報は，万一盗まれた場合には被害が甚大であるため，決して流出することがないよう細心の注意を払う必要がある．

　いずれの認証方式も単独では脆弱性を有するため，複数の方式を組み合わせることで，より堅牢な認証が実現可能である．

8 ─ 暗号化と電子証明書

　暗号化とは，ネットワークを通じてデータをやり取りする際に，通信途中で第三者に通信内容を知られないように，通信文をみても特別な知識なしで

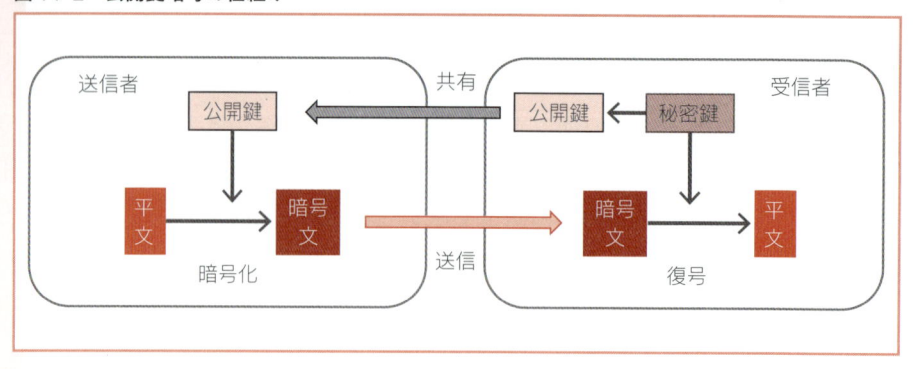

図 14-2　公開鍵暗号の仕組み

送信者　　共有　　受信者

公開鍵

公開鍵　秘密鍵

平文　暗号文　　暗号文　平文

暗号化　送信　　復号

は読めないようにする変換アルゴリズムのことである．暗号化（鍵をかける）および復号（鍵を開ける）に対になる 2 つの鍵を使う公開鍵暗号と，どちらにも同じ鍵を用いる秘密鍵暗号がある．

　秘密鍵暗号は，共通鍵暗号あるいは対称鍵暗号ともいう．送信者と受信者は 1 つの鍵を秘密に共有し，暗号化と復号化に共通の鍵を使う．鍵を長くすることで暗号の強度を増すことができるが，鍵の長さが増すほど処理速度が遅くなるため，処理効率のよいアルゴリズムが求められる．共通鍵の処理方法には，固定長のビットごとに区切って暗号化するブロック暗号化と，入力ビットごとに処理するストリーム暗号化がある．秘密鍵方式では平文に対応する暗号文の長さは一般に同一である．秘密鍵方式には，暗号アルゴリズムが公開されたものと非公開のものがあるが，DES や AES など一般に用いられる暗号のアルゴリズムは公開されている．

　公開鍵暗号では，公開鍵で暗号化した情報を，公開鍵と対になった復号のための秘密鍵で復号する．公開鍵から秘密鍵を割り出すことはきわめて困難なため，安全ではない通信で情報を伝送可能となる．すなわち，公開鍵暗号には，鍵生成アルゴリズム，暗号化アルゴリズム，復号アルゴリズムの 3 つのアルゴリズムが必要となる．鍵生成アルゴリズムにより作成された公開鍵は広く公開し，送信者はこの公開鍵で通信文を暗号化する．受信者は鍵生成アルゴリズムで公開鍵と対に作成された秘密鍵で暗号文を復号し，平文を得ることができる（**図 14-2**）．

　インターネットでは，公開鍵が本当に正しい相手のものかどうかわからない場合がある．その場合，認証局（certificate authority：CA）と電子証明書を利用して安全に暗号化通信が可能となる．認証局は公的な第三者機関で，自治体の他，ベリサイン，サイバートラストなどの民間の団体もある．電子証明書は誰でも発行できるので，認証局の信頼性が基盤となる．公開鍵証明

図 14-3　PKI における認証局の役割

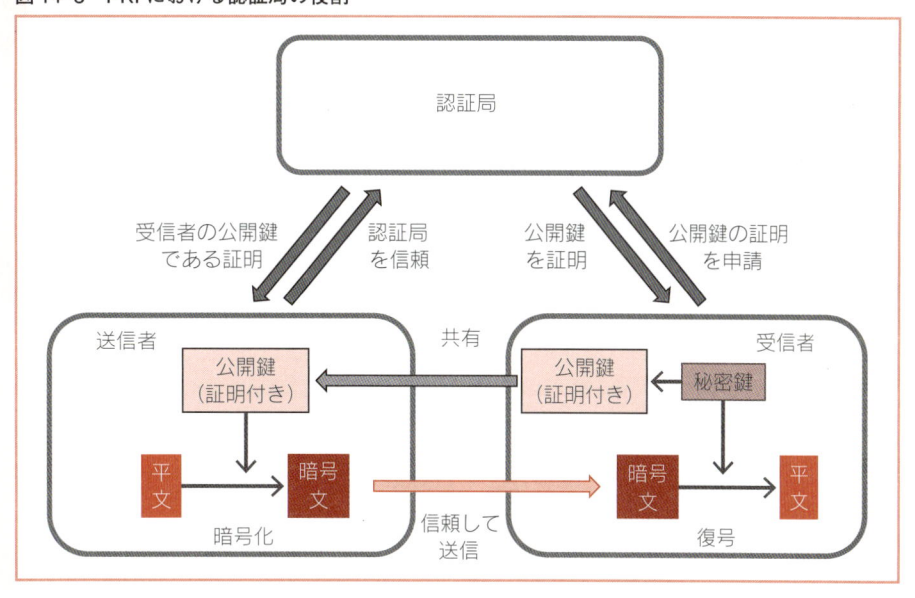

書を用いた認証の仕組みを PKI（public key infrastructure）という（**図 14-3**）．

2 医療における医療情報の意義

前項で述べた，一般社会での情報セキュリティ上の脅威は，医療現場においてもあてはまるが，医療に固有な問題についても理解する必要がある．本項では，医療現場におけるセキュリティ対策の現状と対策について概説する．

1 ─ 医療情報の特殊性

医療情報とは，医療に関する情報であるが，情報セキュリティの観点では，医療に関する患者情報（個人識別情報）を含む情報となる．氏名，生年月日，住所などの一般の個人情報とは異なる特殊な属性を有する点で特別な配慮を要する．

第一に，他人に知られると，個人の社会生活や人格的存在に大きく影響することがある点があげられる．たとえば，伝染病や遺伝病などでは，病名情報により本人や家族に対して偏見や差別が生ずる可能性がある．とくに，遺伝情報は生涯変化しない性格のものであることから，そのような情報はいっ

たん漏洩すれば被害の回復は不可能であり，犯罪歴と並んでもっとも機微（センシティブ）な情報といえる．個人情報保護法では，病歴は「要配慮個人情報」として一段高い規律が求められている．また，人種，信条，職歴や妊娠歴，出身地，嗜好なども診療上重要な医療情報であり，診療録に記録されるべきものであるが，他人あるいは家族にも知られたくない情報が含まれていることがあるため，取り扱いには注意を要する．

第二に，医療情報は内容が専門的であり患者自身がその意義や活用可能性を理解するのが容易ではないことがある．たとえば，胃癌取扱い規約にしたがって記載された「胃癌 L, Less, Type 2, 50×20 mm, tub1＞tub2, pT2(MP), INFb, Ly1a, V1c, pPM0(40 mm), pDM0(12 mm), pN1 (2/13)」という記載は，胃癌の専門家にとって多くの有益な意味をもつ情報であるが，一般の人にとっては解説なしでは理解不能である．また，専門家以外には理解しにくい略語や慣用的な用語も数多くある．すなわち，情報開示による自己の利益や危険性の判断が困難で，情報をコントロールする権利が実現しにくい特徴がある．

第三に，状況により患者本人に知られることが診療上好ましくない医療情報があり，それが患者本人に判断できないことがあげられる．たとえば，進行癌のような予後が不良の疾患や一部の精神疾患，あるいは小児科領域などでは，病状が患者本人に詳細に伝わることが，患者本人の不利益になる状況もありうる．

第四に，死者の情報にも保護すべき意義がある点があげられる．これは，前述のように，死者の医療情報が遺族や関係者のプライバシーにかかわる可能性があるためである．

第五に，医療情報は医学の進歩・発展や，疾病予防のために必須なものであり，公共性，社会性をもつ．たとえば，患者情報を用いて実施される臨床試験は新しい治療法の検討には必須であり，また，感染症の予防及び感染症の患者に対する医療に関する法律（感染症法）では，感染症の発生予防と，まん延の防止を図るため，当局への患者情報の届出を規定している．

第六に，医療における患者の個人情報のなかには，医療従事者の個人情報も含まれうるという問題もある．

2 — 2つのガイドライン

医療現場におけるセキュリティ対策上，2つの重要なガイドラインがある．ひとつは「医療・介護関係事業者における個人情報の適切な取扱いのためのガイダンス（平成29年4月14日通知，同年5月30日適用，個人情報保護委員会・厚生労働省）」であるが，これは，「個人情報の保護に関する法律」（平

成15年法律第57号．以下「個人情報保護法」という）について，医療事業者等の個人情報の適正な取り扱い方を示したものである．そしてもうひとつが「医療情報システムの安全管理に関するガイドライン第5版（平成29年5月，厚生労働省）」であり，法令に保存義務が規定されている診療録および診療諸記録などの保存に関して，技術的および運用管理上の観点から所要の対策を示している．

「医療・介護関係事業者における個人情報の適切な取扱いのためのガイダンス」では，対象としている事業者は，

①病院，診療所，助産所，薬局，訪問看護ステーション等の事業者（「医療機関等」）

②居宅サービス事業，介護予防サービス事業，地域密着型サービス事業，地域密着型介護予防サービス事業，居宅介護支援事業，介護予防支援事業，介護保険施設を経営する事業，老人居宅生活支援事業，老人福祉施設を経営する事業，その他高齢者福祉サービス事業を行う者（「介護関係事業者」）

と幅広い．個人情報保護法では，個人情報とは生存する個人に関する情報であるが，当該患者・利用者が死亡した後においても，漏えい，滅失またはき損などの防止のため，個人情報と同等の安全管理措置が求められている．本ガイダンスでは，透明性の確保と対外的明確化，責任体制の明確化と患者・利用者窓口の設置，遺族への診療情報の提供，研究に活用される場合の取り扱い，遺伝情報を診療に活用する場合の取り扱いに関しても記載されている．

「医療情報システムの安全管理に関するガイドライン」では，医療情報を扱う際の責任のあり方，医療情報の相互運用性と標準化（標準規格の適用），情報セキュリティマネジメントシステム（ISMS）の実践，組織的・物理的・人的安全対策，情報の破棄，非常時（災害，サイバー攻撃等）の対応，外部との情報交換，電子署名，真正性・見読性・保存性の確保，外部保存，スキャナ等による電子化，運用管理などについて，具体的な対策が示されている．また，「医療情報システムの安全管理に関するガイドライン第5版」に関するQ&Aでは，個別的な問題に対する対応法や回答が明示されている．

❀3 ―品質マネジメントシステム

日本工業規格「JIS Q 15001 個人情報保護マネジメントシステム―要求事項」に適合して，個人情報について適切な保護措置を講ずる体制を整備している事業者等に対して，プライバシーマークを付与し，事業活動に関してプライバシーマークの使用を認める制度がある．近年，個人情報保護の意識の高まりに伴い，病院においてもプライバシーマークを取得する事例が増えてきた．2018年現在で，診療所から大学病院に至るまで約40もの医療機関が

取得している．患者情報というセンシティブな情報を取り扱ううえで，プライバシーマークは患者に安心を与える意味をもつといえる．個人情報に対する社会の意識が高まりつつある現代において，医療機関がプライバシーマークを取得する意義が増大していくと思われる．

国際規格の ISO9001 は，効果的な品質マネジメントシステム運営の基本となる枠組みを提供するために開発された一連の規格を表す総称である．その品質マネジメントシステムのフレームワークを提供するもっとも幅広く利用されている国際規格であり，主として次の各セクションで構成されている．すなわち，品質マネジメントシステム，経営者の責任，資源の管理，製品実現，測定・分析および改善である．JIS Q 15001 は ISO9001 と同様に，PDCA サイクルによるマネジメントシステムを採用している．

次項以下で述べる個別的な対策についても，情報セキュリティ上のリスクを評価し，予想される被害の大きさも勘案してバランスのよい対策を立てることが肝要である．たとえば，患者の身長と，HIV 検査の結果では，同じ医療情報であっても漏洩した場合の社会的影響はまったく違う．したがって，取るべき対策も変えるべきであろう．また，PDCA サイクルの概念を取り入れて，見直しや改善の活動も推進する必要がある．

4 ─ ウイルス対策

電子カルテなどの医療情報システムは，通常インターネットに接続していないため，ウイルスに感染するリスクは低い．しかし，種々の部門システムやデバイスが接続されているため，思わぬ脆弱性が潜んでいる．2017 年 5 月 12 日から WannaCry というランサムウェアによる大規模なサイバー攻撃があり，150 カ国の 23 万台以上のコンピュータに感染した．英国の国民保健サービス（NHS）のシステムでも感染がみられ，一部の病院で診察や手術の予約のキャンセル，救急車の受け入れ不能，画像診断・病理診断の停止といった被害が生じた．

ウイルス対策でもっとも有効な方法は，ウイルス対策ソフトウェアの導入

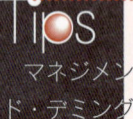

PDCA サイクル

マネジメント手法の 1 つで，1950 年代，エドワード・デミング（William Edwards Deming）らによって提唱された．plan（計画），do（実行），check（評価），act（改善）のプロセスを順に実施する．plan では，実績や将来の予測などをもとに目標を設定し，その実現のためのプロセスを計画する．do では，計画を実施しそのパフォーマンスを測定する．check では，測定結果を評価し，結果を目標と比較・分析する．act では，プロセスの継続的改善・向上に必要な措置を実施する．この PDCA を繰り返すことで，段階的に業務効率を向上させることができる．

である．コンピュータに潜んでいるウイルスを発見し駆除する機能だけではなく，ファイルの操作やダウンロード，メールの送受信を監視して，水際でウイルスの侵入を防ぐ機能を利用すると，より効果的である．ウイルス対策ソフトウェアを導入するだけではなく，以下の点に注意して運用する必要がある．

最新のウイルス情報が含まれているパターンファイルを定期的に更新する必要がある．自動的に更新する機能を利用すべきである．契約期間が過ぎると自動的に更新されなくなることがあるため注意を要する．万一，ウイルス対策ソフトウェアから警告が出た場合は，ソフトウェアの指示に従い遅滞なく対処するとともに，感染経路がシステムのセキュリティホールになっている可能性があるため，必要に応じて管理者に報告する．

ウイルスの侵入経路となりうるメール，外部記憶媒体（USB メモリや CD など），ある種のホームページ（多くはアダルトサイトや違法なサイトなど），ある種のソフトウェア（とくに Winny のような P2P ソフトウェア）には十分に注意を払い，業務以外の利用は厳に慎む．

◦◦◦5 ─不正アクセス対策

医療機関に対して外部から不正アクセスが行われるリスクは，決して低いとはいえない．とくに，不正アクセスにより患者の個人情報が漏洩したり，情報の操作により診療に影響が出た場合には，甚大で回復しがたい被害が生じることになるため，十分な対策を取る必要がある．また，内部からの不正アクセスのリスクにも注意を払う必要がある．

不正アクセスは，不正アクセス行為の禁止等に関する法律（不正アクセス禁止法，平成 12 年 2 月 13 日施行）により禁止されている．とくに，他人の ID，パスワードなどを不正に利用する行為，脆弱性を攻撃する行為，他人の ID，パスワードなどを無断で第三者に提供する行為は，懲役または罰金の罰則がある．

不正アクセス対策でまず行うべきことは，アクセス制御である．患者情報を取り扱う端末の起動や，患者情報を有するファイルやフォルダへのアクセスを制御する必要がある．電子カルテなどの医療情報システムへのログオンにも，パスワードなどのアクセス制御を行う必要がある．

パスワードの管理は，不正アクセスを防ぐうえで重要である．パスワードを忘れると業務に支障をきたすことになるが，パスワードを人目につく場所に書きとめることはしてはならない．また，ID，パスワードを他のユーザと共用したり，他人に教えて業務を代行させることもやってはならない．パスワードは誕生日や連続する数字の並びなど容易に推測可能なものは好ましく

ない．また，パスワードを定期的に変更することは，不正アクセスを防ぐうえで重要である．

システム上の対策として，ファイアウォールの導入は必須である．ファイアウォールとは，本来，火災から防御するための防火壁のことであるが，ネットワークの世界では，外部の攻撃や不正なアクセスから自分たちのネットワークやコンピュータを保護するセキュリティシステムの総称である．攻撃の多様化・高度化に伴い，複数の手段で守りを固める多層防御が用いられる．

6 ── 情報漏洩対策

医療情報システムに対して，これまでに述べたさまざまな対策を講じて漏洩リスクを下げる努力をしたとしても，やはりそれをゼロにすることはできない．不測の事態に対応するためにも，以下のような漏洩した場合を想定した対策が重要となってくる．

第一に行うべきことは，Winny に代表される P2P ソフトウェアの使用を禁止することである．P2P ソフトウェアで流出した情報は，コレクターとよばれるユーザにより保有されるため，いったん流出すれば漏洩情報の回収は不可能である．また，その情報が悪意をもった利用に供される可能性が高く，社会的な影響は甚大である．P2P の使用禁止は家族にも徹底すべきである．このことは，医療情報を扱ううえでかならず遵守されなければならず，その社会的責任は，P2P によって得られる個人的利益を明らかに上回る．

第二に，パソコン本体や USB メモリなどの外部記憶媒体の盗難・紛失対策である．ノートパソコンは鍵のかかる部屋で，鍵のかかる引き出しなどに保管し，デスクトップパソコンや端末は，セキュリティワイヤーなどで盗難を防止すべきである．また，コンピュータの起動時にパスワードを入力する設定にして，万一，盗難・紛失となった場合にも，データの流出を防ぐ処置を行うべきである．USB メモリに医療情報を保管する場合にはかならず暗号化を行い，不測の事態に備えるべきである．ファイルの暗号化やパスワード管理については，マイクロソフト® オフィス® を含め，いくつかのソフトウェアのデータファイルは，保存時にパスワードを設定することができる．この機能を利用することで，万一，ファイルが外部に流出したとしても容易にファイルの内容をみることはできないようにできる．

第三に，サーバではアクセスログを残すことがあげられる．いつ，どこで，だれが，なにを，（なぜ），どのようにコンピュータを操作したかが残されていれば，情報漏洩の原因特定や，今後の予防対策などに活用することができる．また，防犯カメラと同様に，監視されているという明示的な抑止的な効果も期待できる．

第四に，情報セキュリティ教育がある．内部の関係者が，悪意はなくとも医療情報をブログや SNS（ソーシャルネットワーキングサービス）に書き込むことで社会問題化する事例が報道されている．現代は，個人レベルで安易に情報発信が可能となったため，情報セキュリティ意識の低い関係者を想定して，定期的に啓発をする必要がある．法的に守秘義務が課されている医師，看護師などの医療職以外の職員や，業務委託先の従業員については，機密保持契約書などを交わすことにより，情報漏洩を禁じるようにすべきである．

7 —情報改ざん対策

医療情報の電子的保存には「電子保存の 3 基準」として，記録の真正性，見読性および保存性の確保が求められている．電子カルテでは，通常過去の記録の書き換えはできないようになっており，追記により訂正する仕様が一般的である．すなわち改ざん対策は，システムに保管されているデータの保護が重要な意味をもち，これにより電子保存の 3 基準を担保することになる．

具体的な対策として，情報改ざん対策ソフトウェアの導入，定期的なデータのバックアップなどがある．また，情報漏洩対策と重なるが，サーバへのアクセス制御も重要な対策になる．

3 医療情報セキュリティ関連の法律

1 —刑法

▶ 1）秘密漏示罪（134 条 1 項）

刑法：1907（明治40）年法律第45号．広義には刑罰について規定するすべての法令を含む．全40章，264条からなる．

「医師，薬剤師，医薬品販売業者，助産師，弁護士，弁護人，公証人又はこれらの職にあった者が，正当な理由がないのに，その業務上取り扱ったことについて知り得た人の秘密を漏らしたときは，六月以下の懲役又は十万円以下の罰金に処する．」

本規定は，患者の秘密を保護法益とする医療従事者の守秘義務を定めている．この規定は，看護師等には適応がなかったことから，看護師等による秘密漏示に対しては民事手続による制裁しかなかったが，平成 13 年に保健師助産師看護師法 42 条の 2 が新設され，「保健師，看護師又は准看護師は，正当な理由がなく，その業務上知り得た人の秘密を漏らしてはならない．保健師，看護師又は准看護師でなくなった後においても同様とする．」と規定された．

また，同法44条の3においては刑法134条1項と同様の刑罰が規定され，看護師等にも医師・薬剤師と同様の守秘義務が課せられることになった．

ただし，これらの規定における法的意味での「秘密」とは，「一般に知られていない事実であって，他人に知られないことにつき本人が相当の利益を有すると客観的に認められる事実」などと解釈されている．すなわち，その事実が他人に知られていないことを，当該本人個人が主観的価値観に基づいて重要であると認識しているだけでは足りず，客観的に一般人に置き換えて考えてみても，そのような事実は他人に知られないことが当該本人にとって重要であろうといえることが必要であり，その場合だけ，これらの規定によって法的に保護するに値する利益と認められるわけである．これら医療従事者の法的守秘義務とは，本来，患者が病気という一般的に好ましくないと考えられている状況にあるという事実を対象としており，その他の病的意義の明確でない個人の身体に関する付随的な情報は，かならずしも対象として想定されていないものと考えられる．

なお，本罪は親告罪であり，被害者からの告訴がなければ刑事事件として裁判にかかることはない（135条）．事実が公になると被害者に不利益が生じるおそれがあるためである．

2 ── 個人情報保護法（個人情報の保護に関する法律）

個人情報の保護に関する法律：2003年5月30日法律第57号．2005年4月1日全面施行．全6章，59条および附則からなる．

本法は，高度情報通信社会の進展に伴い個人情報の利用が著しく拡大していることから，個人情報の適正な取り扱いに関し，基本理念および政府による基本方針の作成その他の個人情報の保護に関する施策の基本となる事項を定め，国および地方公共団体の責務などを明らかにし，また，個人情報を取り扱う事業者の遵守すべき義務などを定めることにより，個人情報の有用性に配慮しつつ，個人の権利利益を保護することを目的とする法律であり（1条），2005年に施行された．

すなわち，公的部門（電子政府・電子自治体の構築など）・民間部門（電子商取引の進展，顧客サービスの高度化など）を通じて，わが国における情報社会化が急速に進展してきたため，プライバシーなどの個人の権利侵害の危険性・不安感が増大してきていたこと，また，国際的な情報流通の拡大と情報社会化の進展のなかで，OECD諸国のほとんどで民間部門を対象にした法制が整備され，情報の自由な流通とプライバシー保護の確保のために，制度間の調和が要請されていたことなどを背景に，官・民における個人情報保護法制を確立し，個人情報の保護と利用の調和を図るために定められた法律である．

個人情報保護の基本法制は，本法に，第1章から第3章に基本理念，国の

責務・施策，基本方針の策定など官民に共通した規定がおかれ，民間事業者については，本法の第4章から第6章において個人情報取扱事業者の義務などが定められている．一方，公的機関については，国の行政機関については「行政機関の保有する個人情報の保護に関する法律」に，独立行政法人などについては「独立行政法人等の保有する個人情報の保護に関する法律」に，地方公共団体などについては各地方公共団体において制定される個人情報保護条例に定められている．民間事業者については，法律の下位に，各省庁が管轄する事業分野ごとのガイドラインが定められている．

医療分野については，本法成立時の国会における附帯決議，および2004年4月2日の閣議決定である「個人情報の保護に関する基本方針」において，個人情報の性質や利用方法などから，とくに適正な取り扱いの厳格な実施を確保する必要がある分野の1つとして指摘された．これを受けて厚生労働省は，前述のように，「医療・介護関係事業者における個人情報の適切な取り扱いのためのガイドライン」（2004年12月24日通達，厚生労働省）（2017年改正法の施行に伴って，「医療・介護関係事業者における個人情報の適切な取り扱いのためのガイダンス」（2017年4月14日個人情報保護委員会・厚生労働省）に移行）において，病院・診療所，薬局，介護関係事業者の個人情報の適正な取り扱いの確保のための基準を示し，さらに，医療機関が医療情報システムを導入したり，診療情報の外部保存を行う場合に関して，「医療情報システムの安全管理に関するガイドライン」（2005年3月通達，第5版2017年5月，厚生労働省）において，医療機関などにおける運営および委託の取り扱いについて安全性が確保されるための基準を示した．医療現場におけるセキュリティ対策については，これら2つのガイドラインがもっとも重要な基本規程と位置づけられる．

本法の基本的規制を概説すれば，事業者内部の個人情報の利用については，同法15条および16条における原則により，医療・介護関係事業者は，個人情報を取り扱うにあたって，その利用目的をできるかぎり特定しなければならず，また，あらかじめ本人の同意を得ないで，特定された利用目的の達成に必要な範囲をこえて個人情報を取り扱ってはならない．特定された目的以外の利用には，本人の同意を得るか，または法の定める4つの例外事由（16条3項）にあたる場合に限って，本人の同意を得ずに個人情報を取り扱うことができる．

すなわち，個人情報の適正な取り扱いのためには4つの方法がある．第1には個人情報を匿名化して取り扱うこと，第2に利用目的の特定・通知公表を行ったうえで取り扱うこと，第3に法の認める例外事由に基づいて取り扱うこと，第4に個別に本人の同意を得て取り扱うこと，である．

一方，事業者外部への個人情報の提供については，同法23条の原則により，医療・介護関係事業者は，あらかじめ本人の同意を得ないで個人データを第三者に提供してはならない．本人の同意を得るか，法の定める4つの例外事由（23条1項）にあたる場合に限って，本人の同意を得ずに個人情報を第三者に提供することができる．

　一方，本法では，「認定個人情報保護団体」の制度を設けており，①事業者による個人情報の適正な取り扱いを確保するために指針を作成し，公表するよう努める義務，および②個人情報保護法に関する苦情の処理につき申立人と事業者の間に立って迅速な解決を図るという指導的役割を求めている．医療の場合には，日本医師会，日本薬剤師会などの業界の基幹団体が認定個人情報保護団体として想定されている．さらに，個々の医療機関は，個人情報保護法と厚生労働省のガイドライン，関連事業者団体の指針などを参考にしつつ，自施設の実情を勘案して，自施設における個人情報保護体制の指針を定め，公表する必要がある（本法24条）．

　その後，2005年に施行された改正前個人情報保護法では，個人情報として取り扱うべき範囲が曖昧であり，そのことがデータの利活用を阻害していると指摘されてきた．そこで，2015年に個人情報保護法の大幅な改正が行われた．改正法の医療分野にかかわる箇所を以下に示す．

▶ 1）個人識別符号

　特定の個人の身体的特徴を変換したものなどは，特定の個人を識別する情報であるため，個人識別符号として，個人情報であると明確化する．具体的に何が個人識別符号に該当するかは政令で定められているが，指紋認識データや運転免許証番号，マイナンバーなどがあげられる（法2条1，2項）．

　遺伝関連情報については，政府の検討会において，ゲノムデータ（塩基配列 ACGT を文字列で表記したもの），ゲノム情報（塩基配列に解釈を加え意味を有するもの，遺伝情報や体細胞系の遺伝子変異等を含む），遺伝情報（ゲノム情報の中で子孫へ受け継がれるもの，生殖細胞系の遺伝子変異等）の3つの概念に整理された．ゲノムデータは唯一無二，終生不変のもので，「特定の個人を識別することができるもの」であることから，個人識別符号に該当するものとされたが，個々のゲノムデータのもつ個人識別性については，その内容により多様であるため，個人識別符号に該当するゲノムデータの具体的な範囲については，「ゲノムデータのうち，全核ゲノムシークエンスデータ，全エクソームシークエンスデータ，全ゲノム一塩基多型（single nucleotide polymorphism：SNP）データ，互いに独立な40箇所以上の SNP から構成されるシークエンスデータ，9座位以上の4塩基単位の繰り返し配列（short tandem repeat：STR）等の遺伝型情報により本人を認証することができるようにしたもの」とされている.

▶ 2) 要配慮個人情報

「本人の人種，信条，社会的身分，病歴，犯罪の経歴，犯罪により害を被った事実その他本人に対する不当な差別，偏見その他の不利益が生じないようにその取扱いに特に配慮を要する」個人情報として，要配慮個人情報が新設され（2条3項），要配慮個人情報の取得の際は本人の同意を得ることが原則義務化され（17条2項）（医師が患者の病歴を取得する場合については，政令により例外事由とされると考えられる），また，要配慮個人情報の第三者提供は，あらかじめの本人同意を必要としない特例（オプトアウト手続）から除外された（23条2項）.

▶ 3) 匿名加工情報

個人情報の目的外利用や第三者提供にあたり，原則として本人の同意を必要とすることが，個人情報取扱事業者にとって大きな負担となり，ビッグデータの利活用が進まない原因であると考えられている.そこで，特定の個人を識別できないよう加工した匿名加工情報については，個人情報から除外することとした.匿名加工情報は「特定の個人を識別することができないように個人情報を加工して得られる個人に関する情報であって，当該個人情報を復元することができないようにしたもの」と定義され，その作成に際しては，個人情報保護委員会規則で定める基準に従う必要があり，そこに含まれる個人に関する情報の項目などを公表する必要がある.ただし，個人ごとに高度の特異性をもつ医療情報に関しては，一般的な匿名加工を行っても，情報の内容などから特定個人を同定可能な場合がありうるため，作成基準について慎重な検討が必要である（2条9，10項，36，37条）.

▶ 4) 個人情報取扱事業者の定義変更

個人情報取扱事業者の定義が変更され，取り扱う個人情報が5,000件をこえない事業者も含まれることとなった（2条5項）.

▶ 5) 個人情報保護委員会の新設

事業分野ごとに各省庁が行ってきた個人情報取扱事業者の監督が，新たに設置される個人情報保護委員会に一元化された.ガイドラインの見直しも個人情報保護委員会が主体となる（50〜52条）.

表 14-1　匿名加工情報と仮名加工情報

	匿名加工情報	仮名加工情報
加工方法	法に準拠した匿名加工「個人識別符号」に該当するゲノム情報，顔画像等は利用不可	法に準拠した仮名加工「個人識別符号」に該当するゲノム情報，顔画像等は利用不可
加工によりデータ値が変わる恐れ	あり	なし
データ信頼性確保等のために本人を特定すること	禁止	禁止
削除情報等（対応表）の保存	×	○
特定目的内での第三者提供	○	×

匿名加工情報では，個人特定性がないように特異なデータを削除する等の加工が行われるため，特異なデータのもつ意義が大きい医療においては，利用価値が損なわれる場合が少なくなかった．そのため，2020 年に改正された個人情報保護法（2022 年 4 月施行）では，「仮名加工情報」が創設された（**表14-1**）．仮名加工情報は，データを元のまま公表した利用目的の範囲内で利用でき，利用目的は公表することによって事業者等が自由に変更・追加可能であるが，ただし，第三者提供はできず，事業者内部のみ利用が想定されている．

3 ― 次世代医療基盤法（医療分野の研究開発に資するための匿名加工医療情報に関する法律）

健診結果やカルテ等の個々人の医療情報を匿名加工し，医療分野の研究開発での活用を促進する目的で，個人情報保護法の特別法として 2017 年に次世代医療基盤法が成立した（2018 年 5 月施行）．政府が医療情報の匿名加工を適正かつ確実に実施できる事業者を認定し，医療機関等は，あらかじめ患者本人に通知し，患者本人が提供を拒否しない場合，認定事業者に対し，医療情報を提供することができる．認定事業者は，広く医療機関から集めたデータを適正に匿名化し（「匿名加工医療情報」），これをさまざまな研究を行う事業者に提供するという枠組みである．

2023 年に改正された次世代医療基盤法（2024 年 4 月施行）では，さらに「仮名加工医療情報」の利活用を可能とするため，政府が認定作成事業者と認定使用事業者を厳格な基準で認定し，仮名加工医療情報を個人の識別性を維持したまま薬事承認にも利用できるようにした（**図14-4**）．

図 14-4　仮名加工医療情報の利活用に係る仕組み

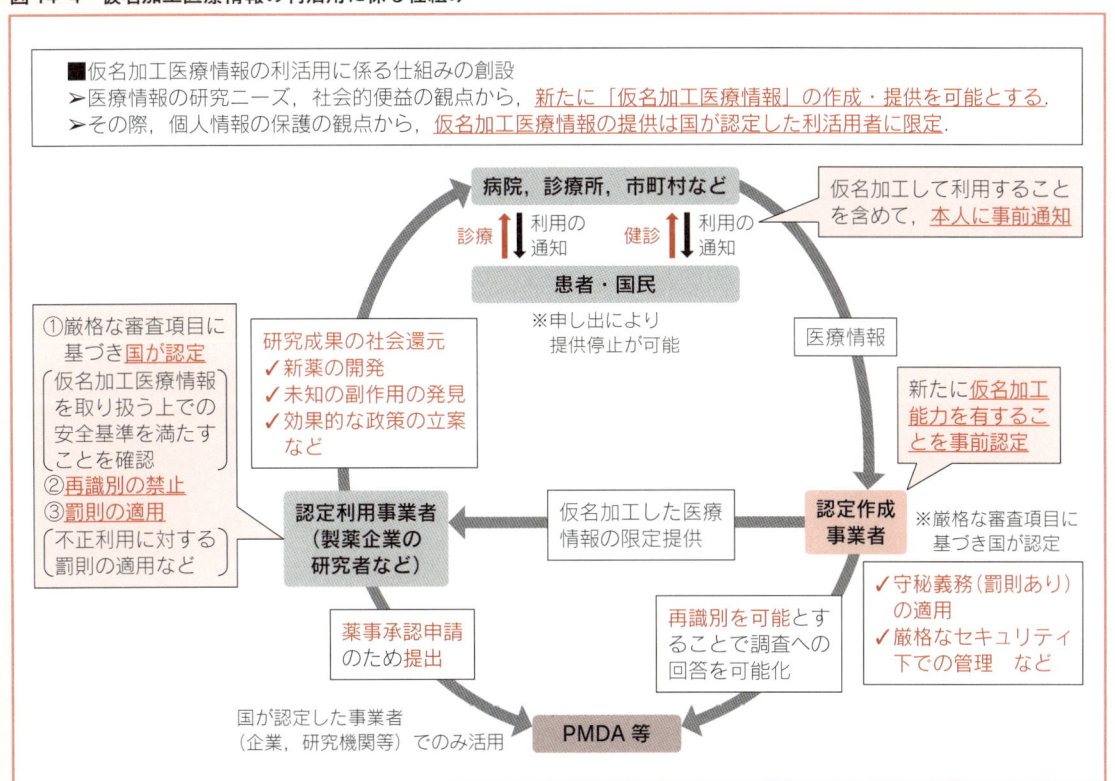

■仮名加工医療情報の利活用に係る仕組みの創設
➤医療情報の研究ニーズ，社会的便益の観点から，新たに「仮名加工医療情報」の作成・提供を可能とする．
➤その際，個人情報の保護の観点から，仮名加工医療情報の提供は国が認定した利活用者に限定．

病院，診療所，市町村など

仮名加工して利用することを含めて，本人に事前通知

診療　利用の通知　健診　利用の通知

患者・国民

※申し出により提供停止が可能

医療情報

①厳格な審査項目に基づき国が認定
仮名加工医療情報を取り扱う上での安全基準を満たすことを確認
②再識別の禁止
③罰則の適用
不正利用に対する罰則の適用など

研究成果の社会還元
✓新薬の開発
✓未知の副作用の発見
✓効果的な政策の立案など

新たに仮名加工能力を有することを事前認定

認定利用事業者（製薬企業の研究者など）

仮名加工した医療情報の限定提供

認定作成事業者

※厳格な審査項目に基づき国が認定

✓守秘義務（罰則あり）の適用
✓厳格なセキュリティ下での管理　など

薬事承認申請のため提出

再識別を可能とすることで調査への回答を可能化

国が認定した事業者（企業，研究機関等）でのみ活用

PMDA 等

章末 exercise 解答

第2章・問題1

　テストで間違えないためには，基本的な情報を使って足し算などの簡単な計算をするとよい．2進数の桁と10進数の関係は $2^0 = 1$, $2^1 = 2$, $2^2 = 4$, 8, 16, 32, 64, 128, 256, 512, 1024…と10進数の値が倍々に増えていく．問題の187は，$128 + 32 + 16 + 8 + 2 + 1 = 187$ より10111011が答えである．もちろん本文中で説明した方法で解いてもよい．

第2章・問題2

　2進数で加算した後に10進数に変換してもよいし，10進数に変換してから加算してもよい．小数点以下は，ひと桁変わるごとにその重みは $1/2$ となることを覚えておく．

$$110.011 + 11.1 = 1001.111 \quad \rightarrow \quad 8 + 1 + 0.5 + 0.25 + 0.125 = 9.875$$

第2章・問題3

　8進数と16進数はともに2進数との相性がよい．8進数は2進数の3桁と，16進数は2進数の4桁とそのまま対応させることができる．

$$(15)_8 = (001\ 101)_2 = (0000\ 1101)_2 = (0D)_{16}$$

第2章・問題4

　問題1の解き方と基本的には同じである．問題の432は $2^9 = 512$ 以下なので，2^8 の桁まであれば表現可能である．したがって，答えは9ビットとなる．2進数の1桁目は 2^0 の重みをもつので，桁数と指数部の値が異なることに注意する．

第2章・問題5

　数値のデータ形式の問題である．8ビットのなかに符号（サインビット）を含むことがわかれば答えは簡単である．すなわち，数値は7ビットで表せる範囲（0～127）となり，答えは－127～＋127となる．

第2章・問題6

　総画素数は $1{,}024 \times 1{,}024 = 1{,}048{,}576$ 画素である．256階調は8ビットあれば表現できるため，画像データ量は $1{,}048{,}576 \times 8 = 8{,}388{,}608$ ビットとなる．

　さて，国家試験など電卓を使用できないテストでは，かならず簡単な計算で答えが求められるように作られている．この問題では1,024画素が 2^{10} で，8ビットが 2^3 であることに気付くことが重要である．　　$2^{10} \times 2^{10} \times 2^3 = 2^{23}$ ビット

第2章・問題7

　本文中で，3色の光の明暗の組み合わせによってさまざまな色が表現できることを説明した．各色4ビットで量子化した場合，各色の明暗を $2^4 = 16$ 段階で表現することができる．したがって，3色の組み合わせは $16 \times 16 \times 16 = 4{,}096$ 通りとなり，答えは4,096色となる．

Ⅱ．医用電気電子工学

【新】臨床工学に必要な理工学的基礎

　　　臨床工学に必要な医療情報技術とシステム工学の基礎

【旧】電気工学，電子工学，医用工学概論，応用数学，システム工学，情報処理工学，システム・情報処理実習

（3）情報処理工学

大 項 目	中 項 目	小 項 目
1. コンピュータ	(1) 情報の表現	①2進数，16進数
		②2進数の演算，基数の変換
		③文字表現
		④AD変換，DA変換
		⑤画像表現
		⑥データ量
		⑦データの圧縮法
		⑧論理演算
	(2) ハードウェア	①CPU
		②記憶装置
		③入出力装置
		④その他周辺装置
	(3) ソフトウェア	①アルゴリズム
		②プログラミング言語
		③OS（オペレーティングシステム）
		④応用ソフトウェア
		⑤データベース
		⑥ユーザインタフェース
		⑦組込みソフトウェア
	(4) システム構成	①集中処理と分散処理
		②クライアントサーバシステム
		③クラウド
2. ネットワークと情報セキュリティ	(1) ネットワーク	①ネットワークの基礎
		②インターネット
		③インターネットアプリケーション
		④有線LAN，無線LAN
	(2) 情報セキュリティ	①脅威と脆弱性
		②セキュリティソフト
		③ファイアウォール
		④暗号化と電子認証
3. 医療における情報技術	(1) 医療情報システム	①医療情報と規格
		②病院情報システム
		③地域医療連携システムと健康情報システム
		④医療情報の安全管理
	(2) 診断・治療支援システム	①診断支援システム
		②治療支援システム
		③手術支援システム
		④AI（人工知能）の利用

章末 exercise 解答

第2章・問題1

テストで間違えないためには，基本的な情報を使って足し算などの簡単な計算をするとよい．2進数の桁と10進数の関係は $2^0 = 1$, $2^1 = 2$, $2^2 = 4$, 8, 16, 32, 64, 128, 256, 512, 1024…と10進数の値が倍々に増えていく．問題の187は，$128 + 32 + 16 + 8 + 2 + 1 = 187$ より10111011が答えである．もちろん本文中で説明した方法で解いてもよい．

第2章・問題2

2進数で加算した後に10進数に変換してもよいし，10進数に変換してから加算してもよい．小数点以下は，ひと桁変わるごとにその重みは1/2となることを覚えておく．

$$110.011 + 11.1 = 1001.111 \quad \rightarrow \quad 8 + 1 + 0.5 + 0.25 + 0.125 = 9.875$$

第2章・問題3

8進数と16進数はともに2進数との相性がよい．8進数は2進数の3桁と，16進数は2進数の4桁とそのまま対応させることができる．

$$(15)_8 \ = \ (001\ 101)_2 \ = \ (0000\ 1101)_2 \ = (0\,D)_{16}$$

第2章・問題4

問題1の解き方と基本的には同じである．問題の432は $2^9 = 512$ 以下なので，2^8 の桁まであれば表現可能である．したがって，答えは9ビットとなる．2進数の1桁目は 2^0 の重みをもつので，桁数と指数部の値が異なることに注意する．

第2章・問題5

数値のデータ形式の問題である．8ビットのなかに符号（サインビット）を含むことがわかれば答えは簡単である．すなわち，数値は7ビットで表せる範囲（0〜127）となり，答えは -127 〜 $+127$ となる．

第2章・問題6

総画素数は $1,024 \times 1,024 = 1,048,576$ 画素である．256階調は8ビットあれば表現できるため，画像データ量は $1,048,576 \times 8 = 8,388,608$ ビットとなる．

さて，国家試験など電卓を使用できないテストでは，かならず簡単な計算で答えが求められるように作られている．この問題では1,024画素が 2^{10} で，8ビットが 2^3 であることに気付くことが重要である． $2^{10} \times 2^{10} \times 2^3 = 2^{23}$ ビット

第2章・問題7

本文中で，3色の光の明暗の組み合わせによってさまざまな色が表現できることを説明した．各色4ビットで量子化した場合，各色の明暗を $2^4 = 16$ 段階で表現することができる．したがって，3色の組み合わせは $16 \times 16 \times 16 = 4,096$ 通りとなり，答えは4,096色となる．

第3章・問題1

　負論理の NAND ゲートの真理値表は表 A のようになる．これは，表 B の正論理の NOR ゲートと等しいことがわかる．

表A　負論理の NAND ゲート

入力		出力
A	B	Y
1	1	0
1	0	0
0	1	0
0	0	1

表B　正論理の NOR ゲート

入力		出力
A	B	Y
0	0	1
0	1	0
1	0	0
1	1	0

　これを論理式で考えると，入力 A, B の負論理は $\overline{A} \cdot \overline{B}$，出力 $\overline{Y}$ の負論理は $\overline{Y}$ であるから

$$\overline{Y} = \overline{A} \cdot \overline{B}$$
$$\overline{\overline{Y}} = \overline{\overline{A} + \overline{B}}$$
$$Y = \overline{A + B}$$

となる．このように，論理式からも，負論理の NAND ゲートは正論理の NOR ゲートと等しいことがわかる．

第3章・問題2

●論理代数による簡単化

$$\begin{aligned}
右辺 &= A \cdot B \cdot C + A \cdot \overline{B} \cdot C + A \cdot B \cdot \overline{C} + A \cdot \overline{B} \cdot \overline{C} \\
&= A \cdot B \cdot (C + \overline{C}) + A \cdot \overline{B} \cdot (C + \overline{C}) \\
&= A \cdot B \cdot 1 + A \cdot \overline{B} \cdot 1 \\
&= A \cdot B + A \cdot \overline{B} \\
&= A \cdot (B + \overline{B}) \\
&= A \cdot 1 \\
&= A
\end{aligned}$$

●カルノー図による簡単化

　各項（$A \cdot B \cdot C$, $A \cdot \overline{B} \cdot C$, $A \cdot B \cdot \overline{C}$, $A \cdot \overline{B} \cdot \overline{C}$）が 1 になる変数の値を求める．

$A \cdot B \cdot C$ は $A=1$, $B=1$, $C=1$
$A \cdot \overline{B} \cdot C$ は $A=1$, $B=0$, $C=1$
$A \cdot B \cdot \overline{C}$ は $A=1$, $B=1$, $C=0$
$A \cdot \overline{B} \cdot \overline{C}$ は $A=1$, $B=0$, $C=0$

　これらに該当するカルノー図のマス目のみに 1 を記入する．ここで共通する変数は A であるから $Y=A$ となる．

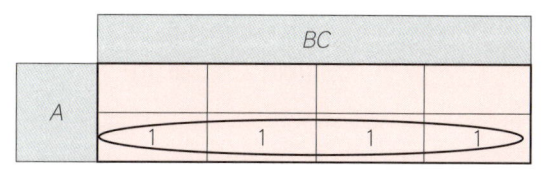

第3章・問題3

$$Y = A \cdot B$$
$$= \overline{\overline{A \cdot B}}$$
$$= \overline{\overline{A} + \overline{B}}$$

$Y = A \cdot B$ を二重否定し，さらにド・モルガンの定理を適用すると $\overline{\overline{A} + \overline{B}}$ のように変換できる．

ここで，NOR ゲートの2つの入力を短絡し，1つの入力としたときの NOR ゲートの出力は，NOT ゲートと同じはたらきをすることがわかる．したがって，NOR ゲートのみで AND 回路をつくることができる．

NAND ゲートによる NOT 回路

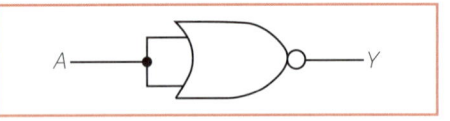

入力 A	出力 Y
0	1
1	0

NOR ゲートを使った AND 回路

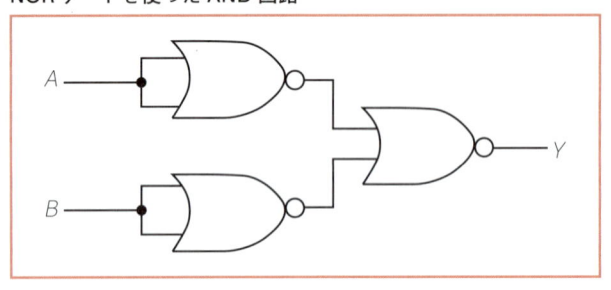

第3章・問題4

2進数3桁の数字をそれぞれ A $(A_3 A_2 A_1)$，B $(B_3 B_2 B_1)$ とすると，このときの計算過程は次のようになる．

$$
\begin{array}{cccc}
(C_2) & (C_1) & \leftarrow \text{桁上がり} \\
A_3 & A_2 & A_1 \\
+ \quad B_3 & B_2 & B_1 \\
\hline
C_3 \quad S_3 & S_2 & S_1 \\
\end{array}
$$

これより，3桁目の加算 $S_3 = A_3 + B_3 + C_2$ を行うには，2進数2桁の加算回路に，全加算回路をもう1つ接続すればよいことがわかる．したがって，2進数3桁の加算回路は次のようになる．

第4章・問題1

① サンプリング周波数は $1/200\,\mu\text{s} = 1/200 \times 10^{-6} = 5{,}000\,[\text{Hz}]$
② 復元できる周波数の理論的上限はナイキスト周波数（サンプリング周波数の 1/2）

　したがって，$5{,}000 \div 2 = 2{,}500\,[\text{Hz}]$

第 4 章・問題 2

①量子化のレベル数は $2^8 = 256$ （目盛りが 0 から 255 ということ）

②振幅の範囲は $5\,\mathrm{V} - (-5\,\mathrm{V}) = 10\,\mathrm{V}$

③量子化幅 $W = 10\,\mathrm{V}/(256 - 1) \fallingdotseq 39.2\,\mathrm{mV}$

④量子化誤差の最大値は量子化幅の 1/2 となるため，$39.2\,\mathrm{mV} \div 2 = 19.6\,\mathrm{mV}$

第 4 章・問題 3

①サンプリング周波数は $100\,\mathrm{Hz} \times 2 = 200\,\mathrm{Hz}$

②1 秒間のデータ量は $200\,\mathrm{Hz} \times 16\,\mathrm{bit} = 3{,}200\,\mathrm{bit}$

③10 秒間のデータ量は $3{,}200\,\mathrm{bit} \times 10 = 32{,}000\,\mathrm{bit}$

④$1\,\mathrm{bit} = 8\,\mathrm{byte}$ より，$32{,}000\,\mathrm{bit} \div 8 = 4{,}000\,\mathrm{byte} = 4\,\mathrm{KB}$

第 10 章・問題 1

　筐体を開ける前に，システムをシャットダウンし，電源を切り，作業者の身体の静電気を除去すべきである．

第 10 章・問題 2

　常に最新バージョン（最新版）のソフトウェアを使うことが原則である．ただし，OS の新しいバージョンが出た際は，入出力装置や一部のソフトウェアで対応が遅れることがあるので注意が必要である．また，コンピュータウイルス対策ソフトウェアはかならず導入し，最新の情報（パターンファイル）を導入することが必要である．

第 13 章・問題 1

　①複数の医療機関の診療情報を一括して表示する（連携カルテ）．

　②紹介状や検査結果，放射線画像などを共有する．

第 13 章・問題 2

　サーバ室自体の設備に関する問いなので，外的要因を列挙すればよい．次のような事象への対策が必要．

　停電，過度の振動，温度異常（過度の高温・低温），湿度異常，過度の塵埃，災害（火災，水害等）や破壊活動による建物の倒壊・破損など．

【編者略歴】

戸 畑 裕 志
1978 年　福岡大学工学部電子工学科卒業
1978 年　久留米大学病院中央手術部勤務
2000 年　久留米大学病院臨床工学センター技師長
2007 年　九州保健福祉大学保健科学部臨床工学科教授
2010 年　杏林大学保健学部臨床工学科教授
2011 年　九州保健福祉大学保健科学部臨床工学科教授
2020 年　九州保健福祉大学生命医科学部生命医科学科特任教授
　　　　　現在に至る　臨床工学技士, 博士 (医学)

中 島 章 夫
1991 年　慶應義塾大学理工学部電気工学科卒業
1993 年　慶應義塾大学大学院理工学研究科電気工学専攻
　　　　　前期博士課程修了
1993 年　防衛医科大学校医用電子工学講座助手
1999 年　日本工学院専門学校臨床工学科科長
2006 年　東京女子医科大学大学院医学研究科先端生命医科学系専攻
　　　　　後期博士課程修了
2006 年　杏林大学保健学部臨床工学科助教授 (先端臨床工学研究室)
2007 年　杏林大学保健学部臨床工学科准教授
2020 年　杏林大学保健学部臨床工学科教授
　　　　　現在に至る　博士 (医学)

浅 井 孝 夫
2002 年　広島大学理学部生物科学科卒業
2004 年　奈良先端科学技術大学院大学物質創成科学研究科博士前期課程修了
2004 年　京都保健衛生専門学校臨床検査学科専任教員
2008 年　北里大学保健衛生専門学院管理栄養科専任講師
2009 年　北里大学保健衛生専門学院臨床工学専攻科専任講師
2011 年　新潟医療福祉大学医療技術学部臨床技術学科助教
2014 年　新潟大学大学院医歯学総合研究科地域疾病制御医学専攻博士課程修了
2017 年　新潟医療福祉大学医療技術学部臨床技術学科講師
2021 年　順天堂大学医療科学部臨床工学科准教授
　　　　　現在に至る　博士 (医学), 基本情報技術者, 一級遺伝子分析科学認定士

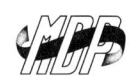

臨床工学講座

医用情報処理工学　第2版　　　ISBN978-4-263-73423-0

2010 年　2 月 10 日　　第 1 版第 1 刷発行	
2018 年　1 月 10 日　　第 1 版第 10 刷発行	
2019 年　2 月 25 日　　第 2 版第 1 刷発行	
2025 年　1 月 10 日　　第 2 版第 7 刷発行	

監　修　　一 般 社 団 法 人
日 本 臨 床 工 学 技 士
教 育 施 設 協 議 会

編　集　戸　畑　裕　志
中　島　章　夫
浅　井　孝　夫

発行者　白　石　泰　夫

発行所　医歯薬出版株式会社

〒113-8612　東京都文京区本駒込 1 - 7 - 10
TEL.（03）5395-7620（編集）・7616（販売）
FAX.（03）5395-7603（編集）・8563（販売）
https://www.ishiyaku.co.jp/
郵便振替番号　00190-5-13816

乱丁，落丁の際はお取り替えいたします．　　　　　　　印刷・教文堂／製本・愛千製本所

© Ishiyaku Publishers, Inc., 2010, 2019. Printed in Japan

本書の複製権・翻訳権・翻案権・上映権・譲渡権・貸与権・公衆送信権（送信可能化権を含む）・口述権は，医歯薬出版㈱が保有します．

本書を無断で複製する行為（コピー，スキャン，デジタルデータ化など）は，「私的使用のための複製」などの著作権法上の限られた例外を除き禁じられています．また私的使用に該当する場合であっても，請負業者等の第三者に依頼し上記の行為を行うことは違法となります．

JCOPY ＜出版者著作権管理機構 委託出版物＞

本書をコピーやスキャン等により複製される場合は，そのつど事前に出版者著作権管理機構（電話 03-5244-5088，FAX 03-5244-5089，e-mail：info@jcopy.or.jp）の許諾を得てください．